JN218784

口腔衛生学
－口腔保健統計を含む－

第4版

編 集 (50音順)

神奈川歯科大学・同短期大学部特任教授	荒川　浩久
日本大学客員教授	尾﨑　哲則
大阪歯科大学歯学部教授	三宅　達郎

執 筆 (50音順)

神奈川歯科大学・同短期大学部特任教授	荒川　浩久
神奈川歯科大学歯学部非常勤講師	荒川　勇喜
日本大学松戸歯学部教授	有川　量崇
元大阪歯科大学研究技術員主任	上根　昌子
日本大学客員教授	尾﨑　哲則
徳島大学大学院医歯薬学研究部教授	片岡　宏介
神奈川歯科大学歯学部講師	川村　和章
日本大学松戸歯学部准教授	後藤田宏也
大阪歯科大学医療保健学部教授	神　光一郎
神奈川歯科大学歯学部講師	宋　文群
日本大学松戸歯学部専任講師	田口千恵子
国立保健医療科学院上席主任研究官	玉置　洋
元福岡歯科大学教授	筒井　昭仁
大阪歯科大学歯学部准教授	土居　貴士
神奈川歯科大学短期大学部歯科衛生学科教授	戸田　真司
徳島大学大学院医歯薬学研究部教授	日野出大輔
福岡医療短期大学教授	松尾　忠行
大阪歯科大学歯学部教授	三宅　達郎
宝塚医療大学保健医療学部教授	森田　学

学建書院

改訂にあたって

　歯科疾患実態調査は，令和4年で第12回目を迎えたが，回を重ねるごとに口腔の改善傾向が明確に示されている．たとえば，70〜84歳から推定された8020達成者は51.6％となり，80〜84歳の1人平均現在歯数は15.6本に増加した．このような口腔の健康の獲得は，口腔を取り巻く環境変化（フッ化物配合歯磨剤の市場占有率の向上，インフラ整備など），サイエンスの進展，健診をはじめとした生涯を通じた口腔保健システムの構築，住民の健康志向，さらには，口腔保健の普及啓発や各種事業に対する歯科関係者の努力によって支えられてきた成果であるといえる．また，2011年に施行された「歯科口腔保健法」や，近年，多くの道府県で制定されている「歯科口腔保健推進条例」など，口腔保健事業を支える法的整備も進んできており，口腔の健康を実践しやすく，住民とともに実感できる時代を迎えている．

　一方，口腔の健康格差の拡大，超高齢社会，ライフスタイルの多様化への対応や医療制度改革や社会保障制度改革における歯科医療，医科歯科連携，多職種連携など，新たな課題も出現してきており，その解決が迫られている現状もある．

　このような変化は，歯科医療や口腔保健が転換期にきていることを意味しており，治療中心の医療から予防や健康増進を目指した歯科医療・口腔保健への方向転換が望まれ，新たな口腔保健マトリックスの構築も必要とされている．

　個人と集団に対応する予防や保健指導のサイエンスとアートを究める口腔衛生学は，今後の新たな歯科医療・口腔保健の根幹をなす学問である．また，歯科衛生士教育は2011年から3年制に移行し，より質の高い教育が望まれ，卒業する歯科衛生士学校の学生のコンピテンシーも，歯科医師の補助業務や予防処置にとどまらず，個人や集団への各種保健指導や保健教育，栄養指導，周術期と要介護高齢者や障害者への口腔ケアなど，多岐にわたるようになってきている．さらに，2023年から新しい歯科衛生士国家試験出題基準のもとに試験が実施されている．

　このような背景のなか，本書も時代の変化に相応した，最新の口腔保健を取り入れた内容に改訂するに至った．筆者の先生方のご協力により，第4版5刷を刊行できたことを紙面を通じて御礼申し上げます．

　最後に，本書の刊行にあたりご高配に預かった学建書院に感謝いたします．

令和7年3月

編者一同

はじめに

　歯科医療，口腔保健を取り巻く環境は，近年非常に速いスピードで変化している．少子高齢化社会の進展，地域格差の拡大，ライフスタイルの多様化，「健康日本21」の歯科保健目標の設定，中間報告およびそれを裏づける「健康増進法」の制定，医療費高騰に対する医療制度改革，メタボリックシンドロームをにらんだ特定健診など，治療中心の歯科医療から，予防や健康増進を目指した歯科医療への方向転換を迫られている．

　歯科疾患は，とくに若年者を中心にう蝕の減少が昭和50年代後半からみられ，高齢者の現在歯数も年々増加していることからも，学校健診を中心とした社会の口腔管理システムが制度として確立され，成果を上げてきているといえる．一方，う蝕多発時代に行われていた健診や歯科医療が，口腔内に保有する歯のほとんどが健全歯である人々にどのように対応していくのかが問われているのも現状である．そのためには，歯科診療所だけ，歯科医師だけが対応するのではなく，家庭，集団，社会としてどのように管理していくのかが課題となっている．

　歯科医学のなかで，予防や健康増進の中心をなすのが口腔衛生学であり，その役割は非常に重要である．とくに，個人の口腔保健指導，地域口腔保健の最前線において，歯科衛生士のはたす役割はますます重要視されるようになっており，また，2011年の歯科衛生士教育3年制への移行も間近に迫っている．

　このような背景のなか，本書の早急な改訂に迫られ，時代に即応した，最新の口腔保健を取り入れた歯科衛生士のための教科書を作成するに至った．非常に短い執筆期間ではあったが，筆者の先生方のご協力により，刊行できたことを紙面を通じてお礼申し上げます．

　最後に，本書の刊行に当たりご高配に預かった学建書院に感謝いたします．

平成20年2月

編者一同

もくじ

第7章　地域歯科保健活動

1 総　説

1　口腔衛生学の意義

　口腔衛生学を定義づければ「歯・口腔に関連する疾病や異常を予防するとともに，その正常な発育と健康の保持増進を図ることによって，全身の健康に貢献するための科学と技術」となる．科学は science であり，実験や観察によって体系的に究められた事実である．一方，技術は art であり，芸術というより人間の技を意味する．口腔衛生学で習得した科学を，歯科衛生士として個人（患者など）や地域（地域の生活者全員のこともあれば，学校にいる子どもたちや会社にいる労働者なども該当する）に還元することになるが，ここで必要なのが技である．たとえば，患者に歯みがき指導を行う場面を想定してみよう．授業で習ったブラッシング方法を正確に教え，いつ，どのくらいの時間をかけてみがくのかを，科学としては 100 点満点で教えることができたとしても，当の患者が実行してくれなければ成果は 0 である．患者の生活や環境を考慮して，実行できることをアドバイスし，みずからが行動を起こす（行動変容）ようにしむける技が必要である．

　歯みがきという行為としての口腔衛生の歴史は古代エジプトにさかのぼるが，口腔衛生学という学問として体系づけられたのはそれほど古くはない．日本では昭和に入ってからであり，第二次世界大戦後に急速に発展した．一般的に口腔衛生学は，個人に対する口腔衛生学（予防歯科学）と地域に対する口腔衛生学（地域口腔衛生学）とに分けられる．これらの基礎となるのが衛生学・公衆衛生学であるが，ほかの専門基礎分野の素養も必要であり，これらを関連させて学習する必要がある．そして，歯科予防処置や歯科保健指導などの専門分野とも密接に関連する．つまり，口腔衛生学には基礎と臨床の架け橋としての意義がある．

　今日では，口腔機能（摂食・咀嚼・嚥下して栄養を摂取したり唾液分泌を促進したりして全身を賦活する，会話したり表情をつくったりしてコミュニケーションをとる）を活発に保つことが全身の健康の保持増進に重要であることが多方面で認められている．これには，歯科衛生士として歯・口腔に関連する疾病や異常（ことにう蝕と歯周病）を予防し，生涯にわたって多数の歯を残すことが先決で，生涯にわたって口腔機能を保つことが必要になる．さらには，令和 5 年（2023）の死因順位の 5 位，6 位を占める肺炎，誤嚥性肺炎の対策は今後の大きな課題である．肺炎は，高齢者，とくに 80 歳以上では高率となっている．歯科衛生士は，口腔ケアを実践するとともに，家族や高齢者施設，医療現

Support

科　学
science

技　術
art

1

場などのケア提供者に指導し，誤嚥性肺炎を予防する努めがある．そのためには，口腔衛生学の科学と技術をしっかり身につけることが肝要である．

2 口腔と健康

A 口腔保健と健康

1 健康の概念

「健康」とは，どのような状態を示すのだろうか．自分では健康であると信じていても，検査で疾患がみつかると，その時点で健康とはいえなくなる．精密検査でしかみつからない疾患のある人は，簡単な診査では健康と診断される．また，医学的にみて何ら疾患のない人が人間関係で悩んでいる場合，その人を健康といえるだろうか．このように，「健康である」という状態を正確に表現することはむずかしい．

WHO では WHO 憲章前文において「健康とは，完全な肉体的，精神的及び社会的福祉の状態であり，単に疾病または病弱の存在しないことではない」と定義している．この定義は，健康の理想像を表したものであり，簡単に実現できるものではない．この理想的な健康への到達を目指すことが，医療従事者の使命である．

2 健康の連続性

健康の概念から考えると，すべての人を「健康な人」と「病気の人」に二分するのは現実的でない．われわれは，理想像に近い健康状態，多少の病気はあっても治療するまでには至らない状態（半健康，半病人），治療が必要な状態（不健康）などをたえず経験している．この考えを「健康の連続概念」と呼んで

Support

WHO
World Health Organization
世界保健機関

福 祉
健康面や幸福面で良好な状態．
WHO は well-being という英語を用いている．それを「福祉」と訳したが，「健康」あるいは「満たされた状態」と訳してもよい．

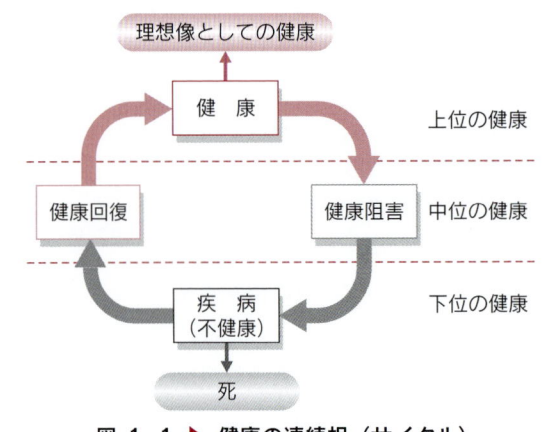

図 1-1 ▶ 健康の連続相（サイクル）
（飯塚喜一ほか編：衛生・公衆衛生，学建書院，1992）

いる（**図 1-1**）.

　健康が連続しているという概念は，どのような状態にある人でも，少しでも良好な状態へ移行できる（より上位の健康度を目指す）ということである．たとえば，歯科診療室を訪れる患者に対して，痛みという主訴への対処で終わるのではなく，もっと健康な状態，すなわち「二度と痛みを起こさない状態」への移行が可能である．また，病気を自覚していないため診療室を訪れることのない人達に対しても，もっと良好な状態，すなわち「病気を自覚してもらう」機会を設けることもできる．

3　口腔の健康と全身の健康

　全身の健康と口腔の健康は関連しており，遺伝性疾患，ビタミンやミネラルの欠乏，ホルモンバランスの異常が口腔内の諸症状を引き起こす．糖尿病患者では重度の歯周病に罹患しやすいことはよく知られている．最近では，肥満が歯周病の原因としても注目されている．

　一方，口腔の健康が全身の健康に影響する場合もある．慢性根尖性歯周炎などの歯性的慢性病巣（歯性原病巣）によって遠隔部位（腎臓，関節など）に生じる異常反応（歯性病巣感染）は古くから指摘されてきた．また，これに加えて近年，さまざまな疫学研究で，新たな関連が明らかになっている．高齢者においては，残存している歯が多いほど生活自立度が高いことや，不良な口腔衛生状態が誤嚥性肺炎を引き起こすことなどが示されている．

　口腔内の局所の感染が，全身の健康に影響しているのは高齢者に限ったものではない．歯周病は，心疾患，早期低体重児出産のリスク要因としてとらえられている．歯周治療によって，血糖値のコントロールにもよい影響を及ぼすことなども報告されている（**表 1-1**）．このように，口腔と全身の健康は，お互いに影響を及ぼしあっている．

誤嚥性肺炎
➡ p.211, 図 7-18

表 1-1 ▶ 口腔の健康と全身の健康

全身の健康が口腔の健康に及ぼす影響	
糖尿病，肥満 ┈┈▶	慢性歯周炎
ビタミン欠乏 ┈┈▶	口角炎，口唇炎（ビタミン B_2，B_6欠乏）
	ハンター口内炎（ビタミン B_{12}欠乏）
	歯肉出血（ビタミン C 欠乏）
	骨，歯の石灰化不全（ビタミン D 欠乏）
ホルモン分泌異常 ┈┈▶	顎の成長異常（成長ホルモン）

口腔の健康が全身の健康に及ぼす影響	
咀嚼障害 ┈┈▶	生活自立度の低下，栄養不良
慢性歯周炎 ┈┈▶	糖尿病，心疾患，低体重児出産
口腔清掃不良 ┈┈▶	誤嚥性肺炎
歯性的慢性病巣 ┈┈▶	心内膜炎，リウマチ性疾患，腎盂炎

B 歯科疾患の予防

　健康が連続しているという概念は，歯科疾患の予防から治療に至る一連の過程が，すべて予防という概念で考えられることを意味している．この概念を Clark と Leavell は，「予防の３相５段階（あるいは３段階５水準）」という考え方で表した（**表 1-2**）．３相とは，第一次予防，第二次予防，第三次予防であり，５段階とは，健康増進，特異的予防，早期診断・即時処置，機能障害の防止（進展防止），そしてリハビリテーションである．

　『歯科衛生士法』では，歯科衛生士の業務として，①歯牙および口腔の疾患の予防処置，②歯科診療の補助，③歯科保健指導の３つをあげているが，そのうち，歯牙および口腔の疾患の予防処置と歯科診療の補助は，第一次予防と第二次予防に関係する業務である．

表 1-2 ▶ **歯科疾患に対応した予防の３相５段階**

第一次予防		第二次予防[*]		第三次予防
健康増進	特異的予防	早期診断・即時処置	機能障害の防止	リハビリテーション
健康教育 保健指導 食事カウンセリング	う　蝕 　フッ化物応用 　　フッ化物洗口 　　フッ化物塗布 　シーラント処置 歯周病 　予防的歯石除去	う　蝕 　フッ化ジアンミン銀塗布 　簡単な初期う蝕治療 歯周病 　歯石除去 不正咬合 　咬合誘導	歯冠修復治療 歯周病治療 外科治療 矯正治療	欠損補綴治療 デンタルインプラント 言語治療 摂食嚥下指導，介護

＊　「機能障害の防止」を「進展防止」ともいう．

1 第一次予防

　第一次予防は，具体的な病気が存在しない状態における予防であり，「健康増進」と「特異的予防」という２段階に分別される．

　まったく心配するところがない状態であっても，さらに確実なものに高めていきたいと願うのは人間としての当然の欲求であり，「健康の増進」と呼ばれ，口腔では，健康教育や保健指導が相当する．

　一方，病気になりやすい状態（感受性の高い状態）における特定の疾患予防は「特異的予防」と呼ばれ，疾病特有の予防法が必要となる．う蝕では，フッ化物応用（フッ化物洗口，フッ化物塗布），シーラント処置などがあり，歯周病では予防的歯石除去などが相当する．

う蝕の第一次予防
➡ p.53

歯周病の第一次予防
➡ p.85

2 第二次予防

　第二次予防は，「早期診断・即時処置」と「機能障害の防止（進展防止）」に分けられる．早期診断・即時処置は，自覚がない，あるいは自覚があっても病気の程度が初期の段階で早めに対処することである．定期検診，初期の乳歯う蝕の進行を阻止するためのフッ化ジアンミン銀塗布，簡単なう蝕治療，不正咬

合予防のための咬合誘導などが相当する.

　機能障害の防止（進展防止）とは，疾病が発症してしまった場合，重症化しないよう対応し，機能障害を抑制するための本格的な治療を行うことである.

3 第三次予防

　口腔機能が一部，または全部破綻してしまった場合には「口腔機能回復−リハビリテーション」が必要となる.

C 歯・口腔の機能

　口腔は，食物が消化管に入る入り口である．人間が生物として生きていくうえでの重要な器官であり，すべての動物に共通した生命維持装置である．一方で，口腔には人間を他の動物と区別するうえでの諸機能が存在する．人間は社会を構成する一員として暮らしているが，社会秩序を維持するには，周囲とコミュニケーションをとるための会話という機能が必須である．また，食文化，食育という言葉に代表される文化的な観点からも，口腔のはたす機能は多岐にわたっている．口腔の機能には次のものがある.

1 咀　嚼

　咀嚼とは，口腔内に入った食物を噛んで砕き，唾液と食物とをよく混合し，飲み込みやすい大きさの食塊にするまでの過程をいう.

　咀嚼の意義としては，次のことがあげられる.

① 食物を粉砕し，食物の嚥下・消化を容易にする.

② 噛むことで消化液（唾液中の消化酵素）の分泌を促進し，食物と唾液を混和することで，消化酵素が働きやすい環境をつくる.

③ 食物に含まれている繊維性物質を噛むことで，口腔内を機械的に清掃（自浄）する.

④ ある程度の硬さのある食物を噛むことで，歯肉をマッサージする.

⑤ 噛む刺激により，顎の発育を刺激する.

⑥ 食物中の異物を検出，排除することで，消化管の損傷から保護する.

　一方，「よく噛む」ことによって，次にあげる他の生体機能や精神活動への影響も指摘されている.

① 脳の血流量が増加し，脳細胞の代謝活性が促進する.

② 唾液流量が増加することで，唾液中に存在する抗菌・抗癌作用物質の分泌が促進され，生体防御に働く.

③ 満腹中枢を刺激し，少量の食事で満腹感が得られることで肥満防止になる.

2 摂食嚥下

　食物が認知され，口に取り込まれ，最終的に食塊が胃に入るまでのすべての過程をまとめて摂食嚥下という．摂食嚥下動作は次の5段階に分かれている.

① **先行期**（認知期）：何をどのようなペースで食べるかを判断する時期．

② **準備期**（咀嚼期）：食物を口に取り込み，咀嚼して食塊にする時期．すなわち，嚥下の準備期間である．

③ **口腔期**（嚥下第1期）：食塊を口腔から咽頭へと送り込む時期．

④ **咽頭期**（嚥下第2期）：食塊を咽頭から食道へと送り込む時期．

⑤ **食道期**（嚥下第3期）：食塊を食道から胃へと送り込む時期．

　先行期，準備期は意識的に運動を調節できる随意期である．一方，口腔期以降は意識的な調節が不可能な不随意期であり，これを嚥下反射という．嚥下反射は食物の逆流を防ぐという意味では重要な生理的機能である．しかしその反面，歯科治療中に誤って鋳造物やリーマーなどを落としてしまうと，嚥下反射が起こり，一気に飲み込んでしまう場合もあるので注意しなくてはならない．

　摂食嚥下の過程では舌，咀嚼筋，頰，口蓋，咽頭などの諸器官が協調して機能をはたしている（**図 1-2**）．しかし，加齢や何らかの障害によってその協調がくずれると，摂食嚥下機能障害が生じることになる．

　高齢者では喪失歯数の増加に伴い噛む機能が低下する．前述の5段階で考えると準備期での障害である．それに加えて，高齢者では諸器官の機能が衰え，先行期や口腔期以降においても，障害が生じることがまれではない．通常，嚥下時は，軟口蓋が挙上することで，口腔と鼻腔が遮断されている（**図 1-2**）．また，喉頭蓋が気管に蓋をするように動き，嚥下の瞬間だけ食道への道が開くといった複雑な過程が存在する．しかし，高齢者では，これらの運動にかかわる神経や筋肉に何らかの障害が生じる場合があり，「上手く飲み込めない」とか「食物が気管へ入る」といった嚥下障害が起こりやすくなる．高齢社会の到来とともに，歯科医療従事者の行う摂食嚥下障害への対処が社会的な要求となっている．

摂食嚥下障害

　高齢者や心身障害者で，摂食嚥下に機能障害が生じた場合，一般的には「摂食嚥下障害」という概念として表現されることが多い．

口腔機能の向上
➡ p.207

誤　飲

　異物など飲み込んではいけないものを誤って飲み込むこと．

誤　嚥

　嚥下の際に食道ではなく，気管に入ってしまうこと．

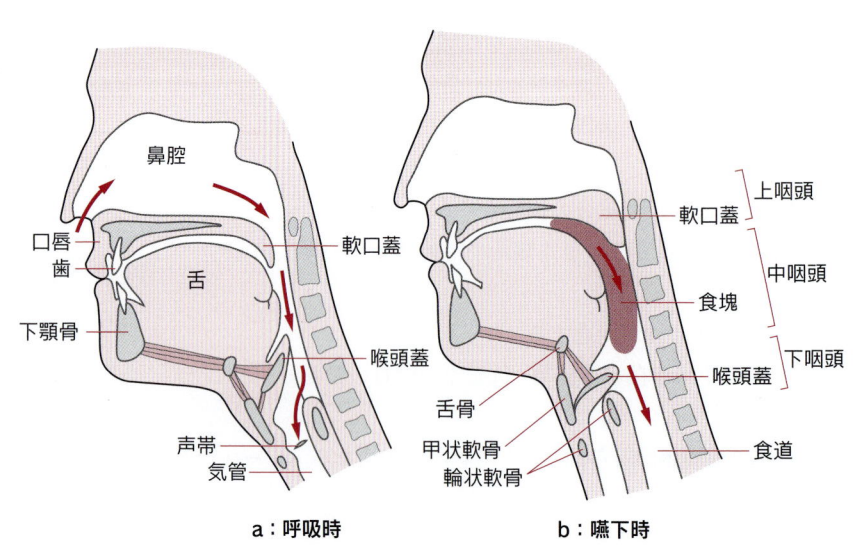

a：呼吸時　　　　b：嚥下時

図 1-2 ▶ 呼吸時，嚥下時の正中矢状断面図

3 味覚, 触覚, 冷温覚

動物が外界の刺激を感知する機能として, 視覚, 聴覚, 触・圧覚, 味覚, 嗅覚の5つの感覚が知られている. そのほかにも冷温覚や痛覚がある. 味の感知は, 食べたものが有害か無害かを判断するための生体防御機能の1つである. また, 食欲の刺激と, 唾液分泌促進により, 咀嚼や嚥下の機能が円滑に行われる.

味を認識する器官は, 舌表面にある味蕾と呼ばれる味覚受容器である. 唾液に溶けた味物質が味蕾に認識されると, 味覚として感知される. 味覚は4つの基本的味覚（酸味, 塩味, 苦味, 甘味）が組み合わさって構成される. これに「うま味」や「しぶ味」を加える場合もある. 味蕾はおもに舌表面の舌乳頭にあるが, 軟口蓋にもわずかに存在する. 一般的に, 舌表面で感じる基本的味覚は場所によって異なるといわれていた. すなわち, 甘味は舌先で, 酸味は舌縁で, 苦みは舌根部で敏感に認識されるという説である. しかし近年, 各味覚の感覚受容器が舌表面の全域にみられることから, 舌の場所によって味の感受性が異なるという考えは否定されつつある.

味覚は個人差が大きく, 精神的要因でも左右される. 近年, 加齢に伴う味覚障害を訴える高齢者が増加している. その理由は, 咀嚼機能の低下や服用している薬剤の副作用による唾液流量の減少によって味物質が唾液に溶けにくく, 味蕾が味を認識できないためと考えられている. また, 加齢に伴い味蕾の数が減少すること, 味蕾細胞の新陳代謝に必要な亜鉛が不足しがちなことも原因の1つと考えられている. さらに, 嗅覚に障害がある場合も味覚が影響される.

触・圧覚についてみると, 他の部位と比べても, 舌尖や舌下面, 口唇は最も敏感である. また, 口腔粘膜（頬粘膜, 歯槽粘膜, 口蓋粘膜, 口腔底粘膜）は, 後方よりも前方のほうが敏感である. 一方, 温かいものに対する感覚（温覚）は, 顔面の皮膚に比べると鈍いが, 舌, 口唇は, 他の口腔粘膜よりも敏感である. 冷たいものに対する感覚（冷覚）は, 他の口腔粘膜と同程度である.

4 発音・構音

肺から吐き出された呼気が喉頭にある声帯を振動させると音が発生する（喉頭原音）. 声帯は左右1対あり, その間の隙間を声門という（**図 1-2**）. 通常の呼吸時には声門は開いており, 空気が自由に通っている. 音を発生するときは声門が閉じ, 呼気の圧力で声帯が振動する. 声帯で発生した音は, 喉頭より上部の器官（咽頭, 口腔, 鼻腔）がさまざまな形に変化することで, 多様な音に調節される. これらの器官を総称して声道と呼び, 言語音を発生するために声道の形が変わることを構音または調音という.

言語は母音と子音に大別される. 日本語の母音（アイウエオ）では, 呼気が声道を円滑に流れている. これに対して, 子音は呼気の流れが声道でさまざまに変化している. たとえば, 「タ」は舌尖を上顎前歯口蓋側の歯頸部に圧接してから離すことにより発する. 「サ」は「タ」と同じように歯頸部や舌尖を使う

うま味の成分
　グルタミン酸（コンブなど）, イノシン酸（カツオなど）, グアニル酸（干しシイタケなど）.

構音（調音）
　声門より上の音声器官の形が変わることにより音声となる.

構音（発音）障害
　➡ p.88

が，歯と舌の間には隙間があり，そこを呼気が通過している．

　口腔の形態や機能に何らかの異常が生じると構音障害の原因となり，会話の障害を引き起こす．たとえば，生まれつき口蓋に裂奇形のある口蓋裂患者の場合，空気が鼻に抜けてしまう．「カ」，「タ」のような発音は，口腔内で一時的に空気を閉じ込め，そのあと一気に吐き出すことで可能であるが，裂奇形のために空気が鼻に抜けると k，t の発音ができなくなり，「ア」の音が発生する．そのほかにも歯の欠損，顎関節症，義歯の不具合などにより適切な発音が障害される．

3 歯・口腔の発育と変化

　歯の発育は歯胚形成，石灰化，歯冠完成，萌出，歯根完成という順序で進む（表 1-3）．歯種別の発育開始順序は萌出順序に一致している．乳歯は胎生7週から歯胚がつくられ，すべての乳歯は胎生期から石灰化を開始し，3歳ころには歯列が完成する．永久歯は胎生4か月から歯胚がつくられ，出生時ころから石灰化を開始し，6歳から11歳にかけて乳歯と交換する．ただし，これらの成長変化は個人差があるため，異常かどうかの判断には，ある程度の幅をもたせる必要がある．

Support

A 歯の形成と萌出，交換時期

1 歯胚の形成

　乳歯の歯胚形成開始は，乳切歯の胎生7週ころから第二乳臼歯の胎生10週ころまで続く．永久歯の歯胚形成は，第一大臼歯と前歯部が胎生期にはじまり，ほかの歯種は出生後になる．

2 歯の石灰化開始と歯冠完成

　すべての乳歯の石灰化は胎生4か月から6か月ころにはじまり，第三大臼歯を除く永久歯は，出生直後から3歳ころにはじまる．石灰化によってエナメル質と象牙質が形成され，歯冠が完成する．妊娠中ならびに幼少期に，歯・口腔の異常の発現に影響する要因に注意する必要がある．

3 歯の萌出と歯根完成

　歯冠が完成すると，歯は歯根を形成しながら口腔に向かって移動を開始する（図 1-3）．歯の一部が口腔に露出した時点を萌出という．乳歯は生後8か月から2歳半くらいまでに萌出を完了する．萌出順序はA→B→D→C→Eである．第三大臼歯を除く永久歯は6歳から12歳にかけて萌出を完了する．萌出順序は6→1→2→4→3→5→7→8である．

表 1-3 ▶ 歯の形成と萌出時期

	歯　種	歯胚形成	石灰化開始	歯冠完成	萌　出		歯根完成
乳歯	乳中切歯	胎生 7 週	胎生 4～4.5 か月	生後 1.5～2.5 か月	上 下	10 か月 9 か月	生後 1.5 年
	乳側切歯	7 週	4.5 か月	2.5～3 か月	上 下	11 か月 1 歳	1.5～2 年
	乳犬歯	7.5 週	5 か月	9 か月	上 下	1 歳 6 か月 1 歳 7 か月	3.25 年
	第一乳臼歯	8 週	5 か月	5.5～6 か月	上 下	1 歳 4 か月 1 歳 5 か月	2.5 年
	第二乳臼歯	10 週	6 か月	10～11 か月	上 下	2 歳 6 か月 2 歳 3 か月	3 年
永久歯	第一大臼歯	胎生 3.5～4 か月	出生時	2.5～3 年	上 下	6 歳 8 か月 6 歳 4 か月	9～10 年
	中切歯	5～5.5 か月	生後 3～4 か月	4～5 年	上 下	7 歳 2 か月 6 歳 2 か月	9～10 年
	側切歯	5～5.5 か月	上 10～12 か月 下 3～4 か月	4～5 年	上 下	8 歳 3 か月 7 歳 2 か月	10～11 年
	犬歯	5.5～6 か月	4～5 か月	6～7 年	上 下	10 歳 6 か月 9 歳 9 か月	12～15 年
	第一小臼歯	出生時	1.5～2 年	5～6 年	上 下	9 歳 8 か月 9 歳 11 か月	12～13 年
	第二小臼歯	生後 7.5～8 か月	2～2.5 年	6～7 年	上 下	10 歳 10 か月 11 歳 1 か月	12～14 年
	第二大臼歯	8.5～9 か月	2.5～3 年	7～8 年	上 下	13 歳 12 歳 1 か月	14～16 年
	第三大臼歯	3.5～4 年	7～10 年	12～16 年	上 下	17 歳 6 か月 17 歳 4 か月	18～25 年

注 1：上は上顎，下は下顎を示す.
注 2：萌出時期に男女差がある場合は平均を選択した.

（Schour & Massler, 全国歯科大学（歯学部）小児歯科学講座調査を著者改変）

　永久歯の萌出時期の個人差は大きいが，乳歯の個人差は小さい．また，萌出時期の男女差（乳歯はやや男性が早く，永久歯はやや女性が早い）と上下顎差（全般にやや下顎が早い）もある.

　各歯の萌出後，乳歯は 9 か月から 1 年 9 か月をかけて歯根が完成する．永久歯は萌出後 2 年から 4 年で歯根が完成する.

4　乳歯と永久歯の交換

　乳歯列が完成すると，比較的早い時期から乳歯の歯根吸収がはじまり，すべての乳歯は永久歯と交換する（**図 1-3**）．乳歯と永久歯が混在している状態を混合歯列という．また，乳歯の次に萌出する後続永久歯を代生歯といい，第二乳臼歯の遠心に萌出する第一大臼歯以降の永久歯を加生歯という.

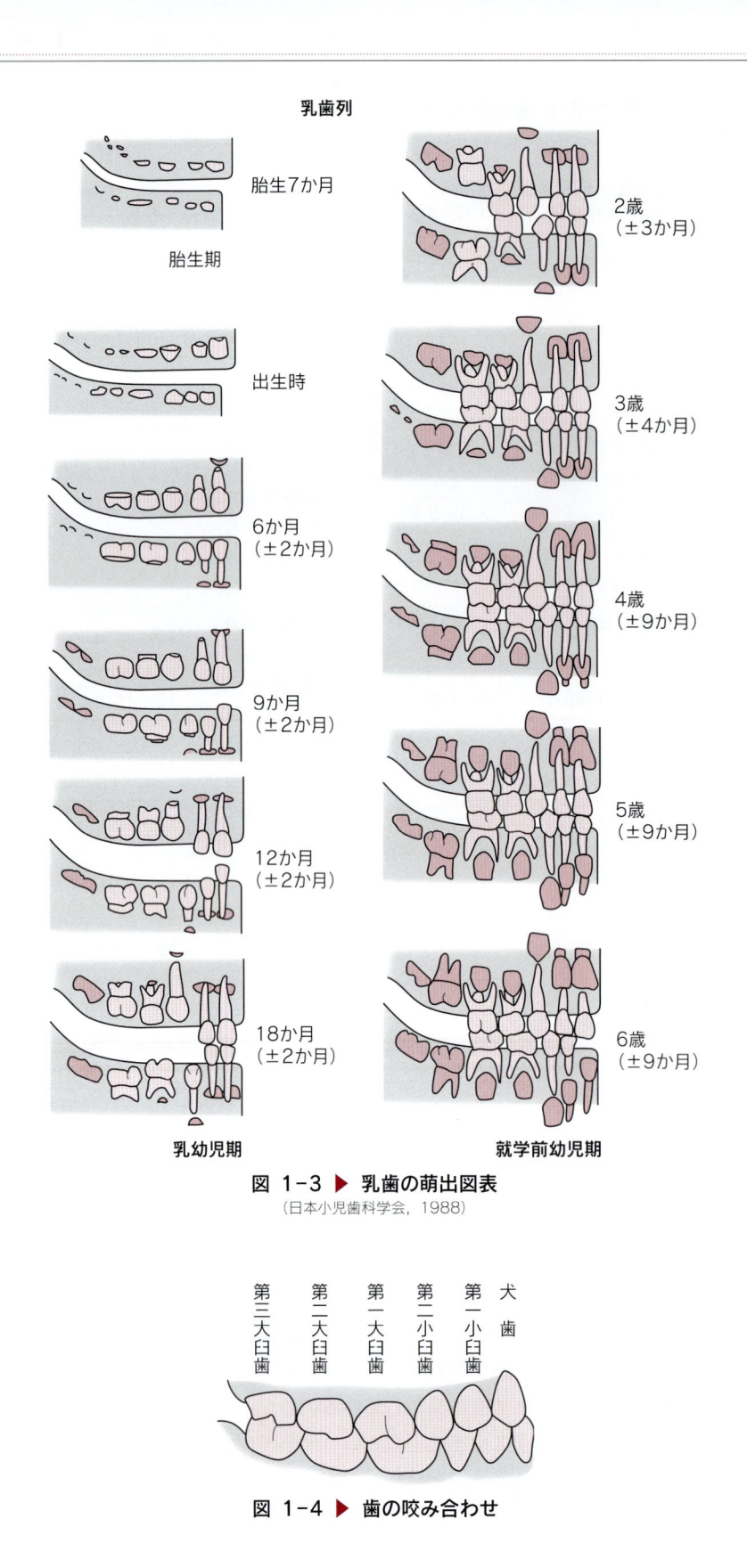

乳歯列

胎生7か月

胎生期

出生時

6か月
（±2か月）

9か月
（±2か月）

12か月
（±2か月）

18か月
（±2か月）

乳幼児期

2歳
（±3か月）

3歳
（±4か月）

4歳
（±9か月）

5歳
（±9か月）

6歳
（±9か月）

就学前幼児期

図 1-3 ▶ 乳歯の萌出図表

（日本小児歯科学会，1988）

第三大臼歯　第二大臼歯　第一大臼歯　第二小臼歯　第一小臼歯　犬歯

図 1-4 ▶ 歯の咬み合わせ

5　歯列の完成と咬合の発育

　乳歯の萌出期は咬合が未完成である．2歳半で萌出が完了し，3歳ころには乳歯列の咬合が完成する．第三大臼歯を除く永久歯は12歳から13歳までに萌出が完了し，15歳ころに永久歯列の咬合が完成する．混合歯列の時期には不正咬合に影響する因子の発現に注意を要する．

　永久歯の上下の歯の正常な咬合状態は，1歯対1歯ではなく，1歯対2歯の関係になる（図 1-4）．

B　歯の喪失

　う蝕や外傷によって永久歯との交換前に乳歯が喪失することがある（早期喪失）．その際は永久歯の萌出スペースを確保しておく必要がある．また，永久歯は一生涯存在して咀嚼に寄与してほしいのであるが，歯周病，う蝕とそれに継発する破折，外傷，歯科矯正のための便宜抜去などで喪失することが多い．その際は欠損補綴の必要がある．

　令和4年（2022）の第12回歯科疾患実態調査結果によれば，80歳で20歯以上を保有している者の割合は51.6%と推計されている．また平成11年(1999)の第8回歯科疾患実態調査によれば，最も寿命（萌出から喪失まで）の長い歯種は，犬歯で66から67年，最短は第二大臼歯で50年ほどであった．日本人の寿命は男性より女性が長いが，歯の寿命は女性より男性が長いという所見も得られた．

C　歯の形成期の栄養

　歯の形成のためだけに必要な栄養素はない．全身の健康づくりに必要な三大栄養素（糖質，タンパク質，脂質）とビタミン，ミネラル（無機質）をバランスよく摂取することが望まれる．ただし，歯の形成期中に適量のフッ化物が作用すると，う蝕抵抗性の高い歯がつくられることが知られている．

　歯の形成時期とその時期に必要な栄養素として次のものがあげられる．

（1）基質形成期

　① タンパク質：基質の形成に関与する．とくに象牙質とセメント質の重要な有機質であるコラーゲンの形成に深く関与する．糖質も基質形成に関与する．

　② ビタミンA：外胚葉系の上皮とエナメル質の発育と機能に必要である．摂取不足によって歯の成長遅延，エナメル質形成不全などを引き起こす．

　③ ビタミンC：コラーゲン形成に必要で，摂取不足によって象牙質の発育不全を引き起こす．

（2）石灰化期

　① カルシウム，リン：歯のヒドロキシアパタイトの主成分で，硬さと強さを与える．リン脂質も石灰化に関与する．

② ビタミンD：カルシウムとリンの代謝に関与する．摂取不足によってエナメル質や象牙質の形成不全を引き起こす．

D 歯・口腔の形成異常

歯・口腔の発育時期に，遺伝・先天的あるいは後天的原因によってさまざまな形成異常が現れることがある．

a 歯数の異常

（1）歯数の不足

① 無歯症：乳歯と永久歯のすべてが先天的に存在しない全部無歯症と複数の歯が先天的に存在しない部分無歯症がある．

② 先天欠如歯：第三大臼歯以外の1～2歯の歯が存在しないもので先天欠如歯という．

（2）歯数の過剰

① 過剰歯：正常な歯数より多い余分な歯を過剰歯という．上顎前歯部に多く，萌出するものと埋伏したままのものがある．上顎の正中部に埋伏している（正中埋伏過剰歯）と歯間離開の原因になる．

b 歯の大きさと形態の異常

（1）矮小歯

通常より小さい歯で乳歯より永久歯に多い．上顎側切歯にみられる円錐形のものは円錐歯という．

（2）巨大歯

通常よりかなり大きい歯で乳歯より永久歯に多い．

（3）癒合歯

2歯以上が象牙質やエナメル質部で結合しているものである．セメント質で結合しているものは癒着歯という．乳歯の前歯部にみられることが多い．

c 歯の形成不全

エナメル質形成不全や象牙質形成不全がある．

d 変色歯

たばこやコーヒーなどの外因性の着色のほか，歯の形成期における内因性の変色がある．

e 顎顔面の形成異常

（1）先天異常

① 唇顎口蓋裂：上顎骨の劣成長に伴う骨格性下顎前突症

② 鎖骨頭蓋異骨症：上顎骨劣成長による下顎前突，乳歯の晩期残存，永久歯の萌出遅延，過剰埋伏歯

③ その他：Pierre Robin 症候群，Down 症候群，軟骨無形成症，Crouzon 症候群，無顎症，小上顎症および小下顎症などによる不正咬合

f 小帯の異常

上唇小帯の肥大または高位付着は正中離開，舌小帯の短縮は構音障害の原因

歯の形成不全
➡ p.96

変色歯
➡ p.96

になる．

4　口腔環境

A　歯と口腔環境

1　唾液の作用

a　唾液の分泌と成分

　唾液は，耳下腺，顎下腺，舌下腺の大唾液腺と口腔粘膜下に散在する小唾液腺でつくられ，口腔内に分泌される．さらに歯肉溝や口腔粘膜からの滲出液や，口腔細菌，宿主由来の細胞成分などとも相まって全唾液（混合唾液）を形成する．唾液には安静時に分泌される安静時唾液と，咀嚼刺激などにより分泌される刺激唾液があり，安静時唾液に比べて刺激唾液は分泌量が数倍増加する．唾液分泌量には個人差があるが，安静時 0.1 mL/分以下の場合や刺激時 0.7 mL/分以下の場合，口腔の健康保持に問題ありとする考え方もある（**表 1-4**）．ヒトの唾液分泌量は 1 日平均およそ 1,000〜1,500 mL といわれ，その量は尿量に匹敵する．安静時唾液量は日内変動するが，昼間にその分泌速度は最大に達し，夜間就寝時の分泌量は激減する．

　全唾液は無色透明またはやや白濁して，粘性をもつ．唾液成分のうち 99.4% は水分で，その比重は 1.002〜1.008 である．そのほかのおもな成分は Na^+，K^+，Cl^-，HCO_3^- などの無機質，アミラーゼやリゾチームなどの酵素，ムチンなどの糖タンパク質，IgA などの有機質が占める．唾液の pH は食事内容に影響を受けるが，おおよその範囲は pH 6.2〜7.6（平均 pH 6.7）である．

pH
　酸性またはアルカリ性の強さを表す水素イオン指数の記号．pH＝7 のとき中性，7 以下は酸性，7 以上はアルカリ性を表す．

表 1-4 ▶　**全唾液の分泌量**

	分泌速度（mL/分）		
	きわめて少ない	少ない	正常
安静時唾液	＜0.1	0.1〜0.25	0.25〜0.35
刺激唾液	＜0.7	0.7〜1	1〜3

(Ericsson Y and Hardwick L, Caries Res, 12：94-102, 1978, 一部改変)

b　唾液の働き

（1）湿潤作用

　食物を湿潤させ，食塊形成を容易にして，咀嚼・嚥下を行いやすくする．また，口腔内を湿潤させることによって口の運動や発音を円滑にする．

（2）溶解作用

　食物を溶解することによって嚥下を容易にし，また，唾液に溶解した味物質により味蕾を刺激し，食欲の亢進や唾液のさらなる分泌を促す．

（3）消化作用

唾液アミラーゼの作用でデンプンをマルトース（麦芽糖）に分解する．

（4）排泄作用

体内に摂取された薬物や化学物質，また異常代謝産物などを唾液中に排泄し，血中濃度を下げるのに役立つ．

（5）体液量調節作用

体の水分が欠乏すると唾液分泌が減少し，結果として口渇を感じて早急な水分の補給を促す．

（6）希釈・自浄作用

口腔内に付着しようとする溶解された飲食物や歯面に生じた酸を希釈して洗い流す．また，唾液の流れによる自浄作用により食物残渣などを洗い流す．

（7）緩衝作用

唾液中に含まれる塩類などの緩衝物質の作用によって，pH の急激な変化を抑えて中性域に維持することで，唾液中の酸を中和して脱灰を防ぐなど緩衝作用は歯の保護のために非常に重要である．主要な緩衝物質は重炭酸塩であり，唾液分泌量の増加により HCO_3^- 濃度が増し，pH が高くなることで緩衝能を発揮する．その他の緩衝物質としてリン酸塩やタンパク質などもあるが，これらの緩衝作用は弱い．

（8）歯の再石灰化とエナメル質成熟作用

エナメル質の成熟
➡ p.15

エナメル質の成分である Ca^{2+} や PO_4^{3-} は唾液中に過飽和状態で維持されることにより，歯の脱灰を抑えて再石灰化を促進する．また，萌出直後の幼若歯に対しても，唾液中の Ca^{2+} や PO_4^{3-} がエナメル質に沈着し，石灰化を促進して歯の成熟を助ける．

（9）粘膜保護作用

ムチンは顎下腺，舌下腺や小唾液腺から分泌される糖タンパク質で，口腔粘膜や歯肉上皮を細菌感染や機械的障害から守っている．

（10）抗菌作用

唾液中には口腔細菌などの微生物の発育を抑えたり，口腔内への定着を阻害する作用をもつ成分が認められる．図 1-5 に唾液腺，歯肉溝，口腔粘膜から全唾液中に分泌される抗菌物質を示す．

① リゾチーム：細菌細胞壁の多糖部分を分解することで細菌を溶解させる酵素で，唾液中に多く含まれる．細菌の自己融解活性化や粘膜への付着阻害に加え，ラクトフェリンなどの他の因子と協同して抗菌作用を示す．

② ペルオキシダーゼ：細菌の産生した過酸化水素の存在のもとにチオシアン酸塩を酸化し，この酸化物が細菌に作用して抗菌活性を発揮する．

③ 免疫グロブリン：唾液腺から分泌される免疫グロブリンは分泌型 IgA が大部分を占める．分泌型 IgA は，口腔細菌を凝集させて口腔内への定着を阻害するように働いており，感染防御の重要な役割をはたしている．唾液中の IgG や IgM はおもに歯肉溝滲出液に由来するが，これらも感染防御的に働く．

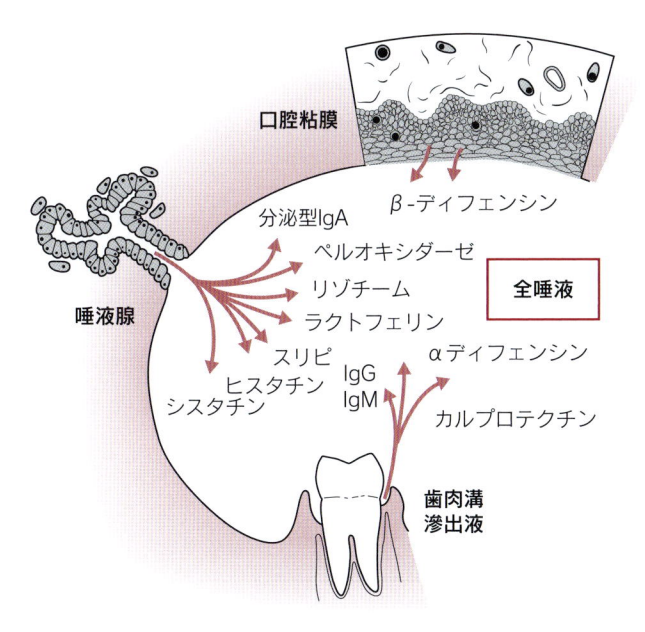

図 1-5 ▶ 全唾液中に分泌される抗菌物質
(Cole MF and Lydyard PM：Oral microbiology and the immune response,
Oral microbiology and immunology, ASM Press, 2006, 一部改変)

④ **ラクトフェリン**：このタンパク質は微生物の生育に必要な鉄イオンに結合し，奪うことによって細菌の増殖を阻害する.

⑤ **ヒスタチン**：ヒスチジンを多く含むペプチドで，*Candida* などの真菌やレンサ球菌の増殖を阻害する.

⑥ **シスタチン**：システインを多く含むペプチドで，歯周病原細菌 *Porphyromonas gingivalis* の生育を抑制したり，炎症細胞由来のタンパク分解酵素活性を阻害する.

⑦ **ディフェンシン**：低分子ペプチドで細菌，真菌，ウイルスなどの増殖を抑制する．歯肉溝滲出液からはおもに好中球由来のαディフェンシンが，口腔粘膜からはβディフェンシンが唾液中に分泌される.

⑧ **その他の抗菌因子**：細菌やウイルスに作用するスリピや，歯肉溝滲出液に由来し細菌の発育を抑制するカルプロテクチンなどが報告されている.

2 エナメル質の成熟

　歯のエナメル質はつねに口腔環境にさらされている．とくに，萌出して間もない幼若永歯のエナメル質は，石灰化は終了しているものの反応性に富んでいるため，プラーク中で産生された酸に対して脱灰を受けやすい．一方，歯面にプラークが存在しない環境下などでは，唾液中の Ca^{2+} や PO_4^{3-} などのイオンと反応してエナメル質の結晶性を向上させ，う蝕抵抗性を増大させる．このように，萌出直後の歯で唾液中に含まれるミネラルイオンによりエナメル質の石灰化が進行する現象をエナメル質の成熟という．唾液中にフッ化物イオンが含まれる場合は，エナメル質の成熟を一層促進する働きがある.

スリピ
　Secretory Leukocyte Protease Inhibitor（SLPI）の略.

3　ペリクルの形成

　ペリクルは獲得被膜とも呼ばれ，歯の表面を覆う 0.1〜数 μm の膜であり，通常，歯肉辺縁部に近いほど厚い．その主成分は唾液に由来する糖タンパク質である．選択的にヒドロキシアパタイト表面に吸着し，通常のブラッシングでは歯の表面から除去されない．研磨器具などを用いて除去しても，わずか数分で歯面上でのペリクル形成が再びはじまる．

　ペリクルは歯を被覆することにより，酸などに対するバリアーの役割や，歯の表面の湿潤を保つことで乾燥から守る役割など，疾病に対して防御的に働く．一方，ペリクルには口腔細菌が選択的に吸着し，プラーク形成や歯石沈着に関与する側面がある．

4　口腔内常在微生物

🅐　口腔細菌の定着と口腔内環境

　ヒトには細菌，ウイルスや真菌など，多種の微生物が住み着いている．口腔内からも 600 種に及ぶ細菌をはじめ，多くの微生物が検出されるが，食物，水，空気や手指を介して侵入してきた微生物すべてが口腔内に定着するわけでなく，その多くは排除され，個々の発育に適した微生物のみが，プラーク中や舌背，軟組織（頰粘膜など）の部位に定着する．

　口腔内環境は，微生物の発育に適した環境を備えている．たとえば，細菌の発育に必要な栄養は，食物や唾液を供給源として，歯肉縁上プラークや舌背，軟組織に定着する細菌へ供給される．歯肉溝滲出液は，おもに歯肉縁下プラーク細菌の栄養源となる．また，口腔上皮および白血球など宿主由来の細胞成分の利用や，細菌がその周囲に産生した栄養成分を他の細菌が利用することもある．

　これらに加え，口腔内は 37℃前後に保たれ，水分も豊富であり，唾液の緩衝作用などによって中性域に保たれている．さらには好気性菌だけでなく，歯肉溝内など部位によっては酸素分圧の低い嫌気性菌に適する条件も存在する．そのため，口腔内にはさまざまな細菌の生息が可能となり，発育に適した細菌が各部位に定着して常在細菌叢を形成している．

🅑　常在細菌の分布

　口腔内常在細菌のうち，プラーク，歯肉溝，舌背，頰粘膜，唾液中から分離される細菌の分布を表 1-5 に示す．歯肉縁上プラーク中に多く含まれる細菌は *Streptococcus mitis*（ストレプトコッカス ミティス）や *Streptococcus sanguinis*（ストレプトコッカス サングイニス）などであるが，口腔清掃不良の場合にはミュータンスレンサ球菌（*Streptococcus mutans*（ストレプトコッカス ミュータンス）など）が優位を占めるようになる．舌背では *Streptococcus salivarius*（ストレプトコッカス サリバリウス）や *Veillonella*（ベイロネラ）が，頰粘膜部では *S. mitis* が多く検出される．唾液中に検出される細菌として *S. salivarius* や *S. mitis* などが優勢を占めるが，唾液は日常的に頻回嚥下されるため，唾液中で増殖したものはあまりなく，その供給源は舌苔や歯面上のプラークなどに由来すると考えられる．

表 1-5 ▶ 口腔内の各部位におけるおもな細菌の分布

細 菌		部 位				
		プラーク*	歯肉溝	舌 背	頬粘膜	唾 液
グラム陽性球菌	ストレプトコッカス サリバリウス *Streptococcus salivarius*	<1	<1	20	11	20
	ストレプトコッカス ミティス *Streptococcus mitis*	15	8	8	60	20
	ストレプトコッカス サングイニス *Streptococcus sanguinis*	15	8	4	11	8
	ストレプトコッカス ミュータンス *Streptococcus mutans*	0〜50	?**	<1	<1	<1
	腸球菌	<1	0〜10	<1	<1	<1
グラム陽性糸状菌	アクチノマイセス ノカルディア ロシア *Actinomyces, Nocardia, Rothia* コリネバクテリウム レプトトリキア *Corynebacterium, Leptotrichia*	42	35	20	?**	15
グラム陽性桿菌	乳酸桿菌	<1	<1	<1	<1	<1
グラム陰性球菌	ベイロネラ *Veillonella* spp.	2	10	12	1	10
	ナイセリア *Neisseria* spp.	<1	<1	<1	<1	<1
グラム陰性桿菌	プレボテーラ オラリス *Prevotella oralis*	5	5	4	?**	?**
	バクロイデス メラニノジェニクス *Bacteroides melaninogenicus***	<1	6	<1	<1	<1
	ビブリオ スプトルム *Vibrio sputorum*	1	5	<1	<1	<1
	フソバクテリウム *Fusobacterium*	4	3	1	?**	<1
スピロヘータ	トレポネーマ ボレリア *Treponema, Borrelia* spp.	<1	2	<1	<1	<1

＊歯肉縁上プラークに該当する.
＊＊不明または検出せず.
＊＊＊黒色色素産生菌の *Porphyromonas gingivalis* や *Prevotella intermedia* などが含まれる.
表中の数値は, 血液寒天培地を用いて嫌気条件下で培養して検出された細菌の全菌数に対する％を示す.
(Gibbons RJ and van Houte J,. Annu Rev. Microbiol. 29：19-44, 1975/Rosen S and Elvin-Lewis M：Oral Microflora, Essential Dental Microbiology, Appleton & Lange, Norwalk, 1991, 一部改変)

　一方，歯肉溝中に検出される細菌の構成比は他の部位とは異なり，黒色色素産生菌（*Porphyromonas gingivalis* など）および *Vibrio* のような嫌気性桿菌やスピロヘータなどが多く検出される.

5 歯・口腔の不潔

A 歯の付着物，沈着物

1 プラーク（歯垢）

　複数種の細菌が共存して粘性のあるフィルム中で複合体を形成し，固体の表面に付着した状態のものを総称してバイオフィルムと呼ぶ. 歯の不潔物であるプラーク（歯垢）もその１つで，デンタルバイオフィルムと呼ぶことができる. バイオフィルムが形成されると，免疫的な生体防御機構は働きにくくなり，また，唾液中の抗菌因子や抗菌薬もバイオフィルム内に浸透することができない

Support

プラーク
　歯垢のほかに血管壁で内部への脂質蓄積により形成され，血管内腔の狭窄を引き起こす隆起物もプラークと呼ばれる. このプラークは動脈硬化の原因となる.

ため，細菌の持続感染を容認する．プラークはう蝕や歯周病の発病・進展の直接的な原因であるとともに，近年，バイオフィルム感染症の病原因子として全身疾患との関連性が指摘されている．

a プラークの構成と種類

プラークは微生物（菌体）とマトリックスと呼ばれる微生物間に存在する基質（間質）で構成されている．1 mg 中に10^8個以上の細菌が存在し，プラーク容量の約70％を占める．マトリックスは細菌の産生した多糖体に加え，唾液や歯肉溝滲出液，飲食物に由来するさまざまな物質を含む．

プラークの化学的組成は約80％が水分，約20％は固形成分である．固形成分の40〜50％はタンパク質が占め，残りは炭水化物，脂質などの成分である．このタンパク質は緩衝能を有し，唾液の緩衝能をつかさどる重炭酸塩が加わって，プラークは緩衝作用を発揮する（**図 1-6**）．

プラーク中には，歯質の再石灰化に必要な要素であるCa^{2+}などのミネラルイオンやフッ化物イオン（15〜64 ppm ともいわれる）が十分に含まれている．しかし，同時に酸産生能を有しているため，つねにエナメル質表層での過飽和状態を維持することはできず，歯の脱灰の原因となり得る．

プラークはその沈着部位により，歯肉遊離縁より切端・咬合面側に付着している歯肉縁上プラークと，歯肉遊離縁より根尖側の歯肉溝内に存在する歯肉縁下プラークに分けられる．

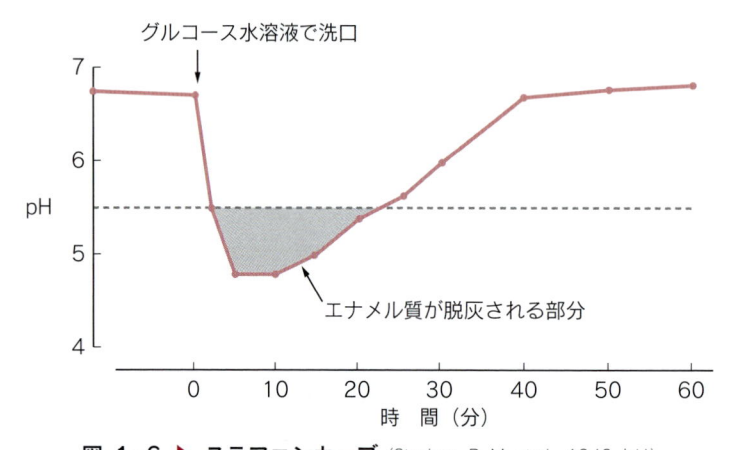

図 1-6 ▶ ステファンカーブ (Stephan, R. M. et al., 1943 より)
10％グルコース水溶液で洗口したときのプラーク中のpHの変化を示す．プラーク中の微生物により代謝され生じた有機酸によって，歯質が脱灰するpH（臨界pH）の5.4以下にすみやかに下降する．その後はプラークの緩衝作用や酸の唾液中への拡散などによりpHは中性域へと上昇する．

b 歯肉縁上プラークの形成

歯肉縁上プラークの形成過程を**図 1-7**に示す．

（1）ペリクル形成

唾液由来の糖タンパク質を主成分とするペリクルがヒドロキシアパタイト表面に吸着する．

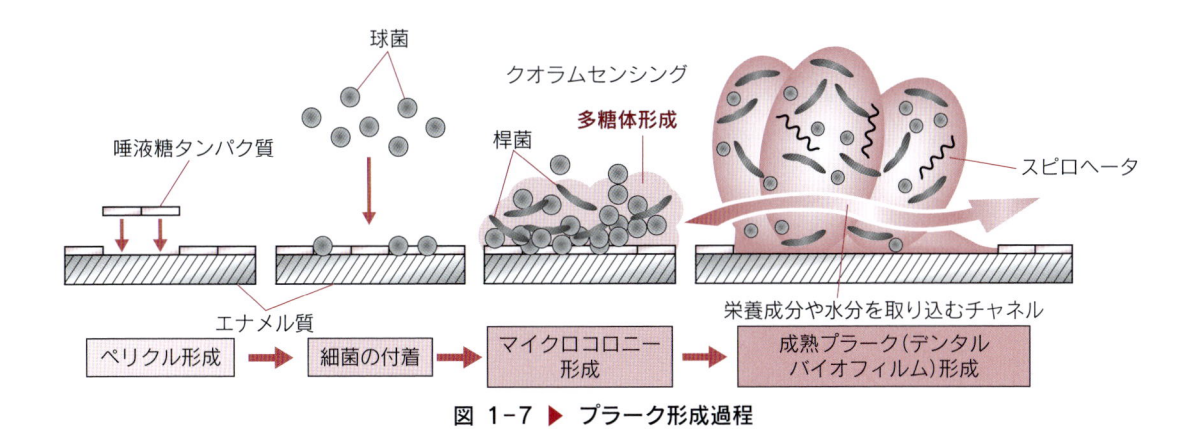

図 1-7 ▶ プラーク形成過程

（2）細菌の付着

　　ペリクル上に口腔細菌が選択的に付着する．初期の付着に関与する細菌は口腔レンサ球菌の *S. mutans* や *S. sanguinis* などである．

（3）マイクロコロニー（微小集落）の形成

　　付着した細菌は唾液などから栄養成分を取り込んで分裂し，生育する．この細菌の付着から約 8 時間ぐらいまでが定着期で，マイクロコロニー形成が進むと考えられる．さらに増殖を繰り返し成長が進むと，隣接するコロニーとも結びついて歯面を広く覆うようになる．

（4）多糖体形成とクオラムセンシング

　　コロニー中の口腔レンサ球菌（*S. mutans* など）はスクロース（ショ糖）などを基質として，グルコシルトランスフェラーゼにより菌体外に不溶性のグルカン（ムタンなど）を産生し，フルクトシルトランスフェラーゼにより水溶性のフルクタン（イヌリンなど）を産生する．これらの菌体外多糖体は粘着性があり，他の細菌を巻き込むマトリックスとして働いたり，多糖体産生菌自体を歯面により強固に付着させ，プラーク（デンタルバイオフィルム）形成を助ける．バイオフィルムは自己誘導によって菌の密度を調節するクオラムセンシングという機能を有する．マイクロコロニーはクオラムセンシングシグナルを産生し，細菌密度を上昇させてバイオフィルムの形成を促進すると考えられている．

（5）プラークの成熟

　　プラークの成熟によって変化する口腔細菌叢を**図 1-8** に示す．細菌の定着期には *Streptococcus* が最も多いが，好気性菌の *Nocardia* や *Neisseria* も多く検出される．しかし，その後 48 時間くらいまでの増殖期でこれらの細菌は減少し，*Actinomyces* や *Corynebacterium* などの通性嫌気性菌が増加する．さらに 3～5 日間，口腔清掃を行わずに放置すると，偏性嫌気性菌の *Veillonella* や *Fusobacterium* が顕著に増加し，また，スピロヘータなどの運動性菌も増加する．このようなプラークを成熟プラークと呼ぶ．バイオフィルム形成された成熟プラークにおいては水分の流れや栄養成分を取り込みやすくするチャネルが形成されると考えられる（**図 1-7**）．

細菌の初期付着因子

　ミュータンスレンサ球菌の初期付着因子には，PAc，PAg などのタンパク抗原，レクチン様物質，リポタイコ酸がある．

多糖体

　グルコース（ブドウ糖）の多糖体はグルカンと呼ばれ，α-1,3 グルコシド結合からなるものをムタンといい，α-1,6 グルコシド結合からなるものをデキストランという．ミュータンスレンサ球菌の産生するグルカンでは両者が混在した構造が認められ，α-1,3 結合の比率が高くなると一般的に非水溶性になる．
　一方，フルクトース（果糖）の多糖体をフルクタンといい，イヌリンのほかにレバンもあるが，どちらも水溶性である．

通性嫌気性菌と偏性嫌気性菌

　嫌気性菌は，酸素がないほうが増殖良好な通性嫌気性菌と，無酸素状態でのみ増殖する偏性嫌気性菌に分類される．

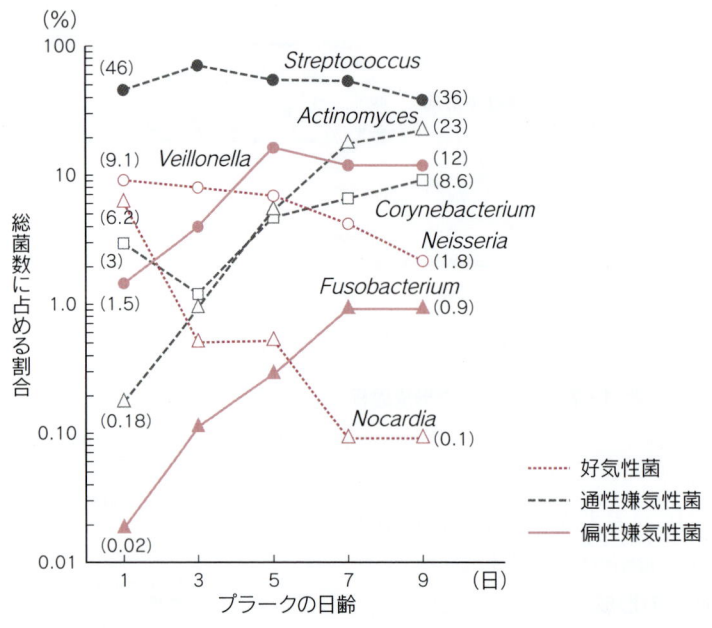

Streptococcus
（ストレプトコッカス）
Actinomyces
（アクチノマイセス）
Veillonella
（ベイロネラ）
Corynebacterium
（コリネバクテリウム）
Neisseria
（ナイセリア）
Fusobacterium
（フソバクテリウム）
Nocardia
（ノカルディア）

図 1-8 ▶ プラークの成熟によって変化する口腔細菌叢
（　）内には総菌数に占める割合を％で示す.
(Rits HL : Microbial population shifts in developing human dental plaque, Archs Oral Biol, 12 : 1561-1568, 1967, 一部改変)

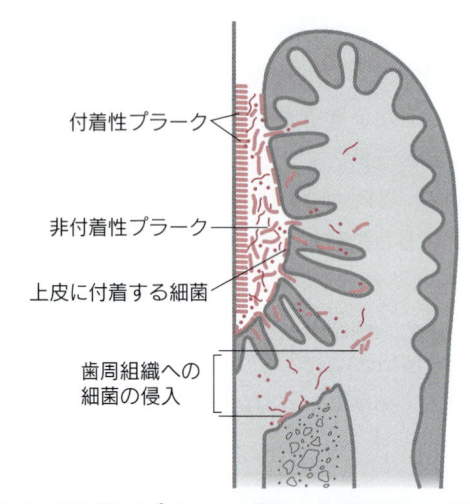

図 1-9 ▶ 歯肉縁下プラークの構成と歯周組織への細菌の侵入
(Carranza, F. A. : Glickman's Clinical Periodontolgy, 6th ed. WB Saunders Co., 1984, 一部改変)

C 歯肉縁下プラークの形成

　歯肉縁下プラークは歯肉縁上プラークからの延長として形成されるため，歯冠部の清掃状態が良好な歯肉溝でのバイオフィルム形成はあまりないが，辺縁歯肉での炎症や，歯周ポケットが認められる場合は，バイオフィルム形成が起こる．歯肉縁下プラークは歯面への付着性プラークと非付着性プラークに分けられる（**図 1-9**）．付着性プラークはグラム陽性球菌や桿菌を主体とし，歯石

沈着や歯根面う蝕にも関与すると考えられる．一方，非付着性プラークは<u>歯肉溝滲出液</u>に由来する豊かな栄養源から，*Treponema denticola*（トレポネーマ デンティコラ）などのスピロヘータに加えて，偏性嫌気性桿菌の比率が高くなり，歯周ポケット内の上皮に緩く付着する細菌も認められる．

　このように，歯肉縁下においてもバイオフィルム形成が進行すると<u>歯周病原性</u>を有する*P. gingivalis*（ジンジバリス）や*Tannerella forsythia*（ターネレラ フォーサイシア）などが増加し，宿主細胞との免疫・炎症反応から<u>サイトカイン</u>や<u>コラーゲン分解酵素</u>を産生し，歯周組織破壊を進行させる．また，*P. gingivalis*や*Aggregatibacter*（*Actinobacillus*）（アグレガチバクター　アクチノバシラス）*actinomycetemcomitans*（アクチノミセテムコミタンス）は<u>歯周組織内に侵入</u>して歯周病を増悪させる（**図 1-9**）．

2　食物残渣

　<u>食物残渣</u>とは歯の不潔域や歯間空隙に停留する食渣をいう．とくに，歯間乳頭部歯肉が退縮して隣接する歯の間に空隙が存在する場合や，歯に動揺が認められる場合および空隙歯列などでは，摂食時にこれらの部位に食片が圧入して停留しやすい．食物残渣の存在は，口腔内の不快な感覚を引き起こすだけでなく，う蝕誘発能の強い食品ではプラーク細菌への糖の供給源となり，酸産生を引き起こしてう蝕を発生させると考えられる．

　プラークの上を覆う，軟らかいクリーム状の白色ないし黄白色の堆積物は<u>マテリアアルバ</u>（白質）と呼ばれる．比較的緩く付着しており，強く洗口を行うとその多くは歯面から除去される．

3　歯　石

　<u>歯石</u>は，プラークが石灰化し，歯の表面に沈着したもので，その表層が粗糙かつ多孔性であるため<u>プラーク付着の母体</u>となることから，口腔衛生学的に問題となる．最近の報告によると15〜19歳の40％近くにすでに歯石の沈着が認められている．また，普段装着している義歯に認められることもある．

a　歯石の分類

　歯への沈着部位によって，<u>歯肉縁上歯石</u>と<u>歯肉縁下歯石</u>に分けられる（**表 1-6**）．

表 1-6 ▶ **歯肉縁上歯石と歯肉縁下歯石の特徴**

項　目	歯肉縁上歯石	歯肉縁下歯石
存在部位	歯肉縁上（おもに歯冠部）	歯肉縁下の歯根面
好発部位	唾液腺開口部付近	とくになし
無機質の由来	唾　液	歯肉溝滲出液，血清
色　調	白色，黄白色，淡褐色	暗褐色，緑黒色
構　造	層状構造	無構造
硬　さ	比較的脆い	硬　い
歯面への付着	弱　い	強　い
除　去	スケーラーで除去しやすい	スケーラーで除去しにくい

コラーゲン分解
　コラーゲンは歯肉や歯根膜の主要な構成成分であり，その分解は歯周組織破壊に直接関与する．

食物残渣
　フード・デブリ（food debris）ともいう．

マテリアアルバの構成物
　剥離上皮細胞，口腔細菌，崩壊した白血球，唾液タンパク質や食物残渣の小片など．

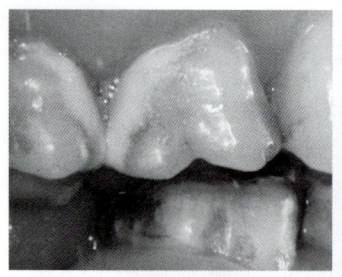
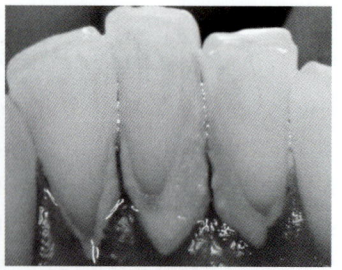

a：上顎臼歯頬側　　　　b：下顎前歯舌側

図 1-10 ▶ 歯肉縁上歯石

（1）歯肉縁上歯石

　歯肉の辺縁より歯冠側に沈着する歯石で，通常，白色〜黄白色を呈している．好発部位は耳下腺開口部付近の上顎大臼歯頬側面歯頸部（図 1-10a）および顎下腺・舌下腺開口部付近の下顎前歯舌側面歯頸部（図 1-10b）である．比較的脆く，歯面への接着度は弱いので，スケーラーによる除去は比較的容易である．

（2）歯肉縁下歯石

　歯肉溝や歯周ポケット内に沈着する歯石で，一般に暗褐色〜黒褐色を呈する．好発部位はとくに特定されない．図 1-11a のように，歯肉縁上からつながる場合は臨床的に推察が容易であるが，口腔内から観察できない場合は，探針やプローブによって触知するか，エックス線撮影にて確認する必要がある（図 1-11b）．歯面への付着は強固で歯石自体も硬く，スケーラーにより除去しにくい．

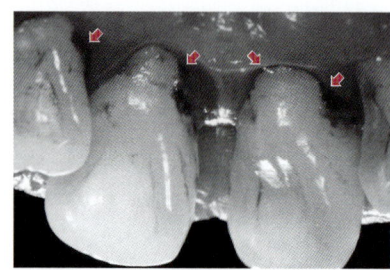
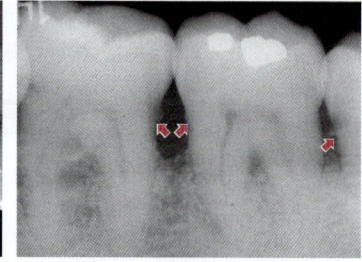

a：歯肉の退縮によって確認　　b：エックス線撮影にて下顎臼歯隣接
　　　　　　　　　　　　　　　　面に確認

図 1-11 ▶ 歯肉縁下歯石

b 歯石の化学的組成

　歯肉縁上歯石および歯肉縁下歯石とも，その基本的な組成に大差はないとされている．主成分は全体の約80％を占めるリン酸カルシウムを主体とする無機質で，リン酸カルシウムのほかに，リン酸マグネシウムや炭酸カルシウムも含まれる．一方，有機質成分は10％あまりを占めており，口腔微生物，唾液タンパク質，剥離上皮細胞や食物残渣に由来すると考えられるタンパク質や脂質で構成される．その他の成分は水分などである．

c 歯石の形成機序

　基本的に歯石は，①ペリクル形成，②プラーク形成，③石灰化の3つのステップを経て形成される．

　歯肉縁上歯石は，歯肉縁上プラークの付着後，早ければ24〜48時間後からその内部で石灰化がはじまり，成長し，互いに癒合して大きな石灰化物の固まりができる．こうしてできる歯石はその表面にプラークがあると次々と石灰化が進行するため，しばしば歯肉縁上歯石は層状構造を呈している．歯石形成に要する日数は10〜20日で，平均はおよそ12日である．また，唾液分泌量の上昇はCa^{2+}とPO$_4$$^{3-}$の濃度上昇につながり，リン酸カルシウムが沈着しやすい状態となる．唾液腺開口部付近の歯面に歯石が形成されやすいのはこのためである．

　歯肉縁下歯石の形成機序もおおむね同様であるが，歯肉縁上歯石が歯周ポケットへ進展して形成されるものではなく，歯肉縁下プラーク自体の石灰化による．歯石の形成に関与する細菌として，*Corynebacterium matruchotii* や *Actinomyces*，*Veillonella*，レンサ球菌などがある．

d 歯石の為害作用

　歯石の最も重要な生体への為害作用はプラーク付着の母体となることである．このほか，歯石の沈着が歯周組織に対して直接的な機械刺激を与えることや，外観上の問題などがあげられる（図 1-12）．

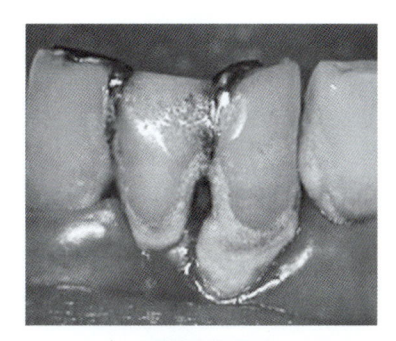

図 1-12 ▶ 下顎前歯唇面への歯石沈着
歯肉に対する直接的な機械的刺激および審美的にも不快感を与える．

4 着色性沈着物

　歯の着色には，歯髄の病変や歯の形成期での薬物服用などによって歯の内部からの着色が原因で起こる内因性のものと外因性のものがある（表 1-7）．外因性のものは歯冠部の歯面研磨やスケーリングなどで除去可能なものが多いが，内因性のものは歯面研磨などでは除去できない．

　図 1-13a にたばこに由来する歯面へのタールの沈着を示す．一般に喫煙者では下顎前歯舌側面への色素沈着が著しい．図 1-13b には若年者に認められた黒色の色素沈着を示す．色素産生細菌が関与し，除去しにくいことも多い．

表 1-7 ▶ 歯の外因性着色沈着物

種　類	特　徴
非金属性着色沈着物 　飲食物による着色	コーヒー，茶，ワインなど飲食物に含まれる色素成分が直接，ペリクルを介して歯面に付着する
喫煙による着色	たばこのタール産物が歯面に膠着して起こる．褐色ないし黒色で，歯の舌側にび漫状に広がっていることも多い．着色の程度は喫煙量に必ずしも一致しない
洗口剤による着色	洗口剤に含まれるクロルヘキシジンの長期使用などで認められ，陽イオン性防腐剤と金属塩による化学反応が原因と考えられる
細菌由来の着色	小児の上顎前歯の唇面によくみられる細菌由来の色素で，歯垢の付着部と一致している．口腔衛生状態が悪い場合は緑・橙色の着色がみられ，口腔清掃状態がよい場合は黒・茶の着色が認められる
金属性着色沈着物	工場などでの重金属の職業的な曝露や，金属塩を含む薬物の経口服用によって起こる．黒色はマンガンや水銀によって，黒緑色は銀によって，緑色は銅やニッケルによって起こる．鉄はお茶などに含まれるタンニン酸で還元されて黒色を呈する

(Watts A and Addy M, Br Dent J, 190：309-316, 2001/米満正美ほか編，粟野秀慈：新予防歯科学，医歯薬出版，2003)

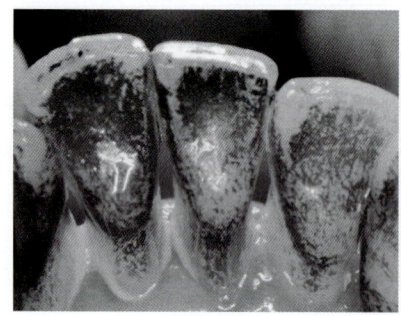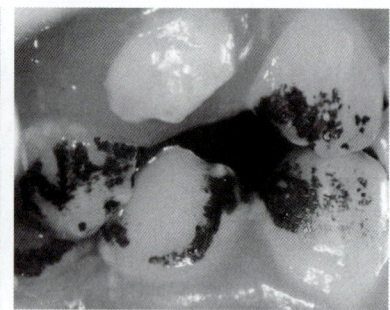

a：喫煙者（タール）　　　　　　　b：11歳児

図 1-13 ▶ 歯面への色素沈着

B 舌　苔

1 舌苔の構成成分と口臭発生

　舌苔は舌背に沈着した淡いピンク色〜白色または灰白色の泥状の物質で，口腔内の脱落上皮細胞，白血球，さまざまな細菌などから構成され，口臭発生原因の1つである．舌苔中には多種の細菌が存在し，プラークと同じくバイオフィルムの1つと考える意見もある．口臭を認めない舌苔では，唾液中と同様に *S. salivarius*（サリバリウス）が優位に検出されるが，口臭患者の舌苔中には，黒色色素産生菌や *Veillonella*（ベイロネラ）の嫌気性菌が検出され，*Fusobacterium*（フソバクテリウム）や *Actinomyces*（アクチノマイセス）なども多く認められるようになる．これらの細菌の関与により口臭成分である揮発性硫黄化合物が産生されるが，その6割が舌苔由来であると報告されている．

揮発性硫黄化合物
　口臭に関連する成分として，硫化水素，メチルメルカプタン，ジメチルサルファイドがある．

24

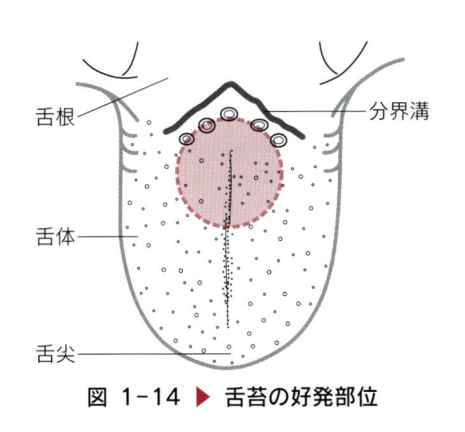

図 1-14 ▶ 舌苔の好発部位

（舌根、分界溝、舌体、舌尖）

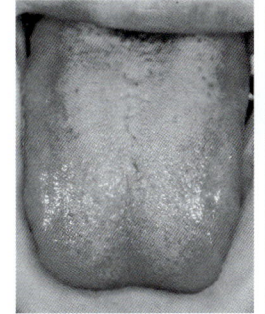
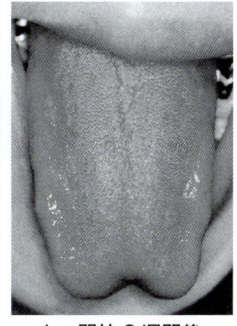

a：舌清掃開始前　　　　b：開始 2 週間後

図 1-15 ▶ 舌清掃

舌清掃習慣により舌苔の沈着は減少，口臭も改善した．

2　舌苔の沈着部位

　図 1-14 に示すように，舌は先端部分の舌尖，舌の大部分を占める舌体および分界溝後方の舌根で構成され，舌の上面を舌背と呼ぶ．舌背は広く分布した小突起状の舌乳頭（糸状乳頭，茸状乳頭，有郭乳頭，葉状乳頭）と陰窩からなり，表面積も広い．

　舌苔は，舌後方 2/3 の舌背部（分界溝の手前）に沈着しやすい．つまり，舌体の後方部が好発部位である．舌苔は健常者でも沈着するが，小児では少ない．一方，歯周病を有する患者の舌苔は健常者と比較して厚い．

3　舌苔の除去効果

　舌苔沈着量は口臭の強さと関連している．図 1-15 には舌清掃の開始によって舌苔の沈着が軽減し，口臭が改善した例を示す．口臭患者においては舌背部の舌清掃習慣が口臭の改善につながることが報告されている．また，要介護高齢者や嚥下障害患者では，舌苔が誤嚥性肺炎発症のリスク要因となるため，舌清掃を含めた口腔衛生管理による舌苔細菌叢のコントロールが重要となる．

舌清掃
➡ p.41, 42, 92

2 口腔清掃

1 口腔清掃

A プラークコントロール

口腔清掃（歯口清掃）とは，歯や口腔の健康の保持・増進および歯科疾患の発生予防のために，歯や口腔を清掃し清潔にすることである．とくに，歯科の二大疾患であるう蝕や歯周病の共通の病原因子であるプラーク（歯垢）などの歯面付着物除去の有用性は，科学的に証明されている．また，口腔清掃は日常の歯科保健行動の1つであり，生活習慣と密着した日常健康生活行動であることから，歯科保健における家庭療法（ホームケア）として重要な位置を占めている．なお，口腔清掃の限界を理解するために Hirschfeld は，清掃性の面から対象部位を次の3つに分類している．

① 自浄可能部位：自浄作用による清掃

② 可浄部位：人工的手段による清掃

③ 清掃不可能部位：人工的手段による清掃不可能

B 口腔清掃の種類

1 口腔の自浄作用（自然的清掃法）

従来，口腔機能には，歯や歯周組織の形態や機能，唾液の作用および咀嚼機能などによる生理的な自浄作用がある．つまり，唾液の流動性による洗浄作用や舌，唇および口腔周囲筋の働きによって，食物残渣などの沈着物を物理的に除去する作用である．また，生理的な作用だけでなく，繊維性食品である野菜や果実は清掃性食品とも呼ばれ，歯に対する自然清掃能力を保持している．しかし，近年の食生活では，精製加工された，軟らかく粘着性の強い食品を摂取する傾向が強いため，食品による自然的清掃を期待することは困難である．

したがって，歯科保健指導の立場から口腔内の生理的機能や清掃性食品による自然的清掃効果は，あくまでも自浄可能部位に対する補助的な口腔清掃であり，自浄作用を過信することなく，より積極的な機械的な清掃法を行う必要がある．

2　個人による機械的清掃法

　個人による機械的清掃法には，ブラッシング，フロッシング，洗口法およびその他の補助的清掃法などがあり，口腔清掃法のなかで，最も手軽で信頼できる確実な手段である．

a　ブラッシング

　ブラッシングの主目的は，歯ブラシを用いて歯や歯肉を清掃し，歯肉に適度な刺激を与えて血行を促進し，歯や歯周組織を健康に保つことにある．また，歯間部や歯肉溝内など歯ブラシだけで十分な清掃効果が得られない部位には，歯間ブラシやタフトブラシの併用が有効である．

　ブラッシングの間接的な目的として，日常生活の場でのエチケットや清潔感を獲得する意味も含まれている．

b　フロッシング

　フロッシングは，デンタルフロスによりブラッシングによる清掃の限界部位，すなわちう蝕や歯周病の原因となる隣接歯面や歯肉溝内の汚染歯面のプラークを除去する方法である．

c　洗　口　法

　洗口は，ブラッシングやフロッシングによって歯面から剥離したプラークを取り除いたり，ブラッシングができないときに食物残渣やマテリアアルバ（白質）を除去したり，口腔軟組織に疾患があるときの対症療法としての薬液洗口などに応用する．

　洗口の方法には，自分自身で含嗽（閉口うがい）する方法と，水流を使用した水流圧洗浄機を応用する方法とがある．また，洗口液には，水（微温水，食塩水，重曹水）あるいは市販の洗口剤などを用いる．

3　専門家による機械的歯面清掃法

　専門家による機械的歯面清掃（PTC）のうち，PMTC は P. Axelsson によって提唱された．専門教育を受けた歯科衛生士，歯科医師が機械的清掃用具（Profin コントラアングル・ハンドピースおよび予防清掃用コントラアングル・ハンドピース）とフッ化物配合研磨材を用いて，リスクの高い歯面に対して選択的にプラーク（歯肉縁上および歯肉縁下 1〜3 mm）を除去し，最終的にフッ化物塗布を行うものである．すなわち，う蝕や歯周病のリスクが高い部位を把握したうえで行われる歯面清掃法であり，リスクの低い部位に行うラバーカップと歯面清掃用のペーストを用いた歯面研磨と混合してはならない．

4　化学的清掃法

　歯磨剤や洗口剤の各種成分による化学的な機能，および抗生物質，殺菌剤，抗菌剤，抗酵素剤および酵素剤などの化学的薬品を用いて，プラークの沈着阻止と除去，プラークの分解，あるいは歯石沈着を防止しようとするものである．

　これら各種化学的薬剤の生物学的な効果は，一応は認められるものの，過信

することがないように注意したい.

2 口腔清掃用具

A 歯ブラシの構成と種類

1 手用歯ブラシ

手用歯ブラシは歯磨剤を併用して口腔清掃に用いられる,最も使用頻度が高い口腔清掃用具である.現在市販されている歯ブラシの種類は,歯ブラシの形態,大きさや毛束の状態など数百種に及び,各個人の年齢や口腔内状態によって歯ブラシの選択やブラッシングの方法が異なってくる.

a 手用歯ブラシの構成

手用歯ブラシは,頭部(植毛部),頸部および把柄部から構成されている(**図2-1**).

(1) 頭部(植毛部)

歯ブラシの頭部は,刷毛のタイプによりそれぞれ分類される.

① 刷毛面の形態:直線型,凸型,凹型,傾斜型,山切り型,波状型(凹凸混合型),密毛型(**図 2-2**)

② 植毛の状態:密植,束植

③ 毛束の列:1,2,3,4列および多数列

④ 毛先の切り方:平切り,段切り

⑤ 毛先の形態:水平,斜め,円状,球状,極細

⑥ 植毛部の長さ(長方形型):成人用 20〜30 mm,小児用 10〜20 mm

⑦ 植毛部の幅(長方形型):成人用 8〜12 mm,小児用 5〜8 mm

⑧ 刷毛の長さ(長方形型):成人用 10〜12 mm,小児用 6〜10 mm

⑨ 歯ブラシの毛の性状:自然毛,人工毛

⑩ 歯ブラシの毛先の硬さと弾性:フィラメントの直径

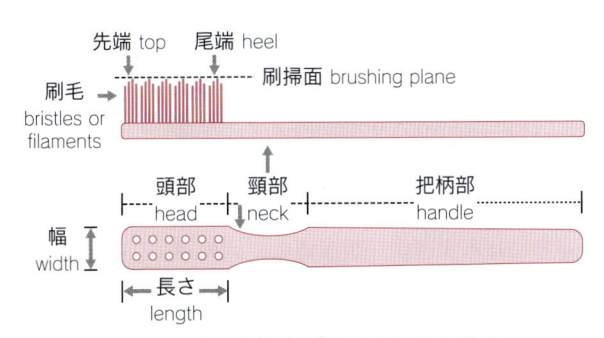

図 2-1 ▶ 手用歯ブラシの各部の構成

Support

頸 部
neck or shank

植毛部
working end or head

直線型
straight type

凸 型
convex type

凹 型
concave type

傾斜型
rolling type

山切り型
tuft type

波状型(凹凸混合型)
tuft end type

密毛型
multitufted type

円 状
round end

把柄部
handle or stock

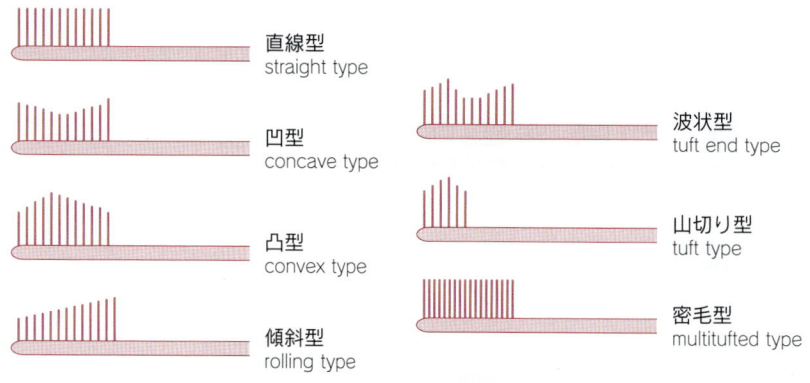

直線型
straight type

凹型
concave type

凸型
convex type

傾斜型
rolling type

波状型
tuft end type

山切り型
tuft type

密毛型
multitufted type

図 2-2 ▶ 歯ブラシの刷毛部の形態

（2）把柄部

　把柄部の材質には，プラスチック，金属，木，竹および骨などがあるが，現在ではほとんどがプラスチック製である．使用上の人間工学的な条件として，清潔で使いやすく，変形・変質しないものが望ましい．また，把柄部の形状もストレートのものが操作性に優れている．手指の機能が十分でない場合は，把柄部が太く握りやすいものがよい．

b 手用歯ブラシの所要条件（厚生労働省）

① 口腔内で手軽に効果的に使用し得るもので，複雑な操作を必要としないもの．

② 刷毛面は歯の露出面，とくに隣接歯間部にも到達して清掃でき得るもの．

③ 各毛束も間隔が十分にあいていて，容易に清潔にでき得るもの．また，毛束と植毛部は密着していて，汚物などが入らないようになっていること．

④ 把柄や刷毛の質は丈夫で変形や変質がしにくいものであり，また，植毛が強固で，使用時に破折や脱落しないものである．

⑤ 有害物を溶出したり，歯質や軟組織を破壊しないこと．

⑥ 特別な効果を保有するものは，その理由が明示されていることが望ましい．

2 電動歯ブラシ

　従来，電動歯ブラシは，高齢者および身体障害者や不器用で手用歯ブラシを上手に使いこなせない人，複雑な矯正装置などを装着している人のために考案されたものである．通常，手用歯ブラシを使用している人が電動歯ブラシを使用すると，清掃効果の点でプラークが残存しやすいといわれている．

　電動歯ブラシの刷毛部には，さまざまな形や大きさがあり，自由に交換できるようなしくみになっている．刷毛部の運動には水平運動，垂直運動，回転運動，振動運動，楕円運動およびそれぞれの運動を組み合わせたものなどがある．また，刷毛部の動き方や機能によって大きく3種類に分類できる．

（1）電動歯ブラシ（一般的なもの）

刷毛部が回転・水平運動することによってプラークなどの不潔物を機械的に除去することできる．

（2）音波歯ブラシ

刷毛部が一般的な電動歯ブラシよりも高速で振動することによって音波が発生される．刷毛部の振動と音波の効果によって容易にプラーク除去できることが期待されて開発された歯ブラシである．

（3）超音波歯ブラシ

歯ブラシの頭部に超音波装置が内蔵された電動歯ブラシである．超音波の効果によってプラークの歯面付着力が低下する効果が期待されて開発された歯ブラシである．

3 タフトブラシ

難生智歯，最後臼歯の遠心面，矯正装置の周辺，叢生部，根分岐部等で歯列不正な部位など手用歯ブラシでは清掃が困難な部位を選択的に清掃することに適した歯ブラシである．また，刷毛部の形態も直線型や山切り型がある．

4 その他の特殊歯ブラシ

矯正装置や架工義歯を装着している場合に応用する特殊歯ブラシおよび義歯用歯ブラシなどもある．

B 歯間部清掃用具

1 歯間ブラシ

歯間ブラシは主として歯間部隣接面鼓形空隙やブリッジのポンティック底部などのプラーク除去に用いる．

ブラシの形態は，シリンダータイプとコーンタイプ（テーパータイプ）があり，大きさは，SSSS，SSS，SS，S，M，L，LL などさまざまなものがある．毛の硬さは hard と medium とがあり，歯間空隙の大きさや歯周組織の状態に応じて選択する（図 2-3）．

> **音波歯ブラシ**
> 200～300 Hz の音波振動によって細かな水流を起こして汚れを除去する．手を動かす必要はない．

> **超音波歯ブラシ**
> 160～200 万 Hz と細かい振動を発する．振動が弱いため，手を動かして清掃する必要がある．

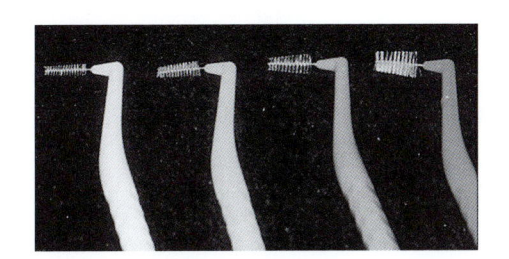
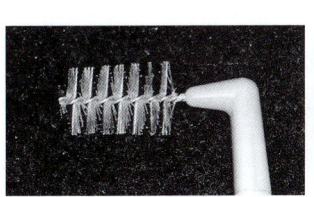

a：シリンダータイプ

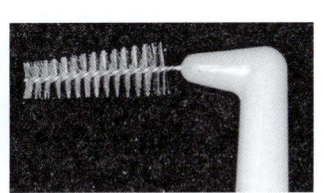

b：テーパータイプ

図 2-3 ▶ 歯間ブラシ

◉ **使用方法** ◉

① 頬側あるいは舌側から歯肉に突き立てないように注意して挿入する．

② その際，無理矢理ねじ込むように挿入しない．過剰な力で挿入すると，歯肉退縮や歯根部の摩耗による歯間空隙の拡大につながる．

③ 動作は，歯列に直角方向に動かす．その際，歯肉を圧迫しないように注意する．

④ 爪楊枝感覚で使用しがちなため，歯間ブラシは隣接面のプラーク除去が目的であることを理解させる．

2 デンタルフロス

デンタルフロスは，歯間ブラシと同様，う蝕や歯周病の好発する隣接歯面や歯肉溝内の汚染歯面など，ブラッシングによる清掃の限界部位のプラークを除去するための清掃用具である．

デンタルフロスは，ほとんどがナイロン糸（フィラメント）を集合加工したもので，丸糸をデンタルフロス，平糸をデンタルテープと呼ぶ．それぞれ，ワックスで加工したろうつき（ワックスタイプ）とろうなし（アンワックスタイプ）の2種類がある．また，プラーク除去以外に隣接面う蝕の有無や歯石沈着の診査，隣在歯との接触状態の確認，ラバーダムの固定および歯面研磨などにも使用される．ワックス加工はフィラメントをほつれにくくしたものであり，歯面清掃効果を高めるにはワックスのついていないものが多用される．

◉ **指巻きフロスの使用方法** ◉

一般的な使用方法は，左右の中指に巻きつける方法，左右の人差し指に巻きつける方法，およびサークル法がある．

① 容器から所定の長さ（40 cm 程度）のデンタルフロスを取り出す．

② 左右の指でデンタルフロスを固定する．デンタルフロスを握っている両手の指先間隔は1.5〜2.0 cm程度の距離に保ち，指先で十分コントロールできるようにする．

③ 接触点を通過する要領は，唇，頬側から舌，口蓋側に向かってできるだけソフトな力（ノコギリを引くような感覚）で歯面に沿いながら挿入する．

④ 接触点を通過したデンタルフロスは，張った状態のまま歯面に圧接し，注意深く歯肉溝内に移動させる．

⑤ 次いで，同様の感覚で咬合面方向に移動させ，この操作を歯間腔内で数回反復運動で繰り返す．

⑥ 汚染したデンタルフロスは，順次新しい部分を使用する．

⑦ フロッシングのあとは，洗口によってプラークを口外に除去する．

⑧ フロッシングは，つねに同一部位から開始し，同一部位で終えるように習慣づける．

ろうつき
waxed

ろうなし
unwaxed

ホルダー付きフロス
フロスがホルダーに固定されているもの．

フロススレッダー
フロスを用いてブリッジポンティックの基底部を清掃する際に，柔らかいフロスを通しやすくするための糸通し．

C その他の清掃用具

1 介 護 用

要介護者は自分自身で口腔内の清掃を行うことができないため，介護する者が清掃を行う．要介護者の状態によっては通常の歯ブラシによる清掃では要介護者の口腔内を損傷するリスクがあるため，刷毛部をスポンジに代えた歯ブラシを使用することがある．また，経管栄養の要介護者などではプラーク等の不潔物を誤嚥するリスクを軽減するために，不潔物や水分を吸引しながら口腔清掃を行うことができる吸引ブラシが用いられる．

2 義 歯 用

義歯の手入れは手用歯ブラシによる清掃でも可能である．しかし，義歯用ブラシは義歯装着者の年齢層を考慮し，把柄部を大きくしたり，ハンドル型にして握りやすく，力を入れやすいように工夫されている．また，義歯用ブラシの多くは毛の硬さや大きさが異なるブラシが植毛されていて，大きいブラシは人工歯や義歯床の清掃に用い，小さいブラシはクラスプ周囲などの細かい部分の清掃に用いる．

3 歯 磨 剤

歯磨剤は，歯ブラシに併用して口腔清掃の効果を助けるとともに，う蝕予防効果を高めるための補助として，さらには歯周病の予防や治療，および口臭の除去効果なども期待して，各個人が日常生活で習慣的に利用するものである．歯磨剤の組成は，基本成分と薬効（薬用，有効，特殊）成分に大別されるが，とくに，薬効成分であるフッ化物が配合された歯磨剤は，う蝕の予防と抑制に大きな効果を発揮し，近年のう蝕減少の理由の1つとしてフッ化物配合歯磨剤の普及が認知されている．

A 分類と剤形

歯磨剤は，医薬品，医療機器等の品質，有効性及び安全性の確保等に関する法律（医薬品医療機器等法）により，化粧品と医薬部外品に分類されている．

また，歯磨剤には，基本成分である研磨剤の配合割合により，大きく分けて「粉」「潤製」「練」「液状」「液体」の5つの剤形がある．

Support

歯磨剤に配合されるフッ化物濃度
　わが国ではこれまで「薬用歯みがき類製造販売承認基準」により1,000 ppm（0.1%）以下と規定されてきたが，平成29年（2017）3月，1,500 ppmを上限とする高濃度フッ化物配合薬用歯磨剤が，厚生労働省により承認された．

薬事法の改正
　平成26年（2014），薬事法の改正が行われ，名称が「医薬品，医療機器等の品質，有効性及び安全性等に関する法律」（略称：医薬品医療機器等法）に変わった．

B 基本成分と配合目的

基本成分は研磨剤と発泡剤を主成分とし，そのほかに保湿剤や結合剤などがあるが，歯磨剤中の組成および配合目的は，歯磨剤の剤形や成状（成分の違い）によって異なる（表 2-1）.

表 2-1 ▶ 歯磨剤の基本成分の組成，成分名および配合目的・効用

組 成	練状（%）	液状（%）	液体（%）	粉状（%）	成分名	配合目的・効用
研磨剤 （清掃剤）	35〜40	10〜30	—	90〜97	リン酸水素カルシウム，炭酸カルシウム，ピロリン酸カルシウム，不溶性メタリン酸ナトリウム，シリカなど	プラーク，色素を除去しやすくする歯の表面を滑沢にし歯本来の色調を保つ
保湿剤	25〜40	20〜90	5〜30	—	ソルビトール，グリセリン，プロピレングリコール（PG）など	適度な湿り気と可塑を与えペースト状に維持する空気中での乾燥・固化を防ぐ（液体歯磨剤には，凍結防止と稠度の調整のため配合）
粘結剤 （結合剤）	0.5〜2.0	0.5〜2.0	—	—	カルボキシメチルセルロースナトリウム，カラギーナン，アルギン酸ナトリウムなど	液体成分と固体成分との分離を防ぎ形体を付与する
発泡剤	0.5〜2.0	0.5〜2.0	〜2.0	0.2〜0.3	ラウロイルサルコシンナトリウム，ラウリル硫酸ナトリウム，ショ糖脂肪酸エステルなど	洗浄効果を促進する表面沈着物に浸透し付着力を低下させるプラークを乳化，懸濁化する
香味剤 （香料）	0.5〜1.5	0.5〜1.5	0.5〜1.5	1.0〜3.0	メントール，スペアミント，シナモン，ハッカ油，ユーカリ油など	口腔内清涼感および消臭効果を与える
着色剤	〜0.1	〜0.1	〜0.1	〜0.1	青色1号，黄色4号などの法定着色料	外観の調整を行う
保存料	〜1.0	〜1.0	〜1.0	〜1.0	安息香酸ナトリウム，パラベンなど	酸化などによる変質を防ぐ

注）歯磨剤には，これらのほかに潤製歯磨剤などがある.

（小西ら：口腔衛生活動マニュアル，一部改変）

C 薬効（薬用，有効，特殊）成分と配合目的

　薬用成分としては，う蝕予防（歯質強化，歯の再石灰化促進）を目的として配合されているフッ化物（フッ化ナトリウム，モノフルオロリン酸ナトリウム，フッ化第一スズ）をはじめ，プラーク分解酵素であるデキストラナーゼ，殺菌作用のある塩酸クロルヘキシジン，歯肉の収斂・浮腫抑制作用のある塩化ナトリウム，歯肉の炎症抑制作用のある塩化リゾチームなどがある（**表 2-2**）．なかでも，わが国におけるフッ化物配合歯磨剤のシェアは昭和62年（1987）以降増加し，令和2年（2020）の市場占有率は，重量シェアで92％となっている（**図 2-4**）．

フッ化物配合歯磨剤
➡ p.67

表 2-2 ▶ 歯磨剤の薬用成分の配合目的・作用および成分名

配合目的・作用		薬効成分名
う蝕予防	歯質強化，歯の再石灰化促進	フッ化ナトリウム，モノフルオロリン酸ナトリウム，フッ化第一スズ
	プラークの分解	デキストラナーゼ
	殺　菌	塩酸クロルヘキシジン，塩化セチルピリジウム，塩化ベンゼトニウム，トリクロサンなど
歯周病予防	歯肉の炎症抑制	塩化リゾチーム，ヒノキチオール，グリチルリチン酸，アラントインなど
	歯肉の収斂，浮腫抑制	塩化ナトリウム
	出血抑制	トラネキサム酸，アラントインなど
	血液循環促進	ビタミンE，酢酸トコフェノール
その他	歯石の沈着防止	ポリリン酸ナトリウム，ゼオライト，ピロリン酸ナトリウムなど
	象牙質知覚過敏の減弱	乳酸アルミニウム，硝酸カリウム
	口臭の抑制	銅クロロフィリンナトリウム，トリクロサンなど
	たばこのヤニ除去	ポリエチレングリコール

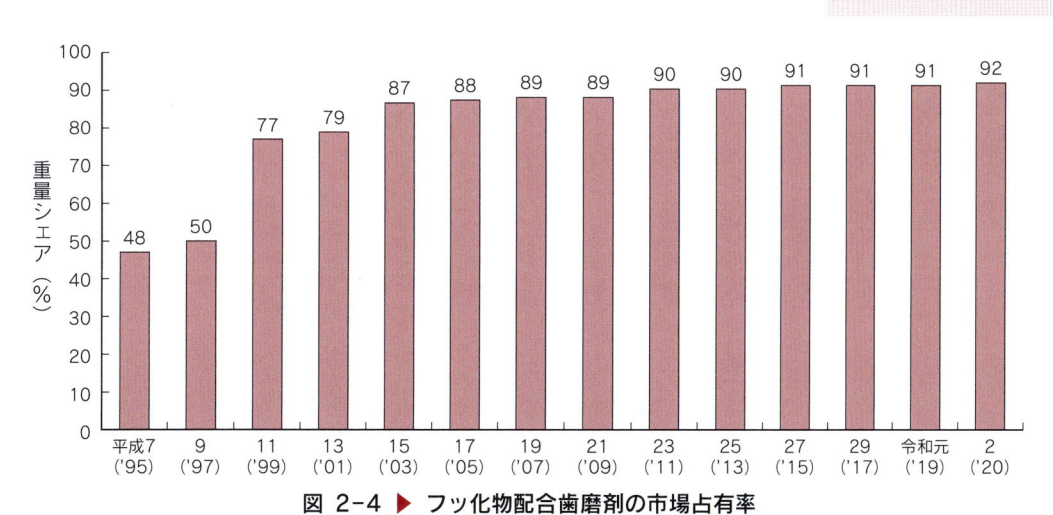

図 2-4 ▶ フッ化物配合歯磨剤の市場占有率
（公益財団法人ライオン歯科衛生研究所：歯科統計資料集より）

4 洗 口 剤

　洗口剤は歯磨剤とともに歯みがき類の1つに分類されている．歯ブラシを使用しない洗口剤は手軽に利用できるため，習慣化しやすく，令和5年（2023年1〜12月）の出荷金額は，歯みがき類の11.6％（日本歯磨工業会調べ）を占めるまでに成長している．しかし，プラークコントロール（歯垢除去）の主体はブラッシングによる機械的清掃であり，洗口剤の使用がブラッシングの代わりにはならない．あくまでもブラッシングを中心とする「機械的（物理的）口腔清掃」の補助的な位置づけである．

　この洗口剤は，剤形が液体の歯磨剤である「液体歯磨き剤」とは異なるものである．洗口剤は歯ブラシを使わずに，適量を口に含んですすぐことにより，おもに口臭の防止や口中の浄化，あるいは口中を爽快にするものである．これに対して「液体歯磨き剤」は，適量を口に含みブラッシングをする，あるいは適量を口に含み吐き出したあとにブラッシングをすることにより，おもに口中を爽快にしたり，口臭，むし歯および歯周病などの口腔疾患を予防したりするもので，必ずブラッシングを伴うという点が異なる．

A 組成と配合目的

　歯磨剤と同じく洗口剤も医薬品，医療機器等の品質，有効性及び安全性の確保等に関する法律（医薬品医療機器等法）によって化粧品と医薬部外品に分類されている．化粧品に分類される洗口剤は**表 2-3**の基本成分からなるものである．なお，フッ化物が配合された洗口剤は医薬品に分類される．

表 2-3 ▶「化粧品」に分類される洗口剤の成分と目的

	基本成分	目　的
基　剤	水（精製水），プロピレングリコール	・口中の浄化 ・口臭を防ぐ ・口中の清涼感獲得
湿潤剤	グリセリン，糖アルコール類，ポリグルタミン酸　など	
pH 調整剤	クエン酸（ナトリウム），炭酸ナトリウム，リン酸ナトリウム　など	
可溶化剤 （溶剤）	エタノール，水添ヒマシ油　など	
香味剤 （矯味剤）	キシリトール，糖アルコール類，サッカリンナトリウム，スクラロース，その他香料　など	
防腐剤 （保存剤）	エチルパラベン，安息香酸類　など	
着色剤	黄 203，緑 3　など	
清掃剤	デキストリン，乳酸菌，米発酵物，ラクトフェリン　など	
清涼剤	メントール，茶エキス　など	

Support

液体歯磨き剤の出荷金額シェア〔令和5年（2023）〕
14.8％

フッ化物洗口剤
　歯みがき類には分類されずに医療用医薬品か第3類医薬品に分類される．
➡ p.68, Support

粉末のフッ化物洗口剤
　劇薬扱いの医療用医薬品．

液体のフッ化物洗口剤
　劇薬でない医療用医薬品．

フッ化物濃度225 ppmの液体のフッ化物洗口剤の一部
　第3類医薬品（一般用医薬品）．

また，溶剤として使用されるエタノールや抗菌成分などの刺激物は，粘膜に障害を与える可能性も危惧されるため，アルコールフリーの製品も多くなっている．

化粧品に分類される洗口剤の口臭に対する効果は，臭気物質をマスクすることによるもので，短時間でその効果が減衰するため，根本的な口臭対策にはならない．

B 薬効（薬用，有効，特殊）成分と配合目的

医薬部外品に分類される洗口剤には**表 2-3**の基本成分以外に，必ず**表 2-4**の薬用成分のいずれか1つ以上が配合されており，薬用歯みがき類製造販売承認基準によって，それらに応じた効能効果が追加される．

表 2-4 ▶ 「医薬部外品」に分類される洗口剤の薬用成分と配合目的

	薬用成分	配合目的
殺菌剤	クロルヘキシジン，塩化ベンゼトニウム，トリクロサン，塩化セチルピリジニウム（CPC）*，次亜塩素酸ナトリウム，イソプロピルメチルフェノール（IPMP）** など	・う蝕（むし歯）予防 ・歯肉炎，歯周炎の予防 ・口臭の予防
消炎剤	グリチルリチン酸二カリウム，アラントイン など	
出血抑制剤	トラネキサム酸，塩化リゾチーム など	

＊CPC：口腔内の細菌やカビ（真菌類）に抗菌効果が高いとされる．
＊＊IPMP：比較的，刺激性が低く，バイオフィルムへの浸透性が高い抗菌剤とされる．

C 口腔内の保湿を目的とした口腔保湿剤（湿潤剤）

人口の高齢化が進むとともに，要介護者や有病者，あるいは服薬による唾液量減少の問題を抱える人が増えている．これらの患者を対象とした口腔ケアの必要性と需要が高まるとともに，口腔乾燥を緩和して，摂食嚥下を助ける目的の口腔保湿剤も必要なものとなっている．

化粧品である口腔保湿剤の剤形には液体とジェルがある．液体は30秒ほどすすいで吐き出すのに対し，ジェルには増粘剤が添加されており，舌や指で口腔内に塗り広げる．液体は手軽に使用できるが，湿潤効果持続時間は短くなるので，健常者に向いている．ジェルは口腔内に比較的長時間とどまるため，要介護者などの保湿に向いている．なお，人工唾液は医療用の医薬品に分類される．

5 ブラッシング

A ブラッシング法と特徴

Support

古くから現在に至るまで，さまざまなブラッシング方法が提唱されてきており，歯ブラシの動きや提唱者の名前を冠した名称がつけられている．これらの方法は，小児に適した方法や歯肉のマッサージを考慮した方法，歯周病患者に適した方法などとして考案されてきた．また，歯みがきを定着させるための集団指導に適した方法として利用されてきた方法もある．しかし，ブラッシングの主目的はプラークを除去することであり，方法論のみを追求しても本来の目的を達成することはできない．そこで，現在のブラッシング方法は，○○法と呼ばれるような画一的な術式ではなく，歯や歯肉に対する為害性がなく，かつ効率よくプラークを除去できる，歯ブラシの当て方，動かし方を工夫するようになってきている．すなわち，歯面に対してできる限り歯ブラシの毛先を直角に当て，小さく小刻みに動かし，歯ブラシの毛先が曲がらない程度の軽い力でみがくと，効率よくプラークが除去できるというのがブラッシングの術式の基本的な考え方となっている．したがって，各個人の歯列に応じた歯ブラシの毛先の当て方，および歯や歯肉に対する為害性のない動かし方や力の加え方などがブラッシング方法としての重要な指導ポイントとなる．ただし，その場合も過去に提唱されてきたさまざまなブラッシング方法を正確に知識として知っていることは，口腔保健指導者として必要なことである．

表 2-5 に各種ブラッシング方法とその特徴について示す．

a 横みがき（水平法）

歯面に対し歯ブラシの毛先を直角に当て，刷毛部全体を大きく近遠心方向に水平に動かす方法．

横みがき（水平法）
horizontal method

b 縦みがき（垂直法）

歯面に対し歯ブラシの毛先を直角に当て，刷毛部全体を大きく歯軸方向に垂直に動かす方法．

縦みがき（垂直法）
vertical method

c フォーンズ法（描円法）

歯面に対し歯ブラシの毛先を直角に当て，唇頬側面は円を描くように動かす方法．舌口蓋側に関しては，近遠心方向に動かす水平法を適用する．

フォーンズ法（描円法）
Fone's method

d スクラビング法（スクラブ法）

歯面に対し歯ブラシの毛先を直角に当て，小さいストロークで水平に動かす方法．

スクラビング法（スクラブ法）
scrubbing method

e ローリング法

歯面に対し歯ブラシの毛先を根尖方向に向け，歯軸に平行に歯ブラシの脇腹を当て，切端方向に回転するように動かす方法．

ローリング法
rolling method

表 2-5 ▶ 各種ブラッシングの術式とその特徴

	ブラッシング方法	歯面への刷毛部の当て方	歯ブラシの動かし方	主目的	特 徴
毛先を用いる方法	横みがき（水平法）	歯面に対し直角	近遠心方向に大きく	歯面清掃	操作が容易であるが、歯面の摩耗を生じやすく、みがき残しやすい
	縦みがき（垂直法）		上下に大きく	歯面清掃	操作が容易
	フォーンズ法（描円法）		円を描くように	歯面清掃	操作が容易　小児に適応しやすい　描円運動は唇・頬側面だけで、舌面は前後に小刻みに動かす
	スクラビング法（スクラブ法）		近遠心方向に数ミリ程度の範囲で動かす	歯面清掃	比較的操作が容易　プラーク除去効果が高い
	バス法	歯面に対し45度	毛先は固定したまま近遠心的に数ミリの範囲で振動させる	歯肉溝の清掃	操作がむずかしい　使用歯ブラシは軟毛に限られる
毛の脇腹を用いる方法	ローリング法（ロール法）	歯軸に対し平行	毛先を歯面に沿わせながら回転する	歯肉マッサージ　歯面清掃	歯みがき体操として集団指導に用いてきた方法　手首の回転運動が必要なため、小児や高齢者には操作が困難であり、疲労を伴う　歯列不正がある場合、プラーク除去効果は落ちる
	スティルマン法	歯軸に対し平行	加圧振動させる（スティルマン法）その後、ローリング法（改良法）と同じように切端方向へ回転させる	歯肉マッサージ	操作が困難である　歯周病患者に用いられてきた方法
	スティルマン改良法			歯肉マッサージと歯面清掃	
	チャーラーズ法	毛先を切端側に向ける	切端側から根尖側へ移動させ、毛先が歯肉辺縁に当たったところで加圧振動させる。	歯肉マッサージ	歯肉マッサージ効果は高いが、操作がより困難である　プラーク除去効果は期待できない

f スティルマン法

歯面に対し歯ブラシの毛先を根尖方向に向け，歯軸に平行に歯ブラシの脇腹を歯肉に当て，歯ブラシを振動させて歯肉を圧迫する方法.

g スティルマン改良法

スティルマン法に歯面の清掃を加えた方法で，歯肉を圧迫，振動後，ローリング法の要領で切端方向に回転するように動かす方法.

h バス法

歯面に対し歯ブラシの毛先を根尖方向に45度に向け，毛先が歯肉溝に入るように近遠心方向に微振動を繰り返す方法.

i バス改良法

バス法で歯肉溝の清掃を行ったのち，ローリング法の要領で切端方向に回転するように動かす方法.

j チャータース法

歯面に対し歯ブラシの毛先を切端方向に向け，歯ブラシの脇腹を歯面に当て，そのまま切端側から根尖側へと移動し，ブラシの毛先が歯肉辺縁部に当たったところで圧迫振動する方法.

B　ブラッシングの順序

歯みがきを行うに当たって，どこからみがきはじめればよいかという順序に一定の規則はない．しかし，日常生活の場でのブラッシングの習慣化を考えると，順序を決めて行うほうがみがき残しを防止するうえで望ましい.

一般的には，上顎右側臼歯部から開始し，前歯部，左側臼歯部に移動し，下顎左側臼歯部，前歯部，右側臼歯部と，頬，唇，および咬合面ともに清掃する方法が行われている．いつもみがき残してしまう苦手な部位がある場合，苦手な部位からみがきはじめるのもよい.

C　ブラッシングの為害作用

不用意な方法や強い力でブラッシングを行った場合，ブラッシング効果が上がらないだけでなく，歯や口腔の軟組織が損傷されることがある.

a 歯に対して

歯ブラシ圧が強かったり，乱暴な水平法を適用したり，研磨性の強い歯磨剤（粗粒子）を使用すると，歯頸部のエナメル質およびセメント質などが摩耗して，くさび状あるいは皿状の歯質欠損が生じることがある.

b 口腔軟組織に対して

不用意に歯ブラシを乱用した場合や耐用限度を超えた歯ブラシを使用した場合には，ときとして歯肉，舌および頬粘膜の擦過傷や口内炎を生じたり，歯肉を退縮させる可能性がある．過度な力による歯肉の裂隙（クレフト）やマッコールの花綱（フェストゥーン）が生じることもある.

D 歯垢染色剤

　ブラッシングの基本はプラーク付着歯面に歯ブラシを的確に当て，効率よくプラークを除去することである．しかし，通常プラークは歯と同じような色調を呈しており，付着部位を見極めることはむずかしい．そのため，ブラッシング指導の際にプラークを染色する歯垢染色剤が開発され，液体やジェル，錠剤などさまざまな剤形のものが市販されている．

　プラークの染色に用いられている色素は，食品添加物として認可されている食用タール系色素で，赤色はおもに食用赤色3号（エリスロシン），食用赤色104号（フロキシン）などであり，青色は食用青色1号（ブリリアントブルー）が用いられている．一般的には赤色色素を用いた，プラークを赤く染色する1色染色タイプのものであるが，赤色色素と青色色素を混合し，新しいプラーク（赤色）と古いプラーク（青紫色）に染め分ける2色染色タイプもある（**表 2-6**）．

表 2-6 ▶ 市販の歯垢染色剤

色　素	形　状	名　称	発売元	摘　要
フロキシン （赤色104号）	液	トレース28	クルツァージャパン㈱	6 mL, 59 mL
		カラーテスター	サンスター㈱	5 mL
	錠　剤	トレース28	クルツァージャパン㈱	250 錠
		カラーテスター	サンスター㈱	200 錠
アシッドレッド （赤色106号）	液	DENT リキッドプラークテスター	ライオン歯科材㈱	6 mL, 50 mL
	綿棒タイプ	DENT プラークテスター		100 本
フロキシン ＋ ブリリアントブルー （青色1号）	液	ニューツートーン	クルツァージャパン㈱	59 mL
		レッドコート	サンスター㈱	6 mL, 59 mL
ローズベンガル （赤色105号）	液	プロスペック歯垢染色液	㈱ ジーシー	5 mL, 40 mL
	ジェル	プロスペック歯垢染色ジェル		5 g, 40 g
パテントブルーに近似した青色色素	スポンジ球	メルサージュ PC パレットレッド	㈱ 松風	100 個
エリスロシンに近似した赤色色素		メルサージュ PC パレットブルー		

E 舌・口腔粘膜の清掃

a 舌清掃の方法

　舌の清掃は，ブラッシングのようにすべての人に必ずしも必要ではないが，舌苔が付着している場合は，口臭や誤嚥性肺炎の原因にもなるため除去する必要がある．舌清掃の効果については，明らかに舌苔が減少すること，また口臭の原因物質である揮発性硫黄化合物（とくに硫化水素）濃度が減少することが明らかにされている．**図 2-5** に示すように，ブラシやゴムなどさまざまな材

舌　苔
→ p.24, 25

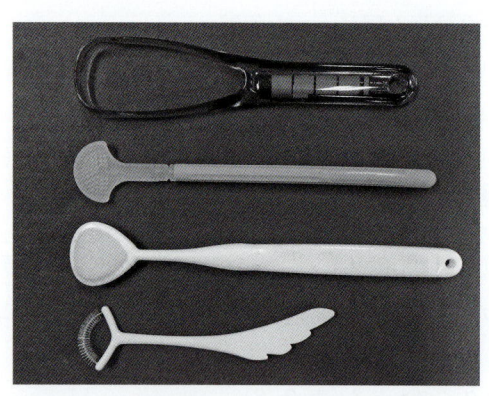

図 2-5 ▶ さまざまな形状の舌清掃用具

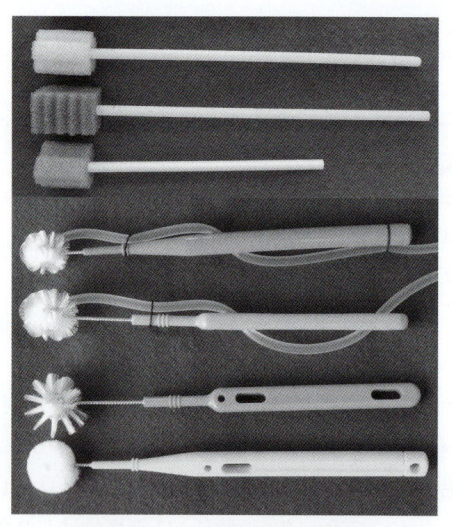

図 2-6 ▶ 口腔粘膜清掃用具

質，形状の舌専用の清掃用具が市販されているが，いずれも舌の上を軽くこすって舌苔を除去するもので，清掃効果に明確な差はないようである．

　舌清掃を行う際の注意点としては，嘔吐反射を起こさないよう舌の奥（分界溝より前方）から手前にかき出すようにし，舌乳頭に損傷を与えないように，軽い清掃圧で清掃回数もあまり多くならないような配慮が必要である．

b 口腔粘膜清掃の方法

　口腔粘膜の清掃も，舌清掃と同様にすべての人に必要なものではなく，通常は舌の動きや咀嚼，唾液等による自浄作用や洗口などで，ほとんどの沈着物は除去されている．しかし，全身疾患や高齢等によって口腔機能が衰えると，自浄作用が期待できなくなり，粘膜にも食物残渣や細菌の繁殖が著しく認められるようになる．誤嚥性肺炎などの感染予防のためにも，介助者による清掃が重要である．また口腔粘膜清掃が必要な人は，口腔乾燥を伴うことが多く，清掃時には口腔保湿剤を用いるなど，口腔乾燥への対応も考慮する必要がある．

口腔保湿剤
➡ p.37

　現在粘膜の清掃に用いられているものには，プラスチックの柄の先端にスポンジがついたスポンジブラシ，同様に先端にやや大きめの綿花がついた綿棒状のもの，歯ブラシより毛先をやわらかくした粘膜用ブラシ，口腔ケア用ティッシュなどがある（**図 2-6**）．粘膜用ブラシ以外は使い捨てである．

　とくにスポンジブラシや綿棒で粘膜清掃を行う際の注意点は，水を含ませてから用いるため，咽頭部に水分が垂れ込まないよう，ある程度絞ってから用いる必要があり，奥から手前に向かって先端部を回転させ，付着物を巻き取るように清拭するとよい．また，スポンジブラシには吸水性があるため，清掃だけでなく口腔保湿剤の塗布にも用いられる．

3 う蝕の予防

1 基礎知識

A う蝕の有病状況

う蝕は減少傾向にあるとされるが，いまだにその有病者率は他の疾患に類をみない高さである．乳歯う蝕有病者率は6〜10歳は20〜30%，永久歯う蝕も10〜30歳代にかけて急増し，それ以降，有病者率はほぼ100%の状態が続いている（図3-1）．さらにその内訳として乳歯，永久歯ともに処置未完了の者が多いことにも注意が必要である．なお，う蝕は，う窩が形成されない段階（脱灰性白斑の状態）では，停止もしくは治癒の可能性があるが，いったんう窩が形成されてう蝕となった歯は健全に戻ることはない不可逆性の疾患である．また，処置しても再びう蝕となり重症化することが多いことなどから，量的な集計を行う際には新たなう蝕が追加されていくだけであり，蓄積性の疾患といわれている．同じ理由により，う蝕有病者率は処置を完了している者も含めて計算される．

Support

DMF 歯数
➡ p.124，図6-13，
p.125，図6-14

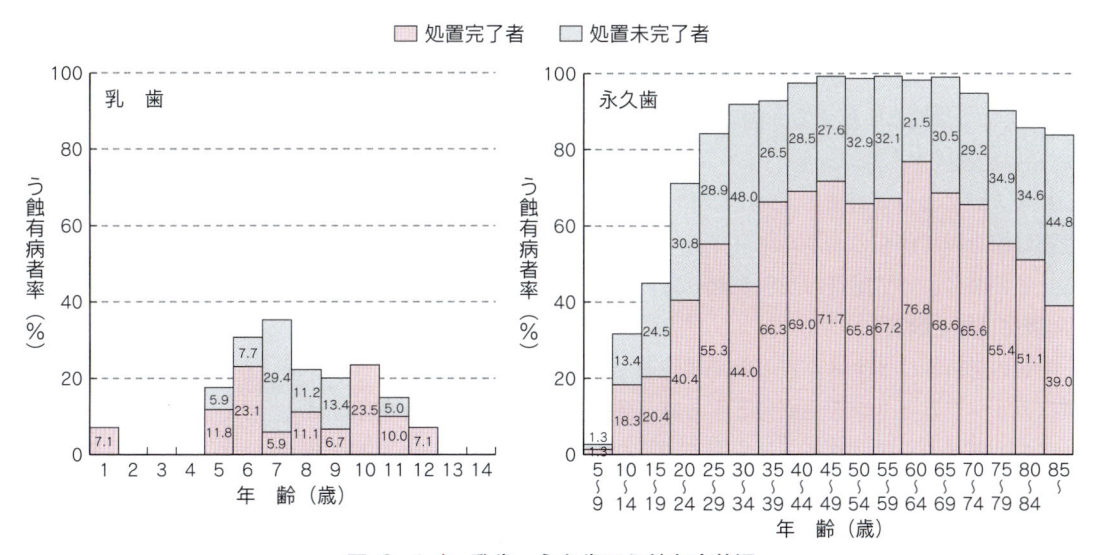

図 3-1 ▶ 乳歯，永久歯のう蝕有病状況
注：10歳以降の乳歯う蝕有病者率，高齢者での有病者率の減少は歯が失われた結果である．
（厚生労働省「令和4年，歯科疾患実態調査」）

B う蝕の発生要因と機序

1 う蝕の発生要因

う蝕発生の要因は，歯面上で起こる脱灰現象にかかわる直接的要因と，その現象の起こり方を左右する背景要因に分けられる（図 3-2）.

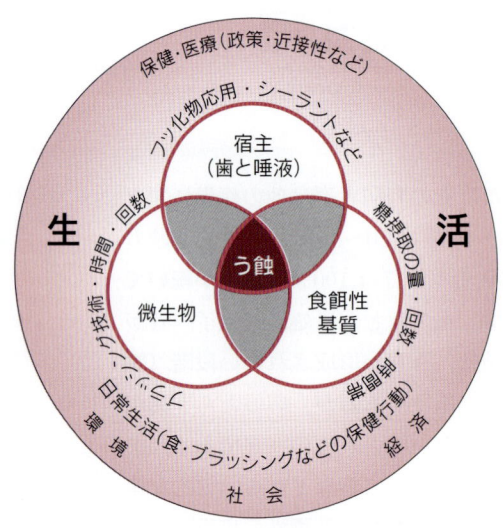

図 3-2 ▶ う蝕発生の 3 つの直接的要因と，それに影響する背景要因

a 直接的要因

う蝕の直接的要因は，次の 3 つに整理されている.

① 宿主（歯と唾液）：欠陥の多い結晶構造からなるエナメル質（歯），歯の形態，歯並び，唾液の量と性状.

② 微生物：歯面に生息するう蝕原因菌.

③ 食餌性基質：う蝕原因菌がエネルギー源として利用する糖.

これら 3 つについて好ましくない要件がそろう（図 3-2 中央の部分）と，微生物は糖をみずからのエネルギーへと変換しはじめ，その過程で酸が産生される．その酸によって歯質の脱灰が起こる.

（1）宿主（歯と唾液）

歯質の抵抗性はエナメル質の結晶構造とその成分に左右される．エナメル質はカルシウムとリンを主成分とする結晶構造を呈するが，理想的な結晶としてのヒドロキシアパタイトは少なく，Ca などの元素の置き換わりや欠損などの構造的な欠陥をもっている．欠陥が多くなればなるほど酸に対する抵抗性が小さくなり，う蝕になりやすくなる．また，歯の形態や歯列も重要で，小窩裂溝が深い場合にはプラークが停滞しやすく，清掃も行き届かず，う蝕になりやすい．同様に歯列不正も清掃をむずかしくし，う蝕の発生につながることがある．そのほか，酸を希釈するための唾液の量や，緩衝作用として

宿主要因
➡ p.124

ヒドロキシアパタイト
$Ca_{10}(PO_4)_6(OH)_2$

酸を中和する唾液の成分などもう蝕の発生に影響しており，これらが宿主要因とされている．

（2）微生物

う蝕は生体にとって通常あまり為害作用のない口腔内常在細菌によって発生する．う蝕の初発には *Streptococcus mutans*（ストレプトコッカス ミュータンス）が，う窩の拡大には *Lactobacillus acidophillus*（ラクトバシルス アシドフィラス）がおもに関与している．ほかにも酸を産生する複数のミュータンスレンサ球菌，乳酸桿菌などがう蝕の発生，進行にかかわっている．

（3）食餌性基質（飲食物）

ヒトが摂取した飲食物中のスクロースや他の糖は *S. mutans* などう蝕原因菌のエネルギー源となる．エネルギーへと変換される過程で歯を脱灰する酸が産生される．また，スクロースは *S. mutans* の関与によって合成される菌体外多糖体の原材料となる．これは粘着性が強く非水溶性であり，*S. mutans* の歯面への付着を助けたり，プラークを形成するための基本構造である細胞間基質（間質）となり，プラーク形成を促進する．

（4）時　間

前記3要因のそれぞれに対して，時間的要因が影響していることから，う蝕発生の4大要因という考えもある．宿主要因には歯が萌出してからの時間，微生物要因にはプラークが付着してからの時間，食餌性基質要因としては飲食物が消失するまでの時間などである．

b　背景要因

3つの直接的要因の組み合わせは，う蝕発生の必須要件を示しているだけであり，ただ単にそろっただけではう窩は形成されない．3つの輪が重なった状態（図 3-2 中央の部分）がある程度持続する，あるいは頻回に起こることによりはじめてう蝕が発生する．これらの条件の起こり方は背景要因によって左右されている．

食餌性基質，微生物には，食事，間食の内容，摂り方，口腔清掃の状態などが間接的に関係している．また，それらは日常の生活習慣として行われるものであるため，家庭の環境や社会経済状況などが影響している．

歯については，フッ化物応用やシーラントなどの予防処置受療状況が影響し，さらに予防を行っている歯科医院の存在や，行政が取り組む歯科保健政策・事業などが関係している．

このように多くの複合した背景要因が直接的要因に影響することによってう蝕が発生する．

2 う蝕の発生機序

S. mutans（ミュータンス）は菌体外にう蝕発生にかかわるグルコシルトランスフェラーゼ，フルクトシルトランスフェラーゼ，インベルターゼの3つの酵素を産生する．これらはヒトが摂取するスクロースに作用して，プラーク形成と酸産生をもたらす（図 3-3）．

口腔内常在細菌
➡ p.17，表 1-5

飲食物の要因
➡ p.126

スクロース（シュークロース）
ショ糖．
グルコースとフルクトースからなる二糖類．

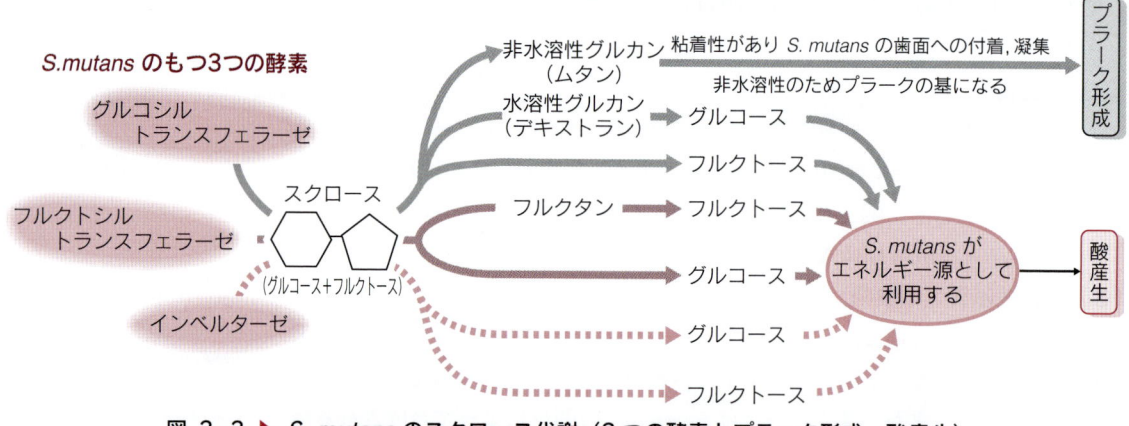

図 3-3 ▶ *S. mutans* のスクロース代謝（3つの酵素とプラーク形成，酸産生）

a グルコシルトランスフェラーゼ

スクロースに作用して2種類の多糖体，ムタンとデキストランを菌体外に合成する．ムタンは粘着性が強く菌体の歯面への付着，菌体どうしの凝集にかかわっている．また，非水溶性であることからプラーク形成の基となり，プラーク形成に重要な役割をはたしている．一方のデキストランは溶けて単糖のグルコースとなり，スクロースのもう一方の分解産物であるフルクトースとともに *S. mutans* のエネルギー源として利用され，その結果，酸が産生される．

b フルクトシルトランスフェラーゼ

スクロースに作用して，水溶性の多糖体，フルクタンを合成する．最終的には溶解してフルクトースとなり，グルコースとともに *S. mutans* のエネルギー源として利用され，酸が産生される．

c インベルターゼ

スクロースをグルコースとフルクトースに分解し，エネルギー源として利用されて酸が産生される．

C 初期う蝕と再石灰化

歯面上では，糖の摂取で急速に酸が産生され脱灰が進行する．しかし時間の経過とともに緩衝作用が働き，pHが回復していく．この逆の過程で再石灰化現象がはじまる．

プラーク中の *S. mutans*（ミュータンス）は，糖の存在下で酸を産生する．酸はエナメル小柱に沿ってエナメル質に侵入，拡散する（**図 3-4a**）．その結果，カルシウムやリンなどのミネラルが溶出する．これを脱灰という（**図 3-4b**）．時間経過とともに酸は中和され，カルシウムやリンがエナメル質に再沈着，結晶化が起こり，エナメル質が修復される．これを再石灰化という（**図 3-4c**）．すなわち脱灰−再石灰化がバランスよく起こっていれば，エナメル質中のミネラルの量的欠損は起こらず，う窩形成には至らない．しかし，脱灰で失われるミネラル量に対

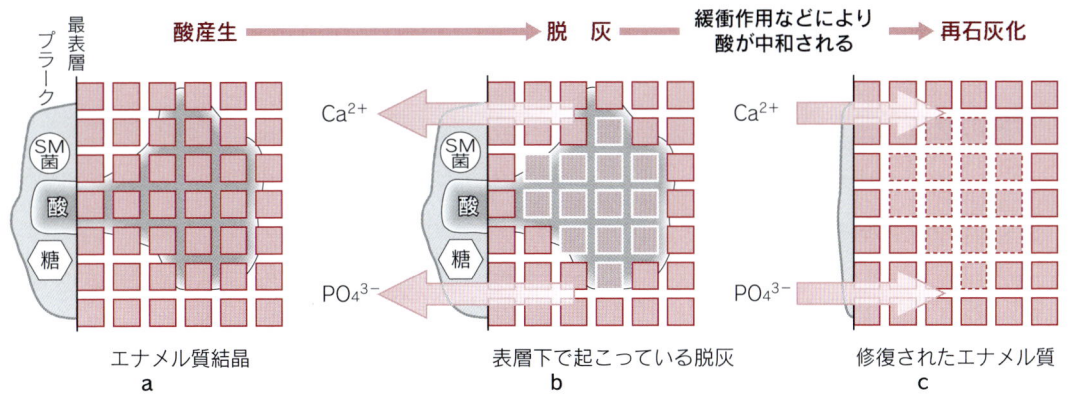

図 3-4 ▶ エナメル質の脱灰と再石灰化
a：エナメル小柱に沿って酸が侵入拡散する.
b：表層下のカルシウムやリンが酸で溶出し，白濁した状態に見える（脱灰性の白斑）.
c：酸が中和されると唾液中のカルシウムやリンが再沈着し，結晶化が起こり修復される.

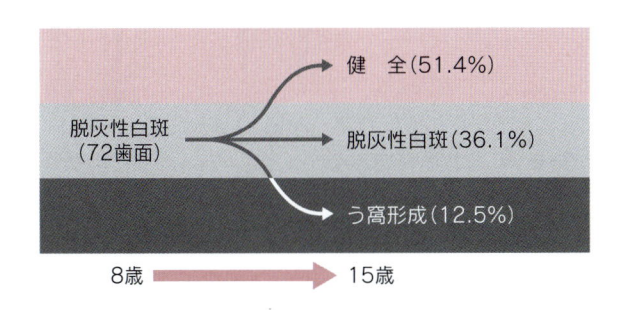

図 3-5 ▶ 初期う蝕（脱灰性白斑）の長期観察結果
(Backer Dirks O, 1966)

して再石灰化が間に合わないと，目に見える小窩としてう蝕が発生することとなる.

8歳の時点で，上顎第一大臼歯の脱灰性の白斑をもった 72 の頬側面を 15 歳まで追跡観察したところ，う窩形成が 12.5%，停滞が 36.1%，そして健全に戻ったものが 51.4% であったことが確認されている（**図 3-5**）．この現象は特別な予防的介入が行われていない条件下で観察されたものであり，う蝕の初期症状である脱灰性の白斑は，フッ化物応用などの積極的な予防処置を行うことによって再石灰化が促進され，健全へ戻る，あるいはそのまま停滞するなどのう蝕抑制効果が期待できる.

D　う蝕の進行と症状

1　う蝕の進行

いったんう窩が形成される（C_1）と，歯面，個人，年齢などによって進行速度が異なるもののう窩は拡大し，エナメル質から象牙質へ（C_2），さらに歯髄に波及し，痛みを生ずることとなる（C_3）．さらに進行すると歯冠の崩壊，歯髄壊死に陥り，歯としての機能が失われてしまう（C_4）．次の段階として根尖に病巣をつくるなど歯周囲の顎骨へと炎症が波及していくこともある（**図 3-6**）．

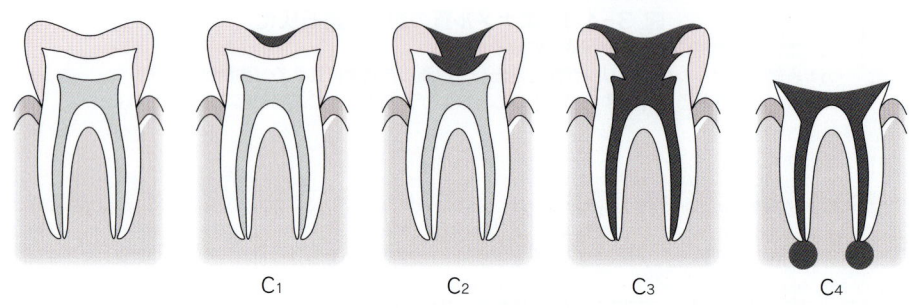

C_1　　　　C_2　　　　C_3　　　　C_4

図 3-6 ▶ う蝕の発病と進行

2　エナメル質う蝕と歯根面う蝕

歯冠部のエナメル質う蝕は幼児，学童期に多発するが，歯根面う蝕は高齢者の歯周病などで歯肉退縮が起こった歯根のセメント質，象牙質にみられるう蝕である．70 歳を対象とした最近の調査では，男性の 57%，女性の 54% に歯根面う蝕が認められている．また，上顎の犬歯，切歯，下顎の小臼歯，犬歯などの唇側に多かったことが報告されている．

歯根面う蝕はエナメル質う蝕と同様に酸による硬組織の脱灰として発生するが，その臨界 pH は 6.2〜6.7 とエナメル質う蝕の pH5.4 より高く，歯根面が露出した場合には，う蝕発生の危険性がより高くなる．また歯根面周囲を取り囲むようにう窩が広がることから治療がむずかしく，予後も悪い．

E う蝕のリスク評価

1 う蝕の活動性

う蝕になりやすいかどうか（う蝕感受性），あるいは今あるう蝕が進行するのかしないのか，進行する場合その速度はどうか（う蝕活動性）が予測できると，う蝕予防や治療方針決定の一助になる．これらの2つを合わせて広義にう蝕の活動性と呼び，そのための各種試験法が開発されている．

う蝕感受性
caries susceptibility

う蝕活動性
caries activity

2 う蝕活動性試験

ある時点におけるう蝕活動性を予測する試験がう蝕活動性試験である．

う蝕活動性試験
caries activity test

a 目的と所要条件

う蝕活動性試験は臨床現場で多様な目的で使用されており，目的達成のための所要条件が整理されている（**表 3-1**）．

b 各種う蝕活動性試験の概要と特徴および試験結果の判定

う蝕活動性にはさまざまな要因が関与していることから，プラーク微生物の酸産生能，唾液の性状，歯質の感受性などを検査する各種う蝕活動性試験が開発されている．その検体（検査材料）には，唾液，プラーク（歯垢），歯（エナメル質）などが用いられる．おもなう蝕活動性試験の概要・特徴および試験結果の判定を**表 3-2**に示す．

c う蝕のリスク評価

う蝕活動性試験を予防や治療に有効利用するために，次の注意点があげられている．

① 試料採取の条件を整える．
- ・検体および採取部位を明確にする．
- ・試料の採取を厳密に行う．
- ・それぞれの試験法の指示に従って事前のブラッシング，飲食の制限などの条件をそろえる．

表 3-1 ▶ う蝕活動性試験の目的と所要条件

目　的	所要条件
・う蝕の発生・進行の要因をさぐる ・現存するう蝕の進行性やう蝕感受性を判断する ・う蝕治療の予後を予測する ・保健指導や管理ならびに予防処置の必要性を知る ・歯科保健行動の動機づけに利用する ・定期診査やリコールの間隔決定の参考とする ・ホームケアの定着の程度を判断する ・矯正装置を入れる前に口腔清掃の程度を把握する	・臨床所見と相関がある ・予測性に優れている ・科学的な裏づけがある ・再現性，信頼性，有効性が高い（スクリーニング検査としての価値がある） ・操作が容易かつ迅速にでき，判定が容易である ・安価で入手が容易であり，必要な設備や技量は最小限ですむ

表 3-2 ▶ う蝕活動性試験一覧

因子	検体	指標	試験名	概要・特徴	判定（ハイリスク→ローリスク）
微生物	混合唾液	酸産生能	Snyder test	唾液採取用スティックを口腔内に入れ 1 分間しゃぶり唾液をしみ込ませ，37℃ で培養し，24, 48, 78 時間後の色で判定	24 時間で黄変（＋＋），48 時間で黄変（＋），72 時間で黄変（±），72 時間で変化なし（－）
			Wach test	ブドウ糖溶液 0.4 mL に唾液 3 mL を加え，NaOH を滴下し中和する．その滴定量で判定	NaOH の滴定量が多くなるほどう蝕活動性が高い
			Rickles test	スクロース培地に唾液 0.5 mL を加え，4 時間後，色で判定	色の変化で判定
		酸化還元能	RD test®（シグナルキャッチ）	唾液をスポイトで採取し，試験用ディスクに一滴垂らし，37℃ で 15 分間培養後，色で菌数を判定（上腕内側の皮膚に貼り，15 分間つけておく．微生物のレサズリン変色性を利用）	赤：発病性が高い 紫：危険信号 青：現在心配ない
		エナメル脱灰能	Fosdick test	唾液 25 mL にブドウ糖とエナメル質粉末を加えて培養し，溶出したカルシウム量と pH を測定	カルシウム量が多くなるほどう蝕活動性が高い
		乳酸桿菌数測定	Hadley test	Hadley 培地を用いて乳酸桿菌（Lactobacillus colony）を測定	菌数が多いほどう蝕活動性が高い
			Dentocult® LB	平板状の寒天スライド上で 37℃ で 4 日間培養または室温で 7 日間放置し，チャートで判定	10^6, 10^5, 10^4, 10^3 (CFU/mL)
		Mutans 菌数測定	Mucount®	*S. mutans* のガラス管壁付着性を利用（18〜24 時間培養）	細かなコロニー（＋＋＋），10 以上（＋＋），1〜10（＋），付着なし（－）
			Dentocult® SM	高濃度のスクロースを含む培地で *S. mutans* を選択的に 37℃ で 48 時間培養し，チャートで判定	3：100 万（10^6）/mL，2：50 万/mL，1：10 万/mL，0：0/mL
			サリバチェックミュータンス®	モノクローナル抗体を利用した免疫クロマト法．30 分で判定	3：$5×10^5$/mL 以上，2：$5×10^5$/mL 未満，1：10^5/mL 未満
	歯垢（プラーク）	酸産生能	Swab test	消毒綿で口腔内の頬側歯頸部（4 か所）の歯垢を取り，培養し，色で判定	Snyder test と同様に色の変化で判定
			カリオスタット®	上顎臼歯部から綿棒で歯垢を取り，37℃ で 48 時間培養し，色で判定	黄（＋＋＋），黄緑（＋＋），緑（＋），青（－）
			Plaque-check pH®	歯面に付着している歯垢を採取し，チェック溶液につけて 5 分後に判定	赤（＋＋＋），オレンジ（＋＋），黄（＋），緑（－）
宿主	混合唾液	流量速度	唾液流量テスト	一定時間内に流出する安静唾液と刺激唾液量の測定	0.7 mL，0.7〜1.0 mL，1.0〜3.0 mL
		緩衝能	Dreizen test	唾液に乳酸を滴下し pH7.0 から 6.0 になるまでの乳酸量で判定（量が少ないほど緩衝能が弱い）	0.353 mL 以下，0.353〜0.483 mL，0.484〜0.614 mL，0.615 mL 以上
			Dentbuff® STRIP	ストリップスのテストパッドにしみ込ませた酸を唾液で溶解させ，5 分後の pH で判定	yellow-brown：＜4.0，green：4.5〜5.5，blue：＞6.0
			チェックバフ®	唾液と酸（酸負荷液）とを混和したあとの pH を pH メーターで測定する	pH4.7 以下，pH4.8〜5.7，pH5.8 以上
		グルコースクリアランス	グルコースクリアランステスト	10%ブドウ糖で 30 秒間洗口したあと，試験紙を唾液で湿らせ，その残留時間を測定	15 分，10〜15 分，5〜10 分，5 分未満
	エナメル質	フッ化物濃度	エナメル生検法（エナメルバイオプシー）	エナメル質中の Ca や F 量を測定	F 量が少ないほどう蝕活動性が高い
		耐酸性		弱酸を用い，エナメル質表面を一定時間脱灰し，溶出する Ca 量を測定	7.6 µg 以上，7.6〜4.6 µg，4.6 µg 以下

50

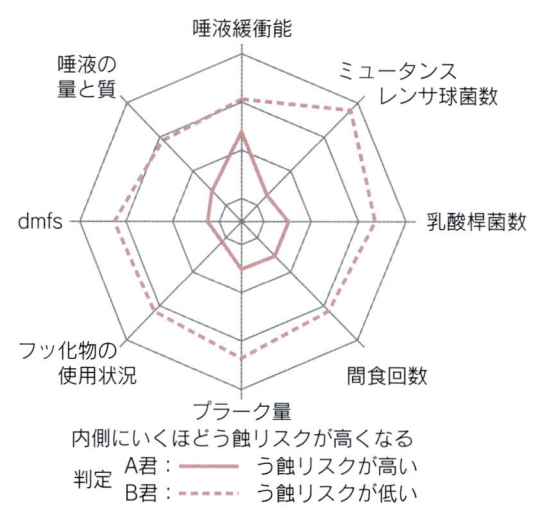

図 3-7 ▶ う蝕活動性を評価するレーダーチャート

② 試験の精度を高める.
　・異なった指標の試験を組み合わせる.
　・同一個人に複数回試験する.
③ 客観的な評価を行う.
　・スクリーニング検査の手法を用いて評価する.
　複数のう蝕活動性試験の結果を総合的・視覚的に評価する手段としてレーダーチャート表示が用いられる（**図 3-7**）.これは複数の試験結果を同時に表示することができ,患者にもわかりやすく,関心もひきやすい.予防や治療への本人の主体的な参加を導く媒体として有用である.なお,ここでもミュータンスレンサ球菌数などう蝕の直接的要因に加えて,背景要因である間食回数やフッ化物の使用状況などが取り上げられており,総合的な評価が行われていることがわかる.

スクリーニング検査
➡ p.135

2 予防方法

う蝕予防はう蝕の発生要因に対処する手段を考えればよい．まとめると**表3-3**のようになるが，この基礎となるものはあくまでも「健康教育」であることを忘れてはならない．また，**表 3-3** に示す自身によるセルフケア，専門家によるプロフェッショナルケア以外に，公衆衛生活動として学校や地域で行われるパブリックヘルスケアに分類される．

また，疾病の自然史に対応する予防という考えからすれば，**表 3-4** のようにまとめられる．

Support

う蝕の発生要因
➡ p.44

3 相 5 段階
➡ p.4

セルフケア，
プロフェッショナルケア，
パブリックヘルスケア
➡ p.54

表 3-3 ▶ う蝕の発生要因に対する予防手段

宿主要因	・歯質の改善：フッ化物の応用…P，Pb，S，歯の形成期の栄養…S ・不潔域の改善：小窩裂溝塡塞…P，歯列不正の矯正…P
微生物要因	・機械的清掃：歯ブラシなどによる自身の清掃…S，Pb ・専門的清掃：PTC（PMTC）…P ・化学的清掃：歯磨剤や洗口剤の抗菌剤，抗酵素剤，酵素などの利用…P と S
基質要因	・含糖食品の摂取制限…S ・食後の口腔清掃…S ・代用甘味料の利用…S
時間的要因	・歯の萌出後の時間：フッ化物応用によるエナメル質の成熟現象の促進…P，Pb，S ・プラークの付着時間：頻回で適切な機械的清掃…S ・糖質の口腔停滞時間：停滞性の低い含糖食品の選択…S，清掃性食品の選択…S

P：プロフェッショナルケア，S：セルフケア，Pb：パブリックヘルスケア

表 3-4 ▶ 予防の 3 相 5 段階に対応するう蝕予防手段

第一次予防	健康増進：セルフケアとして実行されるものが中心	健康教育，食事や間食の注意，食後の口腔清掃
	特異予防：プロフェッショナルケアとして実行されるものが中心	フッ化物応用，小窩裂溝塡塞，徹底したプラークコントロールプログラム（含む PTC，代用甘味料），予防的矯正
第二次予防	早期発見・即時処置	定期的精密検査（含むエックス線検査，リスクスクリーニング），初期う蝕の進行抑制（フッ化ジアンミン銀塗布など）
	機能喪失防止（進展防止）	保存的治療
第三次予防	機能回復（リハビリテーション）	補綴的治療による形態と咀嚼機能の回復

A 第一次予防

う蝕の発生を防止する段階であり，一般的な健康増進として行われるものとう蝕のリスク因子に対処するものとがある．

1 プラークコントロール

プラークコントロール
➡ p.27

セルフケアとして自身で実行するものとプロフェッショナルケアとしての専門家によるものとがある．

2 甘味飲食物に対する指導

含糖食品（発酵性糖質を含むもの）で，かつ口腔に停滞しやすい形態の食品の摂取を制限することが優先される．さらに，代用甘味料の利用，食後の口腔清掃が推奨される．代用甘味料の分類と種類を**表 3-5**に示す．

表 3-5 ▶ 代用甘味料の分類と種類

糖質系 代用甘味料	糖　質	パラチノース，カップリングシュガー
	糖アルコール	ソルビトール，キシリトール，マルチトール，マンニトール
非糖質系 代用甘味料	天然物	ステビオサイド，グリチルリチン，ソーマチン
	合成物	アスパルテーム，サッカリン

3 生活習慣の改善

う蝕予防だけにとらわれることなく，口腔清掃習慣や食習慣を健康生活習慣の一部として位置づけることが重要である．歯科専門職は保健教育を通して，患者自身が健康習慣を実践できるように支援する．

4 フッ化物の応用

フッ化物の応用
➡ p.65, 67

フッ化物のもつエナメル質結晶の安定化作用，再石灰化促進作用，プラーク細菌に対する抗菌作用などによるう蝕抑制作用を期待してフッ化物の全身的・局所的応用がなされている．

5 う蝕予防処置

う蝕予防処置には，フッ化物応用としてのフッ化物歯面塗布，フッ化物洗口，小窩裂溝塡塞がある．小窩裂溝塡塞は，清掃不可能部位である小窩裂溝をシーラント材で塡塞して歯の形態を修正する物理的予防である．ただし，フッ化物を徐放するシーラント材を使用する場合は物理・化学的予防になる．

6 歯・口腔の健康診査，保健指導，リコール

一般的な健康診査はこの第一次予防に入るが，う蝕の早期検出を目的とする精密診査になると第二次予防である．

B 第二次予防

う蝕を早期に検出して適切な処置を施すことによって，進行を阻止し，拡大を防止する段階である．処置には薬物塗布から修復治療までが含まれる．

1 う蝕の検診とリスクスクリーニング

う蝕を早期に検出するためにエックス線検査や各種の検査機器を使用する．また，処置方針を決定するのに必要な情報となり予後の判定に欠かせないのがう蝕リスクのスクリーニングである．個人のう蝕リスクは，生活習慣調査，各種のリスク検査やう蝕活動性試験などを通して，高，中，低にスクリーニングされることが多い．

2 初期う蝕の進行抑制および治療

う蝕がそれほど進行しておらず，個人のう蝕リスクが高くなければ，再石灰化療法やフッ化ジアンミン銀塗布などの進行抑制処置を優先させて歯質の削除を控える．また，歯質を削除して修復治療を行う場合も，現在では MI の概念（介入は最小限にする）を取り入れて，歯質の削除を最小限にとどめ，再石灰化を促し，再発を防止する処置を併用するなどを行うことが多い．

MI
Minimal Intervention

3 う蝕の治療

いわゆる本格的な保存修復治療であり，機能喪失を防止する意義がある．

機能喪失防止
第三次予防とする考え方もある．

C 第三次予防

う蝕による歯質欠損が大きいと咀嚼機能を十分に営むことができない．第三次予防は失われた機能を回復する段階である．

1 形態と機能の回復

補綴治療によって歯の形態と機能を回復させる．

D セルフケア，プロフェッショナルケア，パブリックヘルスケア

セルフケアとは，自分で自分のケアをすることであり，今日の健康づくりの基本である．ただし，自己管理能力には個人差があるため，成果にも個人差が現れる．そこで，セルフケアでは不十分な部分へのケア，あるいはより効果的なケアや定期的なメインテナンスを受けるため，専門家によるケアであるプロフェッショナルケアを活用し，健康状態を管理することが求められる．一方で，公的機関によって公衆衛生対策として行われるケアがパブリックヘルスケアである．これらの具体的なう蝕予防手段は表 3-3 に示した．

セルフケア
self-care

プロフェッショナルケア
professional care

パブリックヘルスケア
public healthcare

3 フッ化物によるう蝕予防

　フッ化物は有史以前から地球に存在する自然物で，産業活動などで排出するものを除けばマグマに由来する．したがって，空気，降水，土壌，食品（動植物，海産物など），飲料水，生体組織などあらゆるものに含まれ，日常的に摂取されている．しかし，平常の摂取だけではう蝕予防に効果的とはならない．

　科学の進歩により安全で効果的なフッ化物応用が確立され，世界の国々で80年も利用され続け，地域あるいは国レベルでう蝕減少効果が現れている．

A フッ化物の分布

　フッ素は化学記号F，原子番号9，原子量19のハロゲン族の元素である．電気陰性度と反応性が非常に高いため，自然界では遊離の単体としてではなく，ほとんどが安定な化合物として存在している．

1 地球上での存在

　地殻を構成する92元素中で13番目（0.06%）に多いとされている．
　フッ化物を多く含む鉱物は螢石であり，ほかに，氷晶石やリン鉱石にも多い．

2 自然界における分布

a 空 気

　痕跡程度から0.002〜2 ppb（0.000002〜0.002 ppm）．ただし，フッ化物を多く含む鉱物を使用する工場（アルミニウム製錬工場，リン酸肥料工場，製鉄・製鋼工場，窯業）付近には，フッ素系のガスが排出される．

b 土 壌

　痕跡程度から数百ppm（平均200 ppm程度）．一般に，砂質で少なく粘土質で多い．また，雲母を含むものや火山灰にも多い．

c 降 水

　ほとんどが0.01 ppm以下．工業的に排出されるフッ素系ガスの影響を受けることがある．

d 河川水，湖水

　ほとんどが0.2 ppm以下．

e 地下水

　ほとんどが0.2 ppm以下．ただし，地質により差があり，深井戸では1〜8 ppmと高いこともある．

f 水道水

　水源となる河川水や地下水のフッ化物濃度に影響される．天然ではほとんどが0.2 ppm以下．わが国の水道法では，フッ化物の水質基準値として0.8 ppm以下に保つように定められている．

g 海 水

海水中のフッ化物は非常に安定しており，1.3 ppm 前後を示す．

h 食 品

表 3-6 におもな食品中のフッ化物濃度を示す．フッ化物を多く含む食品は，魚介類，肉類，茶などであり，お茶の葉は乾燥状態で 200〜500 ppm と多い．

i 動物組織

① 軟組織：0.2〜0.7 ppm と低い．

② 血液（血清）：0.1 ppm 以下（イオン性のフッ化物は 0.01〜0.02 ppm）と低い．多量のフッ化物を摂取すると一時的に上昇するが，また平常に戻る．

③ 硬組織：フッ化物は歯や骨に多く含まれている．フッ化物の摂取歴によっても異なるが，平均で骨 500 ppm，エナメル質 100 ppm，象牙質 300 ppm，セメント質 1,000 ppm 程度である．エナメル質では表層に多く，う蝕に高い抵抗性を示している（図 3-8）．

海水中フッ化物濃度 1.3 ppm

海水 1 L（約 1,000 g＝1,000,000 mg）中に 1.3 mg のフッ化物が含まれる．

歯の平均フッ化物濃度

セメント質＞象牙質＞エナメル質

表 3-6 ▶ 日本の食品中のフッ化物濃度の概要

食品群		フッ化物濃度（対生体 ppm）	備 考
穀　類		0.1〜2	加工品：0.2〜1.5 ppm
いも類		0.1〜2	かたくり粉：2〜4 ppm
砂糖類		0.4〜2	
菓子類		0.5〜3	
油脂類		0.2〜2	
豆　類		0.5〜3	みそ：3〜10 ppm
野菜類		0.1〜1	干ししいたけ：3〜10 ppm
果実類		0.1〜1	
海藻類		0.6〜2	乾燥品：2〜10 ppm
調味・嗜好飲料	酢，ソース，しょうゆ	0.1〜1	
	食卓塩	0.5〜3	天然塩：2〜20 ppm
	酒　類	0.1〜3	
	緑茶，紅茶	0.3〜0.7	｝浸出液（飲用）
	コーヒー	0.2〜0.3	
	コーラ，ジュース	0.1〜0.5	
魚介類	大部分の生もの	1〜15	
	小えび	10〜30	
	う　に	10〜20	
	めざし，にぼし	10〜40	
	するめ	1〜3	
肉　類		0.3〜2	
卵　類		0.2〜0.5	
牛　乳		0.1〜0.3	
乳製品	ドライミルク	1〜10	
	スキムミルク	0.2〜0.5	
	チーズ	0.5〜1	

（国分，飯塚，角田，吉武らのデータより作成）

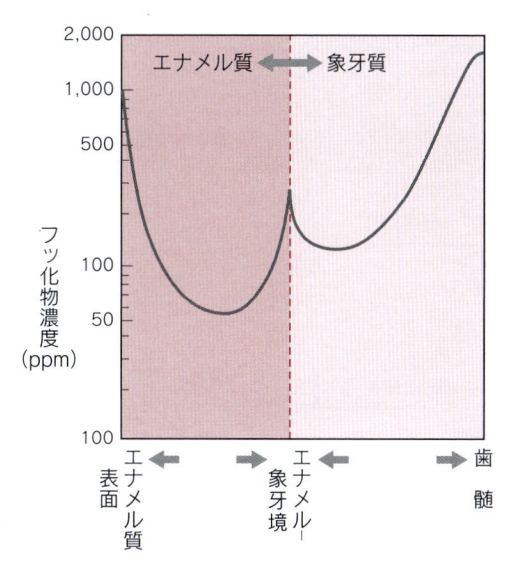

**図 3-8 ▶ エナメル質および象牙質（冠部）内の
フッ化物濃度分布の平均的なパターン**
(Yoon, 1960)

3 フッ化物の不可欠性

　WHO（1973），FDA（1973），そしてアメリカ国立科学アカデミー（1974）では，「フッ素は生体にとって必須の微量元素であると考えたほうがよい」との見解を示した．フッ化物はう蝕になりにくい歯と丈夫な骨をつくり，それを維持していくうえで必要不可欠なものである．骨折や成人の骨多孔症（骨粗鬆症）を予防するという知見が示されている．

　しかし，通常の飲料水や食事に含まれているフッ化物の摂取だけでは不十分で，人為的に補給する必要がある．

B フッ化物の摂取と代謝

　図 3-9 にフッ化物の代謝的運命を示す．摂取されたフッ化物がどのように代謝されて排泄されるかを知ることは，フッ化物の毒性を考えるうえでも重要である．

1 吸　　収

　口腔に入ったフッ化物は，わずかに口腔粘膜からも吸収されるが（無視し得る程度），ほとんどは胃や腸から吸収されて血中に入る．吸収されなかったフッ化物は直腸を通って糞便中に排泄される．摂取したフッ化物が可溶性のものであれば90％以上が吸収されるが，固形の場合の吸収率は低い（**表 3-7**）．

WHO
World Health Organization
世界保健機関

FDA
Food and Drug Administration of the United States Department of Health and Human Service
米国食品医薬品局

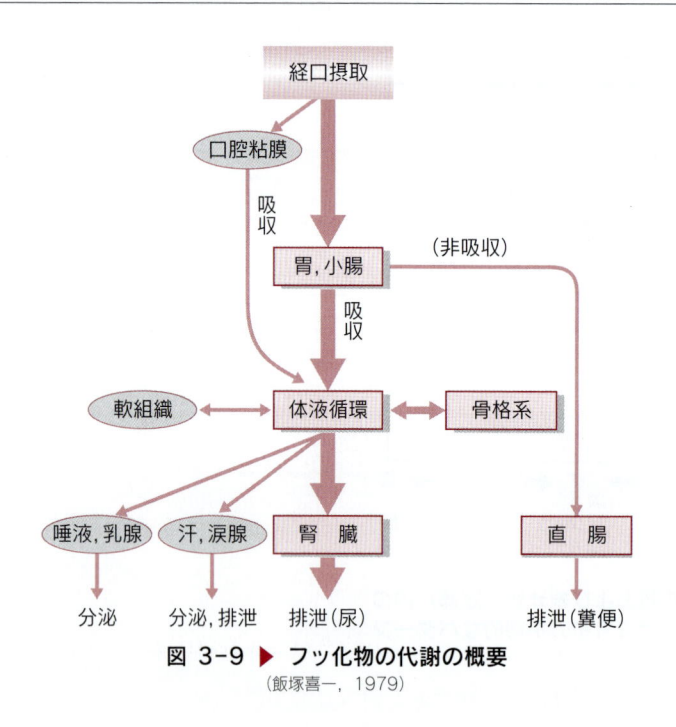

図 3-9 ▶ フッ化物の代謝の概要
(飯塚喜一, 1979)

表 3-7 ▶ さまざまな食品中フッ化物の生体利用効率
―血清中 F 濃度と時間のカーブから計算―

飲食物	フッ化物含有量 (mgF/kg)	摂取量	生体利用効率 (%)	最小値	最大値
骨粉の錠剤	850	8.8 g	4	1 ——	6
魚の骨粉	1,025	9.7 g	12	7 ——	19
海藻の粉末	1,095	5.0 g	22	14 ——	30
かん詰めのいわし	16	220 g	23	14 ——	30
鳥の骨粉	150	12 g	24	16 ——	30
紅茶＋砂糖	6.7	300 mL	76	73 ——	80
おきあみ	1,250	6.0 g	79	72 ——	88
フッ化ナトリウム（NaF）＋牛乳*	10	500 mL	80	74 ——	85
ミネラルウォーター	5.0	500 mL	85	82 ——	89
紅　茶	6.7	300 mL	89	81 ——	95
フッ化ナトリウム（NaF）＋砂糖	6.7	300 mL	100	99 ——	103

＊5 mL NaF 溶液（1 mgF/mL）嚥下後，ただちに 500 mL の牛乳を飲用.

(Trautner & Siebert, 1986 より抜粋)

2 血中への移行

　吸収されたフッ化物は血中に入り，各組織に移行してから，多くが腎臓から尿中に排泄される．血液や組織液のフッ化物はある程度の恒常性を有しており，飲料水中のフッ化物濃度が 2～3 ppm まではほぼ一定の値を示す．

3 硬組織と軟組織への移行

　血中に入ったフッ化物のおよそ 90％は硬組織（おもに骨と発育中の歯）に集まる．骨格系のフッ化物の一部は，再び血中に移行する．骨格系に蓄積する

フッ化物の割合は，成長期の子どもほど多い．

軟組織へはわずかの量（0.1%以下）が，わずかの時間移行するだけで，ほとんど蓄積性を示さない．

胎児へのフッ化物の移行の詳細は不明であるが，胎盤はフッ化物に対してある程度の障壁として働いており，過剰量のフッ化物の移行をブロックしている．

4 排　泄

血中のフッ化物はそれほど腎臓での再吸収を受けないため，ほとんどが急速に尿中に排泄される．この割合は，成人では吸収されたフッ化物の90%以上である．子どもでは骨格系に蓄積するフッ化物の量が多いため60～70%と少なくなる．また，汗，涙，唾液，乳汁中にも排泄されるが，ほとんど無視し得る量である．高温環境では汗への排泄が増す．

C フッ化物の毒性

管理下でのフッ化物応用は安全であるが，毒性についても熟知したうえで，十分な注意を払いながら使用する必要がある．

1 急性毒性

急性中毒は一度に大量を摂取したときに起こる．ことに，高濃度のフッ化物が含まれている歯面塗布剤やフッ化物粉末などの取り扱いには十分に注意する．

a 発現量

急性中毒発現量は 2 mgF/kg（体重 1 kg 当たり 2 mg のフッ化物を摂取した場合，体重 70 kg の成人であれば 140 mg）である．フッ化ナトリウムとしては 4 mg/kg になる．不快症状は急性中毒発現量より少ない摂取で起こり得る．また，緊急で専門的な処置を要するほど重篤な症状を呈する下限値（見込み中毒量）は，フッ化物として約 5 mg/kg であるとされている．

最小致死量は 32～64 mgF/kg（体重 70 kg の成人であれば 2.2～4.5gF となる），また NaF としては成人で一度に 5～10 g とされている．動物の LD50 はおよそ 50 mg/kg である．

b 症　状

軽度の場合は悪心，嘔吐，流涎（りゅうぜん）がみられ数時間後までに消失する．症状が進むと腹部痛や下痢も発現してくるが，数日後までには消失する．重篤になると全身筋の脱力感や虚脱などが発現し，麻痺またはけいれん，そして，ひきつけや失神から呼吸困難に陥って死に至る．臨床検査ではタンパク尿と血清カルシウムの低下（低カルシウム血症）がみられる．

c 救急処置

フッ化物を大量に摂取してしまった場合（フッ化物急性中毒時）の救急処置方法とその意味を示す．摂取量が 5 mgF/kg 未満であれば，ただちにカルシウム剤を飲用させて様子をみる．5 mgF/kg 以上であれば，救急処置を施して病院

フッ化ナトリウム
NaF
NaF 中の F は約 45%

LD50
50%致死量

胃の症状
過量のフッ化物と胃液の酸からフッ化水素（HF）がつくられ，胃を刺激する．

低カルシウム血症
血液中のカルシウムと吸収されたフッ化物とが結合し，低カルシウム血症を呈する．

に処置を依頼する.

① ただちに嘔吐させ，摂取したフッ化物を排出する（催嘔剤の利用）.

② カルシウム剤（石灰水や牛乳）を経口投与，または1%塩化カルシウム溶液にて胃洗浄し，フッ化物とカルシウムを結合させ不活性化させる.

③ カルシウム剤（10%グルコン酸カルシウム 10 mL）を静注または筋注し，血中カルシウムレベルを維持する.

④ ショックに対する処置として生理的食塩水，血漿，全血を用いる．必要があれば酸素吸入．脱水症状があれば温和な利尿を図る.

2 慢性毒性

表 3-8 のなかで，フッ化物の慢性中毒として注意しなければならないのは，「歯のフッ素症」と「骨フッ素症」である．一般に用いられる「斑状歯」は，フッ化物以外の原因でも出現する．たとえば特発性白斑，熱性疾患・胎児赤芽球症・テトラサイクリンなどによる形成不全歯，あるいは遺伝性，外傷性，脱灰性のものがある．そこで，フッ化物が原因である斑状歯を「歯のフッ素症」とし，その歯を「フッ素症歯」としている.

このほか，50 ppm 以上のフッ化物が含まれる飲料水や食品による影響については，地球上で存在する可能性がほとんどないため省略する.

■a 歯のフッ素症

生体細胞のなかで，フッ化物に最も敏感で影響を受けやすいのがエナメル質形成細胞である．そのため，エナメル質の形成期に過剰量のフッ化物を含む飲料水（ほぼ 1.5 ppm 以上）を比較的長期間飲用していると，外観的に問題となる石灰化異常（おもに石灰化不全）がエナメル質に現れる．これが歯のフッ素症であるが，障害が高度になると減形成も加わって歯の実質欠損が随伴してくる．しかし，この障害はあくまでも外観だけのもので，歯の物理的および化学的性質に影響を及ぼすものではない.

表 3-8 ▶ フッ化物濃度と影響

フッ化物濃度	所　在	影　響
0.002 ppm*	空気中	植物阻害（黄変，枯死）
1 ppm**	飲料水	う蝕減少
2 ppm 以上	飲料水	歯のフッ素症
5 ppm 以上	飲料水	骨フッ素症いまだ発生せず
8 ppm	飲料水	10%に骨フッ素症発生
20〜80 mg/日以上	空気中	運動障害性フッ素症（靱帯の石灰化などによる）
>50 ppm	飲料水，食品	甲状腺障害
100 ppm	飲料水，食品	成長抑制
>125 ppm	飲料水，食品	腎臓障害
2.5〜5.0 g	1 回量	中毒死

＊フッ化物性のガスとしての形が主である.
＊＊この濃度の飲料水からヒトが 1 日に摂取するフッ化物量は 1〜1.4 mg ぐらいである.

(Smith & Hodge, 1959)

カルシウム剤
牛乳からつくられるアイスクリームも有効.

表 3-9 ▶ 歯のフッ素症（斑状歯）の分類基準

厚生省（1953，昭和28年）	Dean（1934，昭和9年）
M0（M±） 　疑問型	Questionable（Q） 　疑問型 　フッ素症の特徴のある小白斑がみられる
M1 　白濁部が全歯面にまで至らない 　着色のみられることがある（M1-B）	Very Mild（VM） 　白濁部が歯面の25％以下 　着色はみられない Mild（M） 　白濁部が歯面の50％以下 　着色のみられることがある
M2 　白濁部がほとんど全歯面に及んでいるもの 　着色のみられることがある（M2-B）	Moderate（MO） 　白濁部が歯面のほとんどに及ぶ 　小さな凹陥部（pitting）のみられることもある 　着色のみられることがある
M3 　M2の変化に凹陥部形成が加わる 　さらに高度の実質欠損を示すものもある 　着色も著明（M3-B）	Severe（S） 　不連続あるいは合流した凹陥部形成 　エナメル質減形成著明 　着色も著明なものが多い

（1）疫学的特性

① その地域（同じ水源からの水を飲用している）に出生，生育した住民に集団的，家族的にみられる．

② 飲料水中に 1.5 ppm 以上のフッ化物が存在し，生後少なくとも 4〜8 年間はその水を飲用していた経歴がある．

③ 生活環境の類似したほかの地域（飲料水中フッ化物濃度が低い地域）に比べ，明らかに高率に出現する．

④ その集団は，低いう蝕有病状態を示す．

（2）臨床的特性

① 1 歯列にほぼ左右対称的に，しかも数歯以上にわたって出現する．

② 主として永久歯に出現するが，フッ化物が高濃度の場合は乳歯に現れることもある．

③ 比較的境界不明瞭なエナメル質の白濁を主症状とする．軽度のものは小白斑や小白点が散在するか，水平の縞模様の白濁を呈することが多く，それほど不透明度も強くはない．高度になるにつれて白濁部の面積が増え，不透明度も増す．さらに，小点状の陥凹やエナメル質の実質欠損および着色（主として褐色）もみられる．

④ 一般的にう蝕抵抗性が高い．

（3）症度分類

　国際的には Dean〔ディーン〕の分類がよく用いられるが，わが国には厚生省（現 厚生労働省）基準による分類もあるので両者を対比して**表 3-9** に示す．Dean の分類を用いて地域フッ素症指数（CFI）を算出する．これは，地域における歯のフッ素症の流行状態ならびに飲料水中フッ化物濃度の公衆衛生的な適否

許容できない変化
　Moderate 以上の変化は外観上問題となるため，出現させてはいけない変化とされている．

CFI
Community Fluorosis Index
➡ p.121

を示す指数である.

b 骨フッ素症

飲料水中フッ化物濃度が 8 ppm の地域住民の約 10% に，軽度から中等度の「骨フッ素症」がみられるという．また，氷晶石などを扱うため，高濃度のフッ化物を含むガスや粉塵にさらされていた工員に重症型が発症したこともある．症状は，エックス線像ではじめて骨密度の増加が認められる程度のものから，骨の異常突出（骨隆起や骨瘤）が出現したり，靱帯や腱にも石灰化がみられるものまである．さらに症状が進むと，関節の痛みと運動障害を伴う「運動障害性フッ素症」になる．

飲料水中のフッ化物濃度が 5 ppm 以下の地域で，ほぼ通常の食生活と飲水状態であれば，問題となる骨フッ素症は発生しないという．

D う蝕予防機序

1 全身応用法の場合

適量のフッ化物を摂取する全身応用の場合は，歯の形成期からフッ化物が作用するためエナメルアパタイトの結晶性が向上し，また，フルオロアパタイトが生成されて，酸に対する抵抗性の高いエナメル質が完成する（全身的作用）．さらに，萌出した歯に対しては局所的作用も発揮される．ことに水道水フロリデーションは，たえず歯面に微量のフッ化物が存在することになるので局所的作用も高い．

全身応用
➡ p.65

2 局所応用法の場合

局所応用
➡ p.67

① 高濃度フッ化物応用のう蝕予防機序

フッ化物歯面塗布のように高濃度のフッ化物を歯の表面に作用させると，アパタイトに次のような反応が起こる．
- おもにフッ化カルシウムが形成される．ごく少量はフルオロアパタイト（またはヒドロキシフルオロアパタイト）が形成される→CaF_2は水や唾液に不溶→その後エナメル質表面に酸の侵襲が起こると CaF_2 中のフッ化物が溶出し，歯質の脱灰の抑制と再石灰化の促進に寄与する．
- 溶出したフッ化物はまたアパタイトと二次的に反応し，きわめて少量ではあるが，フルオロアパタイト（またはヒドロキシフルオロアパタイト）が形成される→安定している．

② 低濃度フッ化物応用のう蝕予防機序

フッ化物洗口やフッ化物配合歯磨剤のように，比較的低濃度のフッ化物が歯の表面に作用すると，アパタイトに次のような反応が起こる．
- 一部，フルオロアパタイト（またはヒドロキシフルオロアパタイト）が形成される→安定している．
- おもにアパタイトの結晶性が向上し，結晶が安定化する．

フッ化カルシウム
CaF_2

フルオロアパタイト
$Ca_{10}(PO_4)_6F_2$

ヒドロキシフルオロアパタイト
$Ca_{10}(PO_4)_6(OH)F$

これら①，②の結果，酸に対して抵抗性の高いエナメル質が形成されてう蝕予防効果が発揮される．ただし，②には長期間を要する．

③ **高頻度（多数回）フッ化物応用のう蝕予防機序**

フッ化物洗口やフッ化物配合歯磨剤のように高頻度応用の場合は，口腔環境にフッ化物が存在する時間が長くなるので，次のようなう蝕抑制機序が発揮される．むしろ，この機序によるう蝕予防効果が大きい．

・エナメル質成熟現象および初期う蝕病巣の再石灰化現象の促進．
・プラーク中微生物活動の妨害（酸産生や菌体外多糖体の合成抑制）．

いずれにしても，①〜③の機序が総合されてう蝕予防効果を発揮している．

E う蝕予防への全身応用

1 フッ化物がう蝕予防に応用されるまでの経緯

非常に興味深いのは，歯科界とフッ化物との出会いが，歯に対するフッ化物の有害性（斑状歯の原因の1つであるということ）に端を発していたことである．フッ化物がう蝕予防に用いられるようになるまでの経緯を知ることによりフッ化物応用の現状を正しく認識することができる．

a 斑状歯の原因に関する疫学調査

・明治34年（1901）……イタリアのナポリ近郊でみられた斑状歯の観察報告．
・明治41年（1908）……斑状歯の分布に関する調査．
・大正5〜昭和8年（1916〜'33）……斑状歯の原因が飲料水に過量に含まれているフッ化物であることの究明と，動物実験での証明．

b 斑状歯−飲料水中フッ化物−う蝕に関する疫学調査

・昭和8年（1933）……斑状歯地帯の子どもたちにはう蝕が少ないことへの注目．
・昭和13〜17年（1938〜'42）……飲料水中フッ化物濃度と永久歯う蝕お

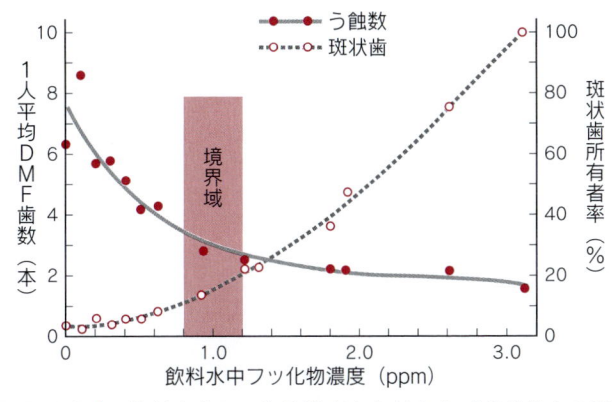

図 3-10 ▶ 飲料水中フッ化物濃度とう蝕および斑状歯との関係
(Dean)

境界域
当時の飲料水中至適フッ化物濃度は0.8〜1.2 ppm．現在は0.6〜1.0 ppm．
➡ p.65

よび斑状歯発現状況に関する疫学調査（ほぼアメリカ全域にわたって）.

その結果，フッ化物濃度とう蝕有病状態とは逆相関を示し，1 ppm まで
の斑状歯の流行は公衆衛生的に問題とはならないが，1.5 ppm を超すと
外観上問題となる斑状歯が出現してくることが判明（**図 3-10**）.

逆相関
➡ p.145

- 昭和 15 年（1940）……動物実験によって，フッ化物がう蝕予防効果を示
  すことの証明.

c フッ化物によるう蝕予防の試験段階

- 昭和 17 年（1942）……フッ化物歯面塗布試験開始.
- 昭和 19 年（1944）……フッ化物洗口試験開始.
- 昭和 20 年（1945）……フッ化物配合歯磨剤試験開始.
- 昭和 21 年（1946）……フッ化物錠剤試験開始.
- 昭和 20, 21 年（1945, '46）……水道水フッ化物濃度調整試験開始.

d フッ化物応用の普及段階

- 昭和 32 年（1957）……WHO：水道水フッ化物濃度調整の安全性と効果
  に関する報告書.
- 昭和 39 年（1964）……FDI：う蝕予防へのフッ化物応用を推奨.
- 昭和 44 年（1969）……WHO：加盟各国に対して水道水フッ化物濃度調
  整をはじめとするフッ化物応用を推進するよう勧告. 引き続き昭和 50
  年（1975）と昭和 53 年（1978）に再勧告.

FDI
Fédération Dentaire
Internationale
国際（世界）歯科連盟

e フッ化物応用による世界的なう蝕減少段階

世界の 120 か国以上でう蝕予防へのフッ化物応用が進められている. 水道水
フロリデーションに限っても，60 か国で 4 億 500 万人の人々が至適にフッ化物
濃度をコントロールされた水を飲んでいる.

このように，フッ化物応用が進展した結果，先進諸国の子どもたちの永久歯
う蝕は急激に減少した. わが国では，フッ化物応用が遅れたため，**表 3-10** に
示すように，砂糖の消費量が少ないのにう蝕が多く，その原因としてフッ化物
配合歯磨剤の普及の遅れが指摘された経緯がある.

表 3-10 ▶ 先進 9 か国における 12 歳児のう蝕とそれに与える因子の比較

国　名	う蝕歯数		フッ化物配合歯磨剤		砂糖消費量	
	DMFT Index	調査年	市場占有率（%）	調査年	年間 1 人当たり（kg）	調査年
アメリカ	2.6	'80	84	'84	36.2	'82
オーストラリア	2.8	'83	94	'82	51.6	'82
イギリス	3.0	'83	95	'82	44.4	'82
ニュージーランド	3.3	'83	96	'80	50.9	'82
スウェーデン	3.4	'82	80	'82	43.8	'82
オランダ	3.9	'82	82	'82	39.6	'82
フィンランド	4.1	'82	98	'82	41.3	'82
ノルウェー	4.4	'82	70	'83	34.1	'82
デンマーク	4.7	'81	95	'82	42.0	'82
日　本	5.9	'80	15	'83	26.1	'82

（FDI, WHO 共同作業資料）

2 う蝕予防への全身応用

　フッ化物応用には，すべての地域住民に恩恵を与えるものから個人の意志で行うもの，さらに，歯科専門家が個人および集団に対して処方したり直接応用するものなどがある．

　国および地域では，それぞれの実状に合うものを取り入れている．全身応用法と局所応用法とに大別されるが，前者は歯の形成期中から萌出後において至適量のフッ化物を摂取するものであり，1つの手段だけを選択する．後者は萌出後の歯の表面にフッ化物を作用させるものであり，局所応用法どうしの組み合わせと全身応用との組み合わせができる．

　フッ化物の全身応用は，歯の形成期中から至適量のフッ化物を摂取することにより，抵抗性の高い歯がつくられる（全身的効果）．歯の萌出後も，直接または唾液を介してフッ化物が作用するため，局所的効果も期待できる．このなかで，最も公衆衛生的に優れているのが水道水フロリデーションである．そのほかの全身的応用法は，水道水フロリデーションの代替手段として開発されたものである．

■a 水道水フロリデーション（水道水フッ化物濃度調整）

　水道を使って至適量のフッ化物を供給する手段であり，人為的にフッ化物濃度をコントロールする方法（人工的水道水フッ化物添加）と，天然に至適量のフッ化物が含まれる飲料水をそのまま利用する方法（天然フッ化物含有水利用）とに分けられる．

　地域行政による十分な監視と管理のもとに，0.6〜1.0 ppm（気温などによる）のフッ化物濃度の水道水が供給され，それを飲用したり料理に使用したりすればよい．安全性が高いうえに，年間の1人当たりの経費は50〜100円程度と安く，地域歯科保健プログラムとして応用するうえで最適な手段といえる．

（1）至適フッ化物濃度の決定

　飲水量は，暑ければ増し，寒ければ減る．そこで気温が高い地域ではフッ化物濃度を低め，寒い地域ではフッ化物濃度を高めて，飲料水から摂取するフッ化物量を一定にする．また，食事から摂取するフッ化物も考慮しなければならないため，CFI値が0.374となるような飲料水中フッ化物濃度を至適とすることもある．わが国の水道水中フッ化物濃度は，水道法の水質基準により 0.8 ppm 以下に規定されている．

CFI
Community Fluorosis
Index
地域フッ素症指数
➡ p.121

（2）安全性

　フッ化物濃度1 ppmの水道水を1日に1 L摂取すると，1 mgのフッ化物を摂取することになる．これは，成人が食事から1日に摂取するフッ化物量に匹敵する．このため，慢性毒性（ことに歯のフッ素症）に留意すればよいことになるが，1 ppm前後のフッ化物が含まれている水を飲用した場合は，目立たない白斑様変化が多少生じるだけである．これ以外に全身的な疾病・異常が生じるという科学的に正当な報告はない．

（3）分　類

① 人工的水道水フッ化物添加

　　これには，フッ化物濃度が低い水に至適量のフッ化物を加える場合（フッ化物添加）と，過剰のフッ化物が含まれる水のフッ化物を減じて（減フッ化物）至適濃度に維持する場合とがある．前者の場合は，フッ化物添加装置によりフッ化ナトリウム，またはケイフッ化ナトリウムを加える．後者の場合は，イオン交換法（陰イオン交換樹脂法），活性アルミナ法，ほかの水源からの水を混入させる希釈法などがある．また，水道水の中央給水システムのない地域で，子どもたちの利用する学校の水道水だけにフッ化物を添加しようとする学校水道へのフッ化物添加もある．これはおもにアメリカで応用されている．学校で飲用する水が総飲水量に占める割合を考慮して，4〜5 ppm のフッ化物濃度にコントロールされている．

② 天然フッ化物含有水利用

　　もともと井戸水や水道水に至適量のフッ化物が含まれている地域では，そのまま飲料水として利用する．実際に，世界のなかではこのような地域が多数存在している（日本にも存在する）．天然に含まれるフッ化物も人工的に加えるフッ化物も，水の中ではフッ化物イオンとして存在しており，その生理作用ならびに効果についてはまったく差がない．しかし，定期的にフッ化物濃度を測定して安全を保つようにする．

ｂ　飲食物へのフッ化物添加

（1）食塩へのフッ化物添加

　　食塩の摂取量に大きな個体差がみられないことから，食塩にフッ化物を加えてう蝕を予防しようとする方法である．おもにスイス，ハンガリー，南アメリカを中心に行われている．一般に 250 ppm 程度のフッ化物を加えるが，これによって水道水フロリデーションと同程度のフッ化物摂取量になる．

（2）ミルクへのフッ化物添加

　　学校給食のミルクや乳児用の粉ミルクにフッ化物を加えてう蝕を予防する方法である．

（3）その他

　　ジュース，ミネラルウォーター，チューインガムなどにフッ化物を加えてう蝕を予防しようという手段もある．

ｃ　フッ化物補充剤（フッ化物錠剤，液剤）

　　飲料水中のフッ化物濃度が至適濃度より低い地域で実施される．フッ化物の投与量を明確に規定できるという特徴があり，その量は，地域の飲料水中フッ化物濃度および年齢などを考慮してコントロールされている（**表 3-11**）．おおよその目安は，飲料水中フッ化物濃度が低い地域（0.3 ppm 未満）で，6 か月〜3 歳までが 0.25 mg，3〜6 歳までが 0.5 mg，それ以上になると 1 mg のフッ化物を含む錠剤，または液剤を 1 日に 1 回服用する．

　　最近では，時間をかけて噛み砕いてから飲み込むタイプのフッ化物錠剤が開発されており，高い局所的作用も期待できるようになった．

フッ化ナトリウム
NaF

ケイフッ化ナトリウム
Na_2SiF_6

フッ化物イオン
F^-

フッ化物補充剤
　フッ化物の摂取量を補うサプリメントであり，フッ化物錠剤とフッ化物液剤がある．幼小児にはシロップのような液剤を用いるとよい．

表 3-11 ▶ フッ化物補充剤によるフッ化物投与推奨量

飲料水中のフッ化物濃度 (ppm)	年齢別のフッ化物投与推奨量（Fmg/日）			
	0〜6か月	6か月〜3歳	3〜6歳	6〜16歳
<0.3	0	0.25	0.5	1.0
0.3〜0.6	0	0	0.25	0.50
>0.6	0	0	0	0

（アメリカ歯科医師会，1994）

F う蝕予防への局所応用

　歯の萌出直後からフッ化物を作用させて抵抗性の高い歯をつくろうというものであり，いろいろな手段が開発されている．

　局所的応用の安全性に関しては，水道水フロリデーションの安全性をもとに考えれば理解できる．さらに，いくつかのフッ化物応用を組み合わせる場合でも，それによって摂取されるフッ化物の総量を考えればよい．たとえ1日に1 mg以上のフッ化物を付加的に摂取することになっても，永久歯歯冠部のほとんどが完成する7〜8歳以降からの応用開始であれば，歯のフッ素症が生じる心配はない．

a フッ化物配合歯磨剤

　わが国でも，医薬部外品としてのフッ化物配合歯磨剤が多数市販されているが，諸外国に比べその市場占有率はきわめて低かった．しかし最近では，平成6年（1994）45%，令和2年（2020）92%と急激に上昇している．

（1）配合フッ化物

　配合するフッ化物と歯磨剤中のカルシウム系基剤（研磨剤）とが反応しないようにさまざまな組み合わせが考えられている（**表 3-12**）．そのなかでも，わが国ではモノフルオロリン酸ナトリウム（MFP）とフッ化ナトリウム（NaF）配合の歯磨剤が主流である．ヨーロッパではフッ化アミン配合の歯磨剤もある．

フッ化物配合歯磨剤の市場占有率
➡ p.35，図 2-4

表 3-12 ▶ 配合フッ化物と研磨剤の適合性のよい組み合わせ

配合フッ化物	研磨剤
NaF	$Na_4P_2O_7$，$(NaPO_3)_x$，SiO_2
SnF_2	上記と同様
Na_2PO_3F	$Ca_2P_2O_7$，$(NaPO_3)_x$，SiO_2，$CaHPO_4$，$CaCO_3$など，すべての研磨剤との組み合わせが可能

NaF	：フッ化ナトリウム	$Na_4P_2O_7$	：ピロリン酸ナトリウム
SnF_2	：フッ化第一スズ	$(NaPO_3)_x$	：不溶性メタリン酸ナトリウム
Na_2PO_3F	：モノフルオロリン酸ナトリウム	SiO_2	：無水ケイ酸
	（通称 MFP：モノフロ）	$Ca_2P_2O_7$	：ピロリン酸カルシウム
		$CaHPO_4$	：リン酸水素カルシウム
		$CaCO_3$	：炭酸カルシウム

配合するフッ化物の濃度は，わが国では，薬用歯みがき類製造販売承認基準によって，フッ化物として 0.1%（1,000 ppm）以下で，剤形が液体の歯磨剤にはフッ化物を配合できないと規定されており，ほとんどの製品はこの上限付近の濃度であった．ところが，平成 29 年（2017）3 月に 1,000 ppm を超えるフッ化物配合歯磨剤が厚生労働省によって承認された．フッ化物濃度は 1,000〜1,500 ppm で，6 歳未満児には使用を控え，手の届かない所に保管する，フッ化物濃度を容器などに記載するという注意が付則された．

（2）応用方法

成人で 0.5 g 程度以上の歯磨剤で，通常のブラッシングをする．終了後の洗口が多過ぎると有効性が低下するので，1 回にとどめる．子どもから成人まで有効であり，誰もが簡単に手に入れて実行に移すことができる．また，学校などでフッ化物配合歯磨剤を用いた集団応用も可能である．

（3）安全性

ブラッシングに用いる歯磨剤の量は成人で 1 g 以下であり，0.1% フッ化物配合歯磨剤に配合されている場合の使用フッ素量は 1 mg 以下となる．このうち，ブラッシング後に口の中に残る量は 0.2 mg 以下（20% として）となり，急性，慢性いずれの面からも問題ない．子どもの場合は，使用する歯磨剤の量が少ないので口腔内残留フッ化物量はさらに少なくなる．

b フッ化物洗口

歯科医師の指示のもとに行われるフッ化物洗口は，家庭で実施する個人応用（非管理下応用）と，学校などで集団的に実施する集団応用（管理下応用：教師の監督下で実施）とがある．

（1）洗口液（洗口剤）

フッ化物として 225〜900 ppm のフッ化ナトリウム溶液が用いられ，洗口頻度に応じてその濃度が決定される（**表 3-13**）．わが国で医療用の医薬品として販売されているフッ化物洗口製剤のフッ化物濃度は 225，250，450，900 ppmF である．このうち顆粒状のものは劇薬扱いの医療用医薬品であるが，水に溶解すると普通薬となる．

表 3-13 ▶ フッ化物洗口法の種類とその適用

洗口方去	個人応用	集団応用
毎日法 （30 秒間洗口）	家庭内 {小児：225〜250 ppmF {成人またはう蝕ハイリスク： 225〜450 ppmF ——→毎日 1 回	{幼稚園，保育園 ：225〜250 ppmF {小学校，中学校*：225〜450 ppmF ——→月曜日から金曜日までの 1 日 1 回 夏休み期間中などは中断
週 1 回法 （1 分間洗口）	望ましくない （誠実に行われにくいことと， 薬剤の管理上）	{幼稚園，保育園**：900 ppmF {小学校，中学校 ：900 ppmF ——→1 週間に 1 回 夏休み期間中などは中断

*学校で毎日洗口する時間帯を設けるのがむずかしければ週 1 回法で十分である．
**できれば低濃度のフッ化物溶液で毎日洗口するのが望ましい．

（2）洗口方法

　　基本的には，ゆっくりブクブクしながら洗口液を口のすみずみまで行き渡らせて歯面に接触させる．洗口頻度が多ければ30秒間の洗口で十分であるが，週1回の場合は1分間程度が望ましい．

　　洗口頻度は実施現場の都合によって決定されるが，おおよその目安を**表3-13**に示す．また，個人応用と集団応用の両方を併用する必要性は低い．

　　洗口液の量は洗口のしやすさで決定してよいが，幼児の場合は5 mL，小学校低学年で7 mL，それ以上の年齢では成人も含めて10 mL程度である．

　　基本的な洗口手順は次のとおりである．

① 通常のブラッシングを行う（状況に応じて省略してもよい）．
② 洗口液を洗口コップに取る．
③ 指定された時間洗口する．
④ 洗口液を吐き出す（流し，バケツ，洗口コップなどへ吐き出す）．
⑤ しばらく（30分程度）飲食しないほうがよい．

（3）洗口開始時期，継続期間と洗口の時間帯

　　指定された時間，飲み込まずに洗口して吐き出せるようになれば開始してよい．厚生労働省のフッ化物洗口の推進に関する基本的な考え方によれば，4歳から開始して中学校卒業まで継続することが推奨されている．

　　学校などで洗口する場合の時間帯は，毎日洗口は昼食後，週1回洗口は昼食後または午前中の決められた時間に，クラス単位で行うのが適当である．また，家庭で実施する場合は就寝前が適当である．

（4）安全性

　　慢性毒性と急性毒性の両面から考慮する必要がある．225〜900 ppmのフッ化物濃度の洗口液10 mL中に含まれるフッ化物量は2.25〜9 mgであり，吐き出したあとで口の中に残る量は0.34〜1.35 mg（15％として）となり，安全性に問題はない．1.35 mgは過剰のようであるが，1週間に1回の洗口であり，1日に換算すれば0.2 mg以下となる．

（5）特　徴

　　フッ化物洗口の優れた点は次のとおりである．

① 応用頻度が高いため意識しなくても新しく萌出してきた歯面にフッ化物を作用させることができる．
② 洗口ができれば簡単かつ短時間に行える．
③ フッ化物濃度が低く安全性も高いことから，個人応用としてだけでなく，一度に多人数を対象とした集団応用が可能である．そのため，経費が安く効果も高い公衆衛生手段として，地域単位のプログラムに導入できる．

▐C▐ フッ化物歯面塗布（専門家による応用）

　　フッ化物溶液，ゲル，フォームを年に2回程度またはそれ以上定期的に歯面に作用させる方法である．手技が複雑なことと高濃度のフッ化物を用いることから，歯科医師または歯科衛生士が実施する「予防処置」として位置づけられている．

洗口コップ
　自身専用のコップ（水洗して繰り返し使用）と，紙コップ（使い捨て）が用いられている．

フッ化物洗口の推進に関する基本的な考え方
　厚生労働省，令和4年（2022）

表 3-14 ▶ フッ化物歯面塗布法

一般法：綿球法		トレー法	
歯面清掃，洗浄	ラバーカップやポリッシングブラシを用いる（隣接面は塗ろうしていないデンタルフロスを用いるとよい）	トレーの試適，選択	顎，歯列に適当な大きさのトレーを選ぶ
簡易防湿	コットンロールを用いる	歯面清掃，洗浄	一般法に準じる
歯面乾燥	エアーシリンジを用いる		
薬剤塗布	小綿球または綿棒にて歯面に薬剤を作用させ（塗り込むようにするのではなく軽く圧接するだけでよい），湿潤状態を3～4分間保つようにする．この間，自然に薬剤が乾燥したらまた作用させるという操作を繰り返す．一度に全歯に塗布することはできないので，口腔を3分割または4分割して，1分割ずつ防湿して塗布するとよい．塗布の間は吸引排唾し，余分な薬剤を嚥下させないように注意する．使用量は全顎で2 mLぐらい（低年齢児の場合は量を減らす）までにとどめる．また，隣接面は塗ろうしていないデンタルフロスで薬剤を作用させる	トレーに薬剤を盛る	使用量は全顎で2 mL程度（低年齢児の場合は量を減らす）にする（トレーを装着して咬ませても，余分な薬剤がトレーの辺縁から流出しないこと）
		歯面乾燥	一般法に準じる
		トレーの装着，塗布	トレーを歯列に適合させて，咬ませたまま3～4分間保つ．できるだけ吸引排唾装置を利用する．塗布の間うつむかせて余分な薬剤を飲み込まないように注意する．両顎一度に塗布できるものと，上下顎別に塗布できるものがある
簡易防湿除去，塗布後の注意	塗布後は，口腔内に残った余分なフッ化物をできるだけ除去する意味で，貯留した唾液を2～4回ぐらい吐き出させる．その後30分間ぐらいは飲食ならびに洗口しないように指示する．ゲルを用いた場合は，塗布後余分なゲルをガーゼなどでふき取る	トレーの撤去，塗布後の注意	塗布終了後はトレーを撤去して，一般法と同様に排唾させ，塗布後の注意を与える．ゲルを用いた場合は，塗布後余分なゲルをガーゼなどでふき取る

（1）塗布剤

2％フッ化ナトリウム溶液（0.9％FのNaF，中性）またはフォーム，リン酸酸性フッ化ナトリウム溶液（APF，0.9％F，酸性），フォームまたはゲル，8％（または10％）フッ化第一スズ溶液（酸性）がある．わが国ではフッ化第一スズの製剤はない．NaFは塗布回数を多くしなければならない，SnF_2には味の悪さや歯を黒染する性質および調製後の保存期間が短いなどの欠点がある．わが国で販売されているフッ化物歯面塗布剤は，すべて医療用の医薬品であり，フッ化物濃度は0.9％（9,000 ppm）Fである．

（2）塗布法：術式

一般法（綿球法）とトレー法とに大別できる（**表 3-14**）．トレーには，使い捨てトレー（ゲルまたはフォーム）のような既製のものと各個トレー（ゲル）がある．また，イオン導入の原理を応用した塗布や歯ブラシによる塗布も行われている．

（3）塗布の時期および回数

基本的には，歯が萌出してから定期的に繰り返し実施することが望ましい．塗布回数は，通常で6か月に1単位（2％フッ化ナトリウム溶液またはフォームは2週間以内に3～4回塗布して1単位とするが，そのほかは1回の塗布で1単位となる）．う蝕感受性の高い者（唾液分泌減少者，矯正装置装着者，ランパントカリエスの者など）には，その程度に応じて塗布回数を増やす必要がある（3か月に1単位程度まで）．

塗布時期を年代別に分けると，おのおの次のような意義づけができる．

フッ化第一スズ
SnF_2

酸性のフッ化物歯面塗布剤の注意点
チタンおよびチタン合金，ポーセレン，グラスアイオノマー，レジンなどは腐食する恐れがあるので，塗布前にココアバターなどを塗布し，酸性の塗布剤が直接触れないようにする．

ランパントカリエス
小児にみられる広汎性う蝕．

① 塗布が可能となる1歳6か月ころから5歳ころまでは乳歯う蝕の予防.

② 永久歯が萌出を開始する5歳ころから，第二大臼歯の萌出が完了して数年後の中学校卒業ころまでは，永久歯う蝕の予防.

③ 成人，高齢者では歯根面う蝕や隣接面う蝕の予防.

④ 矯正装置や補綴物などによって新たな不潔域が提供された部位のう蝕予防.

このなかでもつぎつぎと永久歯が萌出する 5～15 歳 の時期に塗布する意義は大きい．なぜならば，フッ化物が歯に最も多く取り込まれるのは萌出後間もない時期であり，重ねて塗布することによって効果は上昇するからである．また，乳歯に対しても高い効果を示すが，年齢的な問題から塗布の方法を工夫する必要がある．たとえば，上手に塗布を受けられない1歳6か月ころは，最もう蝕発生リスクの高い上顎前歯部だけにターゲットをしぼり，塗布時間も短くするなどである．

（4）安全性

応用回数が少ないため急性毒性だけを考えればよい．通常の塗布溶液(2%フッ化ナトリウム溶液) 2 mL 中には 18 mg のフッ化物が含まれ，そのうち口腔内に残るのは15%程度であるため，フッ化物としては2.7 mg となる．一方，軽い急性中毒が起こるのは体重1 kg 当たり 2 mg 以上のフッ化物を摂取した場合であり，ほとんど問題にならないが，応用に際しては，必要以上の量を用いないこと（小児1 mL から成人2 mL ぐらいまでで適宜加減する），さらに，できるだけ飲み込ませないよう注意する．

d　その他のフッ化物局所応用法（臨床的応用法）

歯科専門家がフッ化物配合の歯面清掃材を用いて機械的に清掃する方法，フッ化物を配合した歯科材料を利用する方法（シーラント，セメント類，バーニッシュ）などがある．

G　う蝕予防効果

多数の臨床試験によってう蝕予防効果が示されているが，試験期間や対象年齢が異なるため，う蝕抑制率の数値をもって予防効果に優劣をつけることはできない．

今までの報告をまとめると次のようになる．

1　全身応用

a　水道水フロリデーション

水道水フロリデーションのう蝕抑制効率は50～70%と高い．地域住民は普段の生活を続けるだけで恩恵を受けることができる点がさらに優れている．

b　学校水道へのフッ化物添加

う蝕抑制率は，永久歯エナメル質の形成がほぼ終了するころからの応用開始であるにもかかわらず，30～40%と報告されている．

フッ化物配合バーニッシュ
わが国では，象牙質知覚過敏の抑制を目的とした医薬品がある．フッ化物濃度は，22,600 ppm と高濃度である．

う蝕抑制率の求め方
たとえばフッ化物応用を行っていない集団のDMFTが5で，フッ化物応用を行っている集団のDMFTが3であったとする．予防できたのは2であるため，5の40%に相当し，抑制率は40%になる．

例　題
フッ化物洗口を実施しているA小学校と実施していないB小学校の1年次から6年次までのDMFTの推移を表に示す．フッ化物洗口によるう蝕抑制率を求めよ．

小学校	1年次	6年次
A	1.1	3.1
B	1.2	6.2

解答例
増加DMFTはA小学校2，B小学校5であるため，
$$\frac{5-2}{5}\times100=60\%$$

c 食塩へのフッ化物添加

40%前後のう蝕抑制率が報告されている.

d ミルクへのフッ化物添加

飲用開始後に萌出してきた歯に対して50%と高い.

e フッ化物補充剤

およそ20〜40%のう蝕抑制効果である.

2 局所応用

a フッ化物配合歯磨剤

20〜30%のう蝕抑制率が報告されているが,応用回数が増して長期間継続すると効果はさらに上昇する.

b フッ化物洗口

30〜40%のう蝕抑制率の報告が多いが,より継続することにより効果も増大する.小学校の6年間洗口を継続した場合の永久歯う蝕抑制率は50%程度になる.また,洗口中止後もその効果は持続される.

c フッ化物歯面塗布

1年間に2回またはそれ以上応用したものについては,その期間内で20〜40%のう蝕抑制率が報告されている.

4 歯周病の予防

1 基礎知識

A 概　要

　歯周組織は歯肉，歯槽骨，歯根膜，セメント質の4つの組織から構成され，歯をしっかりと支持している（**図 4-1，4-2**）．この歯周組織がおもに炎症によって傷害され，破壊されていく病変を歯周病という．ただし，新生物（腫瘍）などによる歯周組織の破壊は歯周病には含まれない．歯周病は，その特徴から次のように呼ばれている．

① 音なしの病気：徐々に進行し，痛みなどの自覚症状がほとんどない．
② 国民的病気：症状に差があるもののほとんどの成人が罹患している有病率の高い病気．
③ 生活習慣病：発病や進行が日常の健康生活行動（歯みがき習慣など）に大きくかかわっており，自己管理によって予防できる病気．

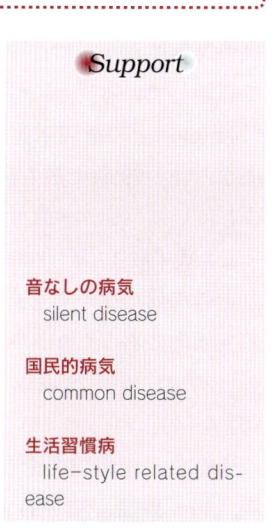

Support

音なしの病気
silent disease

国民的病気
common disease

生活習慣病
life-style related disease

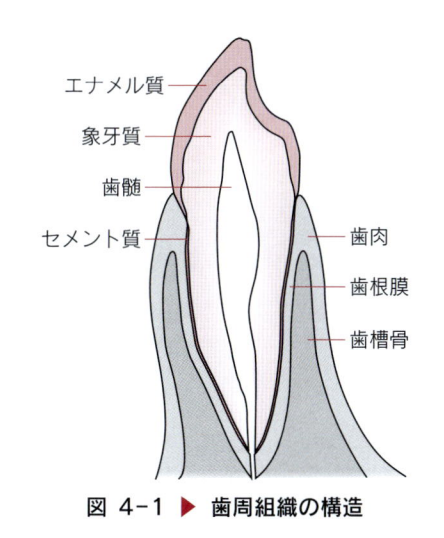

図 4-1 ▶ 歯周組織の構造

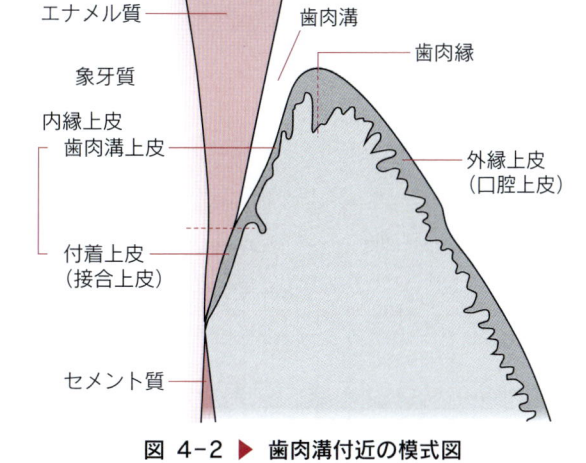

図 4-2 ▶ 歯肉溝付近の模式図

B 歯周病の有病状況

歯周病の症状は多種多様であり，どの症状に着目するかによって有病状況は大きく変化する．わが国においても，さまざまな疫学調査がなされているが，歯周病の指標は多種多様であるため，有病状況に関するデータもまちまちである．

ここでは，わが国の歯周病の有病状況として令和4年（2022）歯科疾患実態調査の結果を示す．

なお，2013年，WHOがCPIを改変したことに伴い，平成28年（2016）歯科疾患実態調査からは，主として歯周ポケットスコアと歯肉出血スコアとに分けて評価している．

4mm以上の歯周ポケットを有する者の割合は，年齢が高くなるに従って増加し，75～79歳で最も高く60.5%を示すが，80歳以降では歯の喪失に伴い減少していく（**図 4-3**）．

また，平成17年（2005）から令和4年（2022）の結果を比較した場合，4mm以上の歯周ポケットを有する者の割合は，平成23年（2011）では25～74歳で減少傾向にあったが，平成28年（2016）になるとすべての年代で増加，令和4年（2022）では75歳以上で増加し，他の年代は横ばいから減少傾向であった（**図 4-4**）．

さらに，歯肉出血を有する者は，すべての年齢階級で30%を超え，30～34歳，40～49歳，55～59歳，85歳以上では50%を超えた（**図 4-5**）．

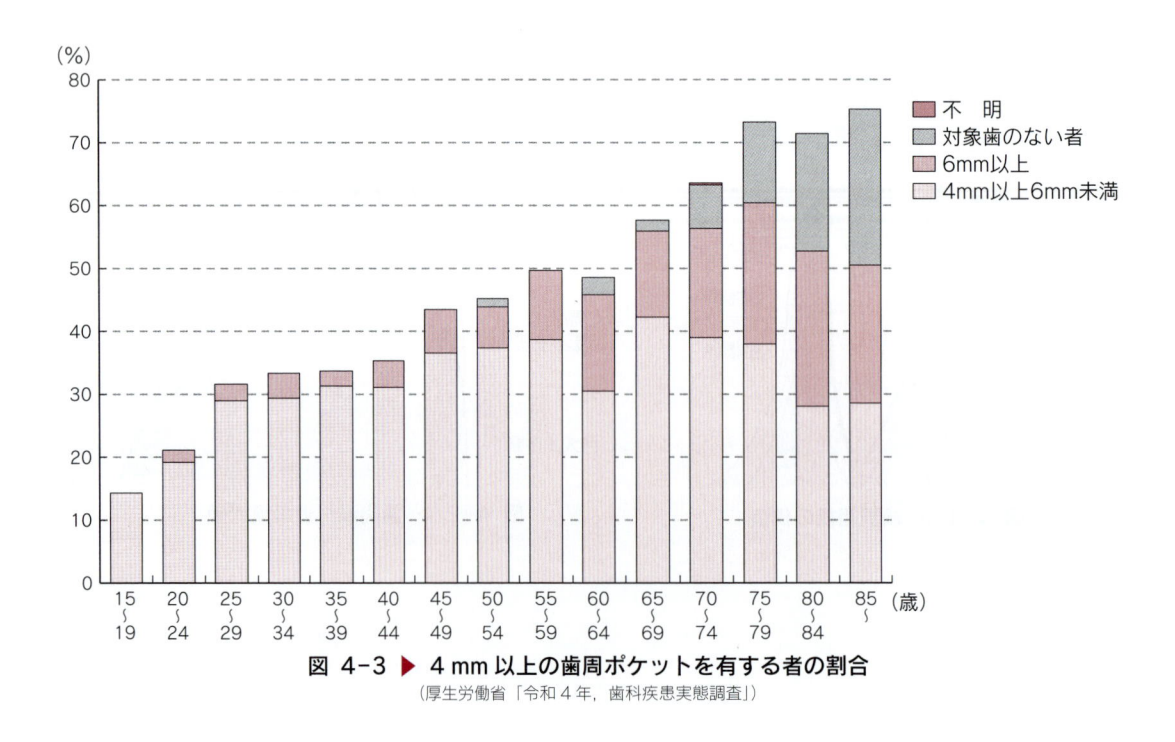

図 4-3 ▶ 4mm以上の歯周ポケットを有する者の割合

〔厚生労働省「令和4年，歯科疾患実態調査」〕

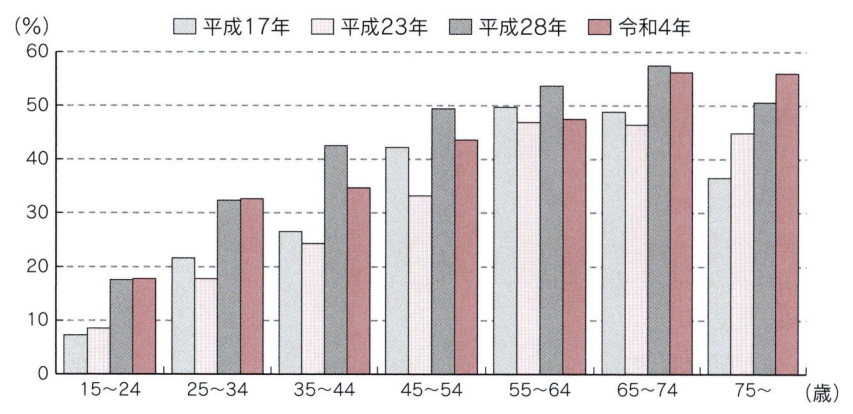

図 4-4 ▶ 4 mm 以上の歯周ポケットを有する者の割合の年次推移

注：被調査者のうち対象歯を持たない者を含めた割合を算出した.

（厚生労働省「令和 4 年，歯科疾患実態調査」）

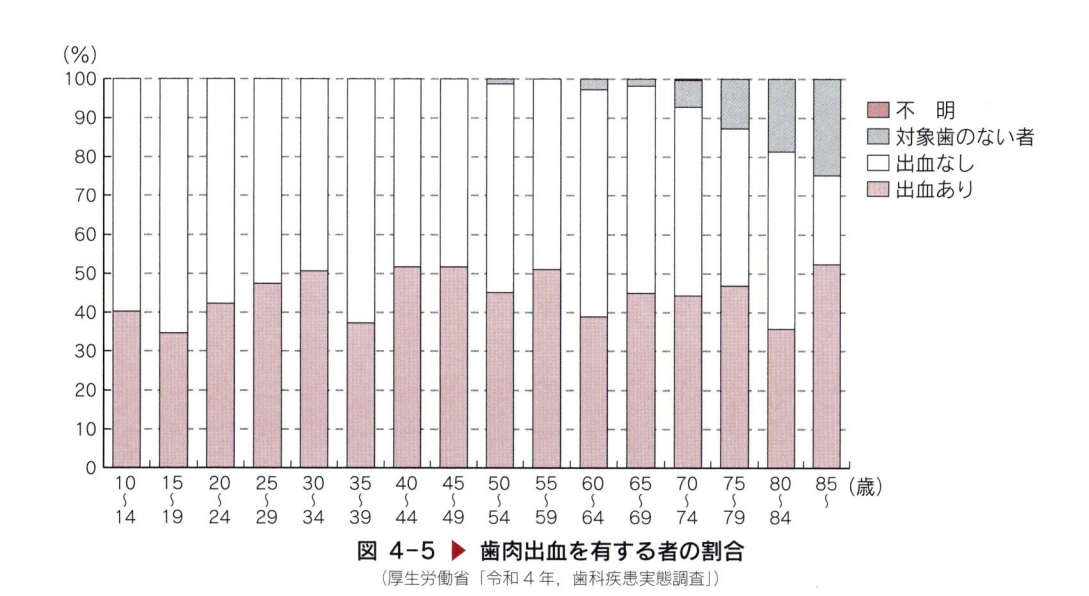

図 4-5 ▶ 歯肉出血を有する者の割合

（厚生労働省「令和 4 年，歯科疾患実態調査」）

C 歯周病の分類

これまでに，数多くの歯周病の分類が示されてきた．現在わが国では，平成18 年（2006）に日本歯周病学会が示した歯周病分類システムが一般的であり，その分類を紹介する．

1 歯肉病変

a プラーク性歯肉炎

歯肉病変の大部分を占める頻度の高い疾患で，プラークの蓄積が原因で起こる歯肉炎である．

病原因子により，次のように分類される.

① プラーク単独歯肉炎

② 全身因子関連歯肉炎
　・思春期関連歯肉炎
　・月経周期関連歯肉炎
　・妊娠関連歯肉炎
　・糖尿病関連歯肉炎
　・白血病関連歯肉炎
　・その他の全身疾患が関連する歯肉炎
③ 栄養障害関連歯肉炎
　・アスコルビン酸欠乏性歯肉炎
　・その他の栄養不良が関連する歯肉炎

b 非プラーク性歯肉病変

　プラーク細菌以外の微生物感染，粘膜皮膚病変が波及したもの，あるいはアレルギー反応などで歯肉に炎症が起こったもの．発生頻度はプラーク性歯肉炎に比べて低いが，高齢者ではカンジダ菌による歯肉炎が増加している．
　病原因子により，次のように分類される．
① プラーク細菌以外の感染による歯肉病変
　・特殊な細菌感染によるもの
　・ウイルス感染によるもの
　・真菌感染によるもの
② 粘膜皮膚病変
　・扁平苔癬
　・類天疱瘡
　・尋常性天疱瘡
　・エリテマトーデス
　・その他
③ アレルギー反応
④ 外傷性病変

c 歯肉増殖

　薬物投与あるいは遺伝によって歯肉が増殖したもの．歯肉増殖を引き起こす薬物としては，ニフェジピン，フェニトイン，シクロスポリンなどがある．
　病原因子により，次のように分類される．
① 薬物性歯肉増殖症
② 遺伝性歯肉線維腫症

2　歯 周 炎

a 慢性歯周炎

　おもに30歳以上の成人に発症する最も頻度の高い歯周炎である．
　病原因子により，次のように分類される．
① 全身疾患関連歯周炎
　・白血病

アスコルビン酸
　ビタミンＣの別名．

ニフェジピン
　血圧降下剤

フェニトイン
　抗てんかん薬

シクロスポリン
　免疫抑制剤

・糖尿病
・骨粗鬆症/骨減少症
・AIDS
・後天性好中球減少症
・その他
② 喫煙関連歯周炎
③ その他のリスクファクターが関連する歯周炎

b 侵襲性歯周炎

慢性歯周炎よりも若い年齢層で発病する．男性に比べて女性に多く，家族集積性に発症することが多い．高度な骨吸収が認められ，白血球の機能異常など生体防御反応に異常が認められる．*Aggregatibacter*（*Actinobacillus*）*actinomycetemcomitans* の関与が疑われている．

c 遺伝疾患を伴う歯周炎

多くは好中球の機能が低下し，歯周組織の破壊が重篤になる．
病原因子により，次のように分類される．

① 家族周期性好中球減少症
② Down 症候群
③ 白血球接着能不全症候群
④ Papillon-Lefèvre 症候群
⑤ Chédiak-Higashi 症候群
⑥ 組織球症候群
⑦ 小児遺伝性無顆粒球症
⑧ グリコーゲン代謝疾患
⑨ Cohen 症候群
⑩ Ehlers-Danlos 症候群（Ⅳ・Ⅷ型）
⑪ 低ホスファターゼ症
⑫ その他

3 壊死性歯周疾患

a 壊死性潰瘍性歯肉炎

辺縁歯肉および歯間乳頭部に壊死・潰瘍・偽膜形成が起こり，激痛が生じる．複合感染による急性再発性の歯肉炎で，スピロヘータや紡錘菌の感染が認められる．

b 壊死性潰瘍性歯周炎

壊死性潰瘍性歯肉炎と同様の症状を呈するが，異なる点は骨吸収が認められることである．

4 歯周組織の膿瘍

a 歯肉膿瘍

辺縁歯肉または歯間乳頭に生じ，限局性で痛みを伴い急速に病変が拡大す

る．歯肉溝内に異物が圧入されたり，ブラッシングなどで歯肉に傷をつけたあとに急性炎症を起こした場合が多い．

b 歯周膿瘍

歯肉膿瘍同様，日常臨床の場において高頻度でみられるもので，一般に慢性歯周炎に起因する場合が多く，深い歯周ポケット開口部の閉鎖，根分岐部病変，全身的抗菌治療および糖尿病が発症に関与しているとされている．

5 歯周−歯肉病変

独立した歯内疾患と歯周病が連続した病変になったもの．なお，主として歯内疾患のみに起因して歯周組織に病変が波及したもの，あるいは，主として歯周病のみに起因して歯内に病変が波及したものも含める場合がある．

6 歯肉退縮

歯肉退縮のみが生じ，局所に炎症所見が認められないもの．

7 咬合性外傷

咬合性外傷
➡ p.81

a 一次性咬合性外傷

正常な支持組織を有する歯に過度な咬合力が加わった結果生じた歯周組織の損傷をいう．

b 二次性咬合性外傷

不十分な支持組織を有する歯に正常な咬合力が加わった結果生じた歯周組織の損傷をいう．

D 歯周病の発生メカニズム

一般的に疾患は，その病原因子と生体抵抗力とのバランスに破綻が生じたときに起こると考えられる．歯周病も例外ではなく，攻撃側の病原因子（病原菌など）と防御側の生体抵抗力（免疫担当細胞など）とのバランスに乱れが生じたときに発症する．すなわち，病原菌の活動性が強くても生体の抵抗力がそれよりも強ければ発病しないが，逆に病原菌の活動性が弱くても生体抵抗力がそれ以上に弱体化していれば，発病してしまう．

ここでは，攻撃側の主役である歯周病原性細菌と防御側の主役である免疫担当細胞の基本的な特徴について整理する．

1 歯周病原性細菌

さまざまな歯周病原性細菌は，次に示すような能力をもっており，生体側に攻撃をしかけてくる（**表 4-1**）．

a 定着能

線毛や血球凝集素などによって，歯肉溝上皮や歯面に付着し，定着する．

線 毛
　菌体表面に密生する小線維の構造物．

表 4-1 ▶ おもな歯周病原性細菌

グラム陰性桿菌	黒色色素産生性嫌気性桿菌 *Porphyromonas gingivalis* （ポルフィロモナス　ジンジバリス） *Prevotella intermedia* （プレボテーラ　インターメディア） ロイコトキシン産生菌 *Aggregatibacter actinomycetemcomitans* （アグレガチバクター　アクチノミセテムコミタンス） 紡錘状の菌群 *Fusobacterium nucleatum* （フソバクテリウム　ヌクレアタム） *Capnocytophaga* 菌種 （カプノサイトファガ菌種） *Tannerella forsythia* （ターネレラ　フォーサイシア）
らせん菌 （スピロヘータ）	*Treponema denticola* （トレポネーマ　デンティコラ）

b 白血球抵抗因子

　莢膜などによって白血球に対する抵抗性をもつほか，*Aggregatibacter* (*Actinobacillus*) *actinomycetemcomitans* は，白血球に対する毒素であるロイコトキシンを産生する．

c 産生毒素

　ほとんどすべての歯周病原性細菌が内毒素をもっている．内毒素としてはグラム陰性菌の細胞壁外膜を構築しているリポ多糖複合体などがあり，細胞毒性，骨吸収，補体の活性化に働く．

d 組織破壊性酵素

　トリプシン様プロテアーゼ，コラゲナーゼ，ホスホリパーゼ A・ホスホリパーゼ C，酸性・アルカリ性ホスファターゼ，免疫グロブリン分解酵素などがある．

e 免疫応答回避能

　ある種の細菌（とくにスピロヘータ）は，マクロファージなどにその抗原を認識させないように免疫応答を抑制する物質を産生する．

f 代謝産物

　歯肉溝や歯周ポケットに生息している細菌が有機質を代謝するとき，アンモニア，インドール，メルカプタン，ブチル酸，プロピオン酸，硫化水素などを産生する．多くは直接歯肉に毒性を示し，発赤・腫脹などの炎症を引き起こす．

2 免疫担当細胞

a マクロファージ

　マクロファージは侵入してくる異物（細菌など）を取り込み，処理する能力（貪食能）を有している．また，貪食した抗原（細菌）の情報をリンパ球に伝達する働き（抗原提示）もある．

莢膜
きょうまく
細胞壁の表層を取り囲む粘液性の物質．

リポ多糖複合体
LPS

トリプシン様プロテアーゼ
タンパク質分解酵素

コラゲナーゼ
膠原線維破壊酵素

ホスホリパーゼ A・ホスホリパーゼ C
細胞膜傷害

酸性・アルカリ性ホスファターゼ
細胞膜傷害，骨吸収に関与．

b 好中球

歯肉溝中に認められる白血球は大部分が好中球であり，特異抗体の結合した細菌を貪食・殺菌する．好中球機能不全症患者がしばしば重篤な歯周病に罹患していることから，歯周病において重要な防御的役割をはたしていると考えられている．

c リンパ球

リンパ球のうち，T細胞は，胸腺で教育を受けた超エリートであり，ヘルパーT細胞，サプレッサーT細胞，キラーT細胞などがある．マクロファージなどによって抗原（細菌）の認識がなされると，ヘルパーT細胞にその情報が伝達され，ヘルパーT細胞の指示に従ってB細胞が形質細胞へ分化し，抗原に対応した抗体を産生する．

d 補 体

細菌を攻撃するエネルギーを出して抗体を補佐するのをはじめ，さまざまな働きをする．

e その他

これらのほかにもアレルギー反応と関連の深い肥満細胞や好塩基球をはじめ，リンパ球から放出される生物活性物質であるリンホカインなど，多くの細胞や物質が免疫応答にかかわっている．

免疫担当細胞は，おもに生体に侵入してきた細菌やウイルスなどの異物を排除し，生体防御的に機能するが，場合によっては生体防御反応の範囲を超えて，生体に対して破壊的に作用することもある．すなわち，歯肉溝に細菌が侵入してくると，細菌と免疫担当細胞が，歯周組織を舞台として戦闘を繰り広げることになるが，戦闘が長引くと，細菌が産生する毒素だけでなく，免疫担当細胞が産生した化学伝達物質や酵素が歯周組織を破壊することになる．

E 歯周病の発生要因

1 局所的要因

a 発炎因子

（1）プラーク

歯周病はプラークディジーズといわれ，プラークは歯周病の発症と進行に関与する最も重要な因子であり，歯肉縁上プラークと歯肉縁下プラークとに分かれる．

非付着性の歯肉縁下プラークは歯周病原性の高いグラム陰性桿菌が優勢であり，その蓄積は直接的に歯周病の増悪につながる．また，付着性の歯肉縁上プラークおよび歯肉縁下プラークは，グラム陽性細菌が主体であり，歯周病の直接的な原因にはならないが，これらのプラークの沈着が足がかりとなって，歯肉縁下の非付着性プラークが成長することになる．

ヘルパーT細胞
　免疫応答システムの指揮官．

サプレッサーT細胞
　ヘルパーT細胞の働きを制御する．

キラーT細胞
　細菌などを傷害し処理する．

プラークディジーズ
　plaque disease
　プラークが原因で起こる

歯肉縁上プラーク
　歯肉縁よりも歯冠側の歯面に付着したもの．
　➡ p.19, 図1-7

歯肉縁下プラーク
　歯肉縁よりも歯根側の歯面に付着したり，歯肉溝内に存在するもの．
　➡ p.20, 図1-9

（2）歯　石

　プラークが石灰化したものであり，歯肉縁上歯石（おもに唾液由来），歯肉縁下歯石(おもに血液由来)とに分かれる．歯石そのものには生活力がなく，直接炎症を起こすものではない．しかし，歯石の表面は軽石のように非常に粗糙で，小孔が多数あるため，プラークを形成する細菌の格好の住居となる．また，歯石が歯肉溝の上皮に触れると潰瘍を形成しやすい．

（3）プラークの付着を促進する因子

① 食片圧入：咬合時に食物が歯間に強く押し込まれる状態で，その機械的刺激によって歯肉に損傷を与えたり，食片の滞留によってプラークの付着が助長される．食片圧入の誘因には，接触点の異常，不適切な歯間離開度，咬合面の解剖学的形態異常，接触点不良な修復・補綴物などがある．

② 口呼吸：口呼吸によって歯肉粘膜が乾燥すると，細菌などに対する抵抗力が減弱する．それと同時に，唾液の欠如に伴って口腔内の自浄作用も妨げられ，プラークの付着を助長する．口呼吸の誘因としては，鼻閉塞を起こす疾患（アデノイド，鼻中隔彎曲，慢性副鼻腔炎）や口腔の異常（上顎前突，開咬，歯列不正など）による口唇の閉鎖不全などがある．

③ う蝕：歯頸部や根面う蝕はプラークの歯肉溝付近の滞留をまねき，隣接面う蝕は食片圧入につながる．

④ 不働歯：対合歯を失い，機能が低下した歯をいう．対合歯を失うと咬合による刺激が消失し，結果として歯周組織の廃用萎縮が生じる．それと同時に，咀嚼機能の低下に伴って自浄作用も期待できなくなり，プラークの停滞が起こる．

⑤ 適合不良な修復物：修復物の辺縁が不適合な場合，歯肉を機械的に傷つけたり，プラークの停滞につながる．また，接触点が不良な場合は食片圧入につながる．

b 機械（外傷）的因子：咬合性外傷

　咬合性外傷とは，機械的原因により歯周組織に生じた外傷をいい，歯根膜，歯槽骨に破壊が起こる．一次性咬合性外傷とは，生理的な範囲を超えた異常な咬合圧（過大な力，側方力）が歯周組織に加わった際に起こる．二次性咬合性外傷とは，炎症や進行性病変により歯周組織に破壊が起こり，従来であれば生理的範囲内に過ぎない咬合圧にも対応する力がなくなり，歯周組織の障害が大きくなっていくものである．

○ 咬合性外傷の原因 ○

（1）外傷性咬合

　高度のう蝕による咀嚼障害や過高な修復物などがあると早期接触や咬頭干渉を起こして外傷性因子となる．

（2）ブラキシズム

　ブラキシズムとはグラインディング（歯ぎしり），クレンチング（くいしばり），タッピング（上下の歯をつねにカチカチと音を出して咬み合わせる）の総称である．咀嚼筋群の異常緊張であり，食物という緩衝物がない状態で歯

歯　石
→ p.21，表1-6

アデノイド
咽頭扁桃増殖症

廃用萎縮
　使用しない臓器が機能の低下とともに萎縮を起こすこと．

パラファンクション
　咀嚼などの機能的な動きではなく，ブラキシズムや口腔習癖などによる動きのことで，異常な力が加わるため種々の傷害をもたらす．
→ p.93

81

周組織に強い咬合力が加わるため，それが外傷性因子として働く．咬合の不調和，職業的習慣，スポーツ，ストレスなどが誘因となる．

（3）口腔習癖

弄舌癖，弄唇癖，異常嚥下癖，吸指癖などがあると歯に側方力が働き，外傷性因子となる．

習 癖
➡ p.89

2 全身的要因

前述したように歯周病は病原因子と組織抵抗力とのバランスの破綻によって生じるものであり，全身性疾患はおもに組織抵抗力にかかわっている因子である（**表 4-2**）．しかし，ほとんどの歯周病の場合，プラークを主体とした局所的因子の関与が不可欠であり，全身的要因は歯周病発症において絶対的なものではなく，修飾因子的役割を演じていると考えられる．

表 4-2 ▶ **歯周病発病の全身的要因**

伝染性疾患	伝染性単核症 後天性免疫不全症候群 （AIDS）	栄養障害	ビタミン A，B，C，D， タンパク質
代謝疾患	無カタラーゼ血液症 低ホスファターゼ症 先天性甲状腺機能低下症 フェニールケトン尿症 糖尿病	皮膚科的疾患	扁平苔癬 天疱瘡
		血液疾患	白血病 貧 血 血小板減少性紫斑病 血友病
内分泌異常	性ホルモン 　思春期，月経時，妊娠時， 　更年期（閉経期） 甲状腺ホルモン 上皮小体ホルモン 唾液腺ホルモン	遺 伝	Down 症候群 Papillon–Lefèvre 症候群 Chédiak–Higashi 症候群

3 環境要因

喫煙は歯周病の発生・進行に影響を与える環境要因としてあげられる．喫煙者は非喫煙者に比べて，歯肉出血は認めにくくなるものの，歯槽骨の吸収やアタッチメントの喪失が大きく，歯周治療の予後も悪いといわれている．喫煙の歯周病発病，進行への関与については次のようなメカニズムがあげられている．

喫 煙
➡ p.132, 206

① たばこに含まれるニコチンと一酸化炭素によって，歯肉の血液量と酸素飽和度が減少し，低酸素状態になって，歯肉の脈管系に異常を起こす．

② 唾液中の分泌型 IgA レベルや，口腔内の T 細胞や好中球などの遊走が抑制され，免疫機能が低下する．

③ 線維芽細胞の付着能・増殖能が抑制される．

しかし，喫煙と歯周病がどのように関連するのかについては，まだ明確にはわかっていない．

F 歯周病の進行と症状

1 歯肉炎の場合

歯肉に発赤・腫脹が認められ，ブラッシングなどの刺激によって歯肉出血を起こしたり，仮性の歯肉ポケットが形成される．ほとんどの場合，プラークの除去により治癒する．

2 歯周炎の場合

真性の歯周ポケットが形成され，アタッチメントロスが生じる．ポケット内には，滲出液が多くなり，この滲出液中に白血球が多くなると膿となる．また，歯槽骨の喪失とともに，歯の動揺も起こってくる．そのほか，歯の移動や口臭などさまざまな病態を呈する．侵襲性歯周炎および遺伝疾患を伴う歯周炎を除いて生体の防御反応に異常は認められない．

歯種および歯面によって罹患しやすさが異なる（部位特異性がある）．一般に，上下顎前歯部と上顎大臼歯部が最も早期に罹患し，また，重症になりやすい．一方，上下顎犬歯部や下顎小臼歯部は低罹患部位であり，その進行度も遅い．なお，歯面別では，上顎では頬側，下顎では舌側が重症になりやすい．疾患の進行は，一定の速さで進むのではなく，バースト期と静止期が繰り返されて悪化していく．

G 歯周病と全身との関連

さまざまな全身疾患が歯周病のリスク要因になることは，「歯周病の発生要因」で解説したが，近年，歯周病が全身の健康に影響を及ぼしているという報告が多数ある．

II型糖尿病患者に対して歯周病の治療を行うと，血糖値に改善がみられたという報告がある．歯周病が糖尿病に影響を及ぼすメカニズムは，歯周病のような炎症が生体内にあると，サイトカインがインスリン抵抗性を増悪させるためであるといわれている．糖尿病が歯周病のリスク要因であることは周知のことであるため，歯周病と糖尿病との関係は Two way relation といわれている．

その他，歯周病が循環器疾患や低出生体重児出産のリスク要因であるという議論もなされているが，研究によって結論がまちまちであり，確固たるエビデンスはまだ得られていない．今後，大規模で十分にコントロールされた疫学研究を行い，歯周病とさまざまな全身疾患との間に，明確な関連性があるのかどうかを見極める必要がある．

仮性の歯肉ポケット
　ポケット底の位置は変わらないが，歯肉の炎症によって相対的に歯肉溝が深くなったもの．

真性ポケット（歯周ポケット）
　ポケット底の位置が根尖方向に移動することによって歯肉溝が深くなったもの．

バースト期
　活動期（勃発期）

口腔の健康と全身の健康
➡ p.3，表 1-1

糖尿病
➡ p.205

Two way relation
　双方向の関係，すなわち互いの疾患が原因であり結果である関係．

2 予防方法

公衆衛生学では，疾病発症前まで（発症前の段階）に行う予防を第一次予防，疾病発症後の早期発見，進行阻止するために行う予防（発症後の治療段階）を第二次予防，機能不全に至った状態でその機能回復のために行う予防（機能障害を起こした段階）を第三次予防として3相に分け，さらにその手段を5段階に分ける考え方が広く知られている（**表 4-3**）．

これまで歯周病は，う蝕とともに不可逆的な疾病であり治癒は望めないとされてきたが，近年では可逆的な段階で治療をはじめれば治癒できる疾病と考えられるようになってきた．令和4年（2022）歯科疾患実態調査においても，4mm 以上の歯周ポケットを有する者の割合が高齢になるに従って増加し，とくに 15〜34 歳と 65 歳以上では，前回の調査からその割合が大きく増加していることが明らかとなっている（p.75，**図 4-4**）．このことは，歯周病に対する適切な予防を若年期から行えば，有病者率を大きく減少できる可能性を示唆している．すなわち，歯周病の予防は，治療を対象とした第二次予防だけでなく，発症予防である第一次予防へとシフトしていかねばならない．

Support

第一次予防，第二次予防，第三次予防
Leavell & Clark の予防レベルの概念（1965）
➡ p.4

表 4-3 ▶ 予防の3相5段階に対応する歯周病予防手段

予防手段		疾病のレベル		対　策	
3 相	5 段階				
第一次予防	健康増進	発症前	健　康	公衆衛生的指導（パブリックヘルスケア）セルフケアによる生活習慣の改善	健康教育，健康相談，保健指導（禁煙指導，食生活指導を含む），個人によるプラークコントロールなど
	特異的予防			歯周病予防のプロフェッショナルケア	専門的プラークコントロール，予防的歯石除去
第二次予防	早期診断・即時処置	発症後	発症初期潜伏期	各種の診査・検査初期病巣への処置（プロフェッショナルケア）	歯周病検診，妊産婦健診，歯科医院などでの精密検査，歯周基本治療　など
	疾病の進行阻止（機能障害の防止）		進行期	病巣の進行阻止（プロフェッショナルケア）	再評価検査，歯周外科治療など
第三次予防	機能回復（リハビリテーション）		回復期	リハビリテーション（プロフェッショナルケア）	口腔機能回復治療

A 第一次予防

1 プラークコントロール

う蝕同様，歯周病の予防においても，感染源の除去を目的としたプラークコントロールが基本である．自宅などで行われるセルフケアにおいては，歯ブラシによるブラッシングや清掃補助用具による歯間部清掃といった機械（物理）的プラークコントロール，殺菌剤や抗菌剤を含有する洗口剤や歯磨剤による化学的プラークコントロールがある．

2 歯周病の予防処置

う蝕では，「特異的予防」としてのフッ化物の応用という予防効果の高いプロフェッショナルケア（フッ化物の歯面塗布）やパブリックヘルスケア（水道水フロリデーション）が知られているが，歯周病では「特異的予防」が確立されていないのが現状である．そのなかで予防的歯石除去やPTC/PMTCは，歯周病の予防処置と考えられ，積極的に行っていく必要がある．

3 歯・口腔の健康診査（健診）に基づく，保健指導と生活習慣の改善

良好な健康状態であっても健康レベルは各自で異なり，そのレベルに応じた対応が必要である．健康診査（健診）や健康調査によって健康レベルを把握し，喫煙や栄養に関する保健教育，健康相談，保健指導を行い，それに基づいて生活習慣を改善しなければならない．

B 第二次予防

1 歯周病の検診

歯周病の検診には，「健康増進法」に基づく歯周疾患検診をはじめ妊産婦健診や学校歯科健診などがある．また，かかりつけ医による歯周病の検診を受診することもきわめて重要である．

診査項目としては，口腔衛生状態，歯周ポケット深さ，BOP，歯の動揺度をはじめとした歯周組織検査，細菌学検査，歯肉滲出液の検査などを行い，治療効果の評価とその後のSPTの内容を決定する．

2 歯周基本治療

歯周基本治療では，病因因子とリスクファクターを除去することにより，歯周組織の炎症が改善し，その後の歯周治療が成功に導かれる．プラークコントロール，スケーリング，ルートプレーニング，プラークリテンションファクターの除去，咬合調整，暫間固定などを行う．最適な治療計画立案ができるよう，病因因子とリスクファクターを明確にし，全身の問題や生活習慣を含む患

セルフケア
自身が行う健康の維持増進の方法で家庭療法．

プロフェショナルケア
歯科医師や歯科衛生士が行う専門的予防処置．

パブリックヘルスケア
法律などに基づき国，県，市町村など，公共の団体や学校が行う公衆衛生事業．

水道水フロリデーション（水道水フッ化物濃度調整）
日本では現在行われていない．
➡ p.65

PTC
Professional Tooth Cleaning
歯科医師や歯科衛生士がプラーク除去，スケーリング，ルートプレーニング，歯面研磨などを行い，口腔清掃すること．

PMTC
Professional Mechanical Tooth Cleaning
Per Axelsson（1999）が提唱．専用の器具を用いて行う，セルフケアが困難な歯面の機械的プラークコントロール．

健診（健康診断，健康診査）
疾病の予防（一次予防）・早期発見（二次予防）のために健康状態を評価すること．集団全体に働きかけるのでポピュレーションアプローチである．

検診
ある特定の疾患に罹患しているかどうかを検査すること．危険度が高い者に対して働きかけるのでハイリスクアプローチである．

BOP
bleeding on probing
プロービング時の出血．

者背景を考慮しなければならない.

3 歯周外科治療

歯周基本治療後,深いポケットが残存するケース,軟・硬組織の形態異常によりプラークコントロールが良好でなく炎症が再発するケース,審美障害や適切な修復・補綴物の装着を妨げるケースなどでは,歯周外科治療が適応となる.

歯周外科治療は,組織付着療法,切除療法,歯周組織再生療法,歯周形成術の 4 種類に大きく分かれるが,骨欠損や口腔衛生状態,歯周ポケット深さ,BOP,エックス線所見などから総合的に術式を選択する.

C 第三次予防

1 口腔機能回復治療

歯周病により生じた歯質や歯の欠損,歯の動揺,咬合・咀嚼機能といった口腔機能や審美性を回復するために,咬合治療,修復・補綴治療,矯正治療,インプラント治療などが行われる.しかしながら,本来これらの治療は,回復した歯周組織を安定させ,機能を維持するために行われるものであり,そのためにメインテナンスや SPT をセルフケアおよびプロフェッショナルケアとして継続していくことが重要である.ただし,メインテナンスは 4 mm 以上の歯周ポケットが消失した状態で行うものなので特異的予防に,また歯周ポケットが消失しない状態で行う SPT は疾病の進行阻止に分類するのが一般的である.

D セルフケア,プロフェッショナルケア,パブリックヘルスケア

疾病予防のセルフケアは,保健教育や健康相談,保健指導などで得られた知識・技術に基づき,正しく実践される必要がある.とくに歯周病予防では,自身によるブラッシングや禁煙活動などがあり,継続することが重要である.

プロフェッショナルケアについても定期的に行われることが効果的であり,個々の疾病状況にあわせたプロフェッショナルケアがより重要である.

パブリックヘルスケアでは,法律に基づいた健診事業などを行う.そして,それらの診査結果を基にリスク評価を行い,継続的なセルフケアにつながる保健指導を行う.ハイリスク者には,症状がなくてもプロフェッショナルケアの重要性を説明する.

SPT
supportive periodontal therapy
再評価検査で病状が安定したと判定された場合,歯周組織の安定維持を図るとともに新たな疾病発症の早期発見を目的に行う.

リスクファクター
疾患の発症や進行を規定する因子.

プラークリテンションファクター
歯石,不適合修復物,う蝕,歯や口腔軟組織の形態異常など,プラークを蓄積,増加させる因子.

メインテナンス
再評価検査で治癒と判定された場合,再発防止を目的に行う管理のこと.

セルフケア,プロフェッショナルケア,パブリックヘルスケア
➡ p.52, 54

5 その他の歯科疾患の予防

1 不正咬合の予防

　不正咬合はさまざまな影響を及ぼすため，顎顔面の成長過程において定期的に観察を行い，予防ならびに早めの対処を行うことが重要である．

　歯科衛生士は，う蝕や歯周病の予防処置や指導においても，歯列咬合の異常や個々の歯の位置異常などに対する十分な配慮と観察が必要である．診療補助業務の1つである摂食機能療法や口腔筋機能療法などの指導・訓練も，不正咬合と密接な関連があることから，摂食嚥下などの機能に及ぼす不正咬合の影響や不正咬合の予防手段について理解しておくことが必要である．

Support

A 不正咬合の種類

1 歯列・咬合の異常

① 正中離開：上唇小帯の付着位置が高位であったり正中埋伏過剰歯によって中切歯間に空隙が生じる．

不正咬合に関する指標
➡ p.123

② 叢生：歯の幅径と顎の大きさの不調和，歯の捻転や転位によって隣接歯どうしが重なり合う．

③ 開咬：臼歯が咬合しても前歯部に垂直的な空隙がある．

④ 過蓋咬合：咬合時の前歯部の垂直的な重なりが大きくなる．

⑤ 交叉咬合：上下歯列の咬合関係が左右側で逆になる．

⑥ 上顎前突（下顎遠心咬合）：下顎歯列弓が上顎歯列弓に対して正常より遠心に咬合する．

⑦ 下顎前突（下顎近心咬合）：下顎歯列弓が上顎歯列弓に対して近心に咬合するもので，一般に反対咬合と呼ばれる．

2 個々の歯の位置異常

① 近心（遠心）転位：歯列弓内で正常の位置より近心（遠心）位にある．

② 唇側（頬側，舌側）転位：歯列弓内で正常の位置より唇側（頬側，舌側）にある．

③ 捻転：歯が長軸を中心に回転している．

④ 傾斜：歯が唇（舌）側に傾斜，あるいは近（遠）心側に傾斜する．

⑤ 高位：歯の咬合面（切端）が通常より咬合線に近づく，あるいは越えてい

⑥ 低位：歯の咬合面（切端）が通常よりも咬合線から遠い，あるいは達していない．

⑦ 移転：歯の位置が入れ替わっている状態．たとえば犬歯と第一小臼歯が，それぞれ位置を替えて萌出している状態．

B 不正咬合の影響

1 う蝕や歯周病の誘因

歯列不正があると不潔域が増すだけでなく，プラークコントロールが不十分になることから，う蝕や歯周病，口臭などが誘発されやすくなる．開咬や口呼吸によって前歯部歯肉が乾燥すると歯肉炎が誘発される．

口呼吸
➡ p.81

2 顎関節症の誘因

歯列不正によって顎関節部に異常な力がかかり，顎関節部や咀嚼筋の疼痛，開口障害，顎関節雑音などが生じることがある．

3 咀嚼機能低下

歯列不正によって上下の咬合接触面積が少なくなると咀嚼機能が低下し，硬い食物や繊維性の食物を嫌う，よく噛まずに飲み込むなどの影響がでる．さらに，味わって食べられないために過食となり，肥満の原因になるなどの二次的な影響もある．

4 構音（発音）障害

前歯部の歯間離開や開咬，下顎前突，交叉咬合などは，とくに子音の構音に悪影響を及ぼす．さらに，臼歯部の歯列不正によって，構音時に呼気が臼歯部から口腔前庭を経て側方に流れ，口角の一方または両方から流れ出る歪み音である側音化構音が生じる．また，前歯部の開咬などによって，構音時に舌尖を上下の前歯に挟んで発音するため，構音点が前方に移動して歪み音になる歯間化構音（歯間音化構音）なども生じる．

側音化構音
イ段（キ，シ，チ，リ，ニ）やサ行の構音が障害される．

歯間化構音
サ行音が舌足らずな話し方になる．

5 発育障害

歯列不正は顎の正常な発育に悪影響を及ぼす．

6 心理的（審美）影響

上顎前突や下顎前突，目につきやすい前歯部の歯列不正は口元の感じや顔貌に関係し，それに伴う劣等感が心理的障害をもたらす．とくに思春期などでは人前に出ることを避け，消極的な性格になるなどの影響がある．

C 不正咬合の原因と予防方法

不正咬合には，遺伝的・先天的な原因や後天的な原因がある．

現在のところ遺伝的・先天的な原因に対する予防は困難であるため，後天的な原因に対処することになるが，乳歯列完成前から永久歯列完成後までの長期にわたる予防管理が必要な場合も多い．

1 遺伝的・先天的および全身的原因とその予防

先天異常である唇顎口蓋裂などは，早期に外科処置などを施して不正咬合の程度を軽減し，長期にわたって予防を含めた咬合機能の回復を図っていく．

歯や骨の成長期における栄養障害や内分泌障害などは，他の専門医療分野と連携協力して全身の健康の維持・増進を図ることによって予防対応を行う．

2 後天的および局所的原因とその予防

a 習癖とその対応

吸指癖などの習癖については，2歳ころまでは生理的なものであることを考慮し，子どもの家庭環境，社会への適応状態，1日の生活状況，親子関係など育児環境全般から対応方法を考えることが大切である．

吸指癖や舌突出癖（異常嚥下癖）では，指導とともに習癖予防（防止）装置が必要な場合にはハビットブレーカーなどが用いられ，口呼吸にはオーラルスクリーンなどが用いられる．

おもな習癖とそれによる不正咬合を表 5-1 に示す．

b 機能不全と機能療法

口腔の形態成長とともに諸機能が発達するが，摂食嚥下や構音の機能障害は不正咬合と関連することから，早期に発見して機能訓練を施すことによって，不正咬合の増悪を予防することが可能である．機能訓練には摂食機能療法や口腔筋機能療法（MFT）がある．MFT は矯正歯科領域で，舌突出による異常嚥下癖が原因となる開咬などの不正咬合に対して行われている．

c 乳歯の早期喪失と保隙装置

乳歯の早期喪失は水平的，垂直的なスペースの減少をきたし，永久歯の歯列不正をもたらす．そこで後継永久歯の萌出スペースを確保するための保隙装置

表 5-1 ▶ 習癖とそれに伴う不正咬合

習　癖	不正咬合
拇指吸引癖	開咬，上顎前突，V字型歯列弓，下顎前歯の舌側傾斜
弄舌癖	開咬，上顎前突
咬下唇癖	上顎切歯の唇側傾斜，下顎切歯の舌側傾斜
舌突出癖（異常嚥下癖）	開咬，上下顎前突
咬爪癖	当該歯への偏位，正中離開
口呼吸	上顎前突，下顎前突，開咬，V字型歯列弓

口腔習癖
　吸指癖，咬唇癖，吸唇癖，弄舌癖，咬爪癖，舌突出癖，歯ぎしり，口呼吸など．

口呼吸
➡ p.81

MFT
Myofunctional therapy

が用いられる.

（1）固定式装置

　固定式装置には，クラウンループ，バンドループ，舌側弧線などがある.

（2）可撤式装置

　可撤式装置には，多数歯欠如の保隙に用いられる小児義歯がある.　この床型装置は，咀嚼，構音，審美回復などの効果もある.

d　保健指導

　不正咬合には，習癖や不良な食べ方など家庭生活が影響することが少なくない.　そのため，家庭生活において情緒的に不安定になる要因を除くための保健指導を行う.　とくに，幼児が行う習癖については，親子関係を十分理解したうえで，親のみならず子ども自身が習癖を治すことを希望し，行動するように保健指導することが基本となる.

2　口臭の予防

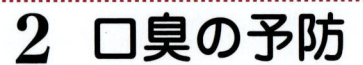

　人間関係が高度に複雑化した現代社会において，口臭に対する関心は高まっている.

　口臭は原因疾患の治療，舌清掃，適切な洗口剤などの併用により，容易に減少するが，心因性の口臭病患者の対応には特別な配慮が必要である.

A　口臭の分類

　口臭の分類と治療必要性（TN）を**表 5-2** に示す.

TN
Treatment Needs
必要な処置.

表 5-2 ▶ 口臭の国際分類と治療の必要性（TN1-TN5）

真性口臭症	社会的容認限度を超える明らかな口臭が認められるもの ①生理的口臭：器質的変化，原因疾患がないもの 　（ニンニク摂取などによる一過性のものは除く）	TN1
	②病的口臭 　・口腔由来の病的口臭：口腔の原因疾患，器質的変化，機能低下による口臭	TN2
	・全身疾患の病的口臭：耳鼻咽喉，呼吸器系疾患など	TN3
仮性口臭症	患者は口臭を訴えるが，社会的限度を超える口臭は認められず，検査結果などの説明（カウンセリング）により訴えの改善が期待できるもの	TN4
口臭恐怖症	真性口臭症，仮性口臭症に対する治療では訴えの改善が期待できないもの	TN5

TN1：説明および口腔清掃指導（セルフケア支援）
TN2：専門的清掃（PMTC），疾患治療（歯周治療など）
TN3：医科への紹介
TN4：カウンセリング（結果の提示と説明），専門的な指導・教育
TN5：精神科，心療内科への紹介
（TN2〜TN5 には TN1 への内容が含まれる）

実際に口臭を有する真性口臭症と，社会的容認限度を超える口臭が認められないにもかかわらず，患者が口臭を訴える心因性口臭（仮性口臭症・口臭恐怖症）に分類される．

真性口臭症はさらに生理的口臭と病的口臭に分類される．生理的口臭は治療すべき原因疾患がなく，唾液分泌の少ない起床時，空腹時，緊張時および月経時などに強くなる．病的口臭の多くは歯周病や舌苔などによる口腔由来のものが多く，全身疾患によるものは少ない．

心因性口臭
　自臭症ともいう．

その他の口腔由来の口臭
　う蝕，歯垢，歯石，唾液減少．

全身由来の口臭
　鼻疾患，呼吸器疾患，消化器系疾患，糖尿病，肝疾患．

B 口臭の原因物質

口腔由来の口臭は口腔内の嫌気性菌が口腔内の脱落上皮や白血球に含まれるタンパク質を嫌気的に分解して生じる臭気物質が原因で起こる．代表的な原因物質は揮発性硫黄化合物で，硫化水素（卵の腐敗臭：毒性が強く歯周病の原因ともなる），メチルメルカプタン（野菜の腐敗臭），ジメチルサルファイド（生ごみ臭）の3つがある．そのほか，タンパク質の分解産物のアンモニア，インドール，スカートル，炭水化物の分解産物のアセトン，アルコールなどがある．

全身由来の口臭としては糖尿病のアセトン臭，トリメチルアミン尿症のアミン臭などがある．

C 口臭の検査

1 官能試験

ヒトの臭覚で判定する方法（**表 5-3**）．口臭は人間が不快感を覚える臭いであるという点から，本来は人間の鼻の能力で判定するのが正確である．数人による一致した判定で判断するのが望ましい．

a 呼気パック方式

密閉できるテフロン性の袋に呼気を採取して別室で判定する方法．患者の呼気と正常な空気の入った袋の2つを用いて判定する．

b UBC 式官能試験

患者と診査者をついたて（スクリーン）で仕切り，ついたての中央に長さ 10 cm，直径 2〜2.5 cm 程度のチューブを挿入固定したものを通して，患者の呼気

表 5-3 ▶ 官能試験による口臭の判定と基準

スコア	判 定	基 準
0	臭いなし	臭覚閾値以上の臭いを感知しない
1	非常に軽度	臭覚閾値以上の臭いを感知するが，悪臭と認識できない
2	軽 度	かろうじて悪臭と判定できる
3	中等度	悪臭と容易に判定できる
4	強 度	我慢できる強い悪臭
5	非常に強い	我慢できない強烈な悪臭

を歯科医師が嗅いで判定する．呼気の空気による希釈が少ないため鋭敏性が高い．

2 口臭測定器

a ガスクロマトグラフィ

一番精度の高い測定法であるが高価で操作がむずかしいため，一般の歯科医院には不向きである．おもに大学病院の口臭外来や研究室で用いられる．

b ポータブル口臭測定器

歯科医院などで用いる半導体ガスセンターを用いた口臭測定器で揮発性硫黄化合物を測定する．精度はガスクロマトグラフィに比べると劣るが，一般の歯科医院でも使えるため口臭の診断補助機器として有用である．

D 口臭の予防方法

1 舌の清掃（舌苔の除去）

舌苔は舌表面に付着するペースト状の沈着物で脱落上皮細胞，白血球，細菌，食物の残渣からなり，口臭のおもな原因となる．

舌清掃は舌を傷つける可能性があるため，舌苔が溜まっているときのみ軟らかい舌ブラシで優しく除去する．その際，歯磨剤は用いない．

2 歯周病の予防と治療

定期的に歯科受診をして歯周病の治療や歯石除去を受けるように心がける．同時に専門的清掃（PMTC）を受けることも有効である．

3 全身疾患や口腔乾燥症の治療

鼻咽頭疾患などの全身疾患がある場合は専門医で原疾患の治療を受ける．またシェーグレン症候群や服薬による副作用で唾液分泌機能の低下（口腔乾燥）が認められる患者には，PMTCを含む定期管理を行うなどの対策が必要である．

4 その他

クロルヘキシジンや塩化亜鉛を含む洗口液，チューインガムも口臭を減弱する作用が認められているが，あくまでも一時的なもので，日常の口腔清掃や専門的清掃を優先することが望ましい．

ポータブル口臭測定器
簡易型ガスクロマトグラフィ・オーラルクロマ™（アビリット），硫化物モニターのハリメーター™（インタースキャン）やブレストロン™（新コスモス電機）など．

舌苔の好発部位
➡ p.25

舌清掃
➡ p.41, 42

PMTC
Professional Mechanical Tooh Cleaning

3 その他の歯科疾患・異常の予防

A 歯の損耗

歯への物理的要因，生物化学的要因，心理行動要因が複雑に作用して，すべての人の歯は損耗が進行していく．このうち，病的に速いスピードで進行したものは知覚過敏や実質的な歯の欠損を生じるため，対処と予防が必要になる．歯の損耗は次の3つに分類される．

1 咬　耗

咬耗とは，歯と歯の接触による機械的損耗である．パラファンクションによって進行が早まる．

2 摩　耗

摩耗とは，歯以外の物理的な力による損耗である．たとえば，くさび状欠損はアブフラクションが引き金で生じる歯頸部の小さな欠損に，過剰なブラッシング力，硬毛の歯ブラシ，研磨性の高い歯磨剤の研磨剤によってくさび状・凹状の欠損となる．

3 酸　蝕

う蝕はプラーク中の細菌が代謝した酸による溶解であるのに対し，酸蝕は飲食物などに含まれる酸による歯の化学的溶解である．労働環境で発生した酸による歯の酸蝕症とは区別することが多い．咬耗や摩耗に酸蝕が加わると，損耗はより拡大される．原因となる酸によって次の2つに分類される．

a 外因性の酸蝕
酸性飲食品（清涼飲料水，レモン，梅干しなど）や酸性の薬（ビタミンC，アスピリンなど）によるもの．

b 内因性の酸蝕
胃液の逆流（胃食道内因逆流症，拒食症や過食症の摂食障害）によるもの．

B 歯の破折

歯の破折は，交通事故，スポーツ，歯ぎしりや硬固物を噛んだときなどの過度な外圧によって生じるが，無髄歯や歯根部に支台築造されている場合など，歯質の弾力性が低下していると起こりやすくなる．

発生部位により歯冠破折，歯冠と歯根の破折，歯根破折に分類できる．また完全な破折ではないが歯冠亀裂（不完全破折）もある．

Support

損　耗
tooth wear

咬　耗
attrition

パラファンクション
　咀嚼などの機能的な動きではなく，弄舌癖や偏咀嚼などの口腔習癖，歯ぎしり（グラインディング），食いしばり（クレンチング），カチカチという嚙み合わせ（タッピング）などの総称で，歯の咬耗，摩耗や修復物の破損をもたらす．
→ p.81

摩　耗
abrasion

アブフラクション
　パラファンクションなどで起こる歯頸部歯質の実質欠損で，とくに側方運動時に上下の歯が強く接触し，構造的に異なるエナメル－象牙境付近の歯質が細かくはじけ飛ぶ現象である．

酸　蝕
erosion

1 歯冠破折

歯冠破折は，エナメル質に限局するもの，象牙質まで含むもの，歯髄腔まで含むものに分類される．また破折の方向によって，水平，垂直，斜走という分類もある．

2 歯冠と歯根の破折

歯冠と歯根の破折は，歯髄腔まで含むものと含まないものに分類される．

3 歯根破折

歯根破折は，根尖側 1/3，中央 1/3，歯頸側 1/3 と分類される．また破折の方向によって，水平，垂直，斜走という分類もある．

C 歯・口腔の外傷（マウスガードを含む）

歯・口腔にみられる外傷の原因は，交通事故が最も多く，次が転倒，スポーツ，暴力の順であり，好発部位は前歯部（とくに上顎中切歯）である．年齢別の原因では，幼児期は転倒が多く，学童期は転倒，衝突，自転車による外傷に加え，子どもへの肉体的虐待（折檻(せっかん)）が多い．10 歳代になるとスポーツによる外傷が主となり，10 歳代後半から 20 歳代前半になると，自動車や暴行（けんか）による外傷が増加する．

1 歯・口腔の外傷の分類

a 歯の硬組織と歯髄への損傷

歯冠亀裂，歯冠破折，歯根破折などがある．

b 歯周組織への損傷

歯の亜脱臼・脱臼，歯の陥入，歯の挺出がある．

c 支持骨の損傷

歯槽窩粉砕，歯槽骨破折，歯槽突起骨折，上顎・下顎骨折がある．

d 歯肉や口腔粘膜の損傷

歯肉裂傷，歯肉や口腔粘膜の挫傷，歯肉や口腔粘膜の擦過傷がある．

2 マウスガード

歯・口腔の外傷の予防に努めるとともに，コンタクトスポーツでは，マウスガード（マウスピース）の装着が勧められる．マウスガードの装着により，道具や人との直接的な接触による外傷，強く嚙みしめることによる歯の咬耗，顎関節や脳しんとうの予防になる．

違和感が少なく，発音や呼吸をあまり阻害しない適合性のよいカスタムメイド型が望ましい．

マウスガードの種類
　既製型（ストックタイプ）のほか，熱などで軟化して口腔内で成形したり，既製型の内面に軟らかい内層材を盛ってつくる成形型（マウスフォームドタイプ），および個人の歯列模型に合わせて作製するカスタムメイド（オーダーメイド）型がある．

D 顎関節症

顎運動障害や顎関節の疼痛，関節雑音が発現するものを<u>顎関節症</u>という．

顎関節症の主症状は，顎関節や咀嚼筋の疼痛，関節雑音，開口障害や顎運動異常の3つである．

1 顎関節症の疫学

20〜30歳代の青年期（とくに女性）に多いが，正当な疫学調査がないため有病率や発生率は不明である．

2 顎関節症の原因

a 局所的因子

早期接触，咬合干渉などの咬合因子，咀嚼筋の異常な緊張，外傷，外力などの筋肉や顎関節への直接因子，ブラキシズムや不良習癖（吸指癖，咬唇癖，弄舌癖，異常嚥下癖）などがある．

b 全身的因子

ストレスなどの精神的因子と，不眠，疲労および多発性関節炎などの身体的因子がある．

3 顎関節症の治療と予防

局所因子に対する治療は，咬合状態・ブラキシズムの改善，理学療法や薬物療法（筋弛緩剤），精神的因子に対しては，心理療法や薬物療法（抗うつ剤）を施す．

決定的な予防方法はないが，ライフスタイルの改善，咬合調整，不良習癖の改善があげられる．

E 口腔癌

<u>口腔癌</u>は近年急激に増加し，全悪性新生物の3%程度を占める死亡率がきわめて高い癌である．60歳代に多く発生し，女性より男性に多く，部位別では国，地域，生活様式，習慣によって異なるが，日本では舌が最も多く，頰粘膜，口底，上顎歯肉，下顎歯肉と続く．前癌状態は，粘膜上皮が増殖肥厚して周囲より少し隆起した境界明瞭な白斑（白板症）として認められる．

1 口腔癌の予防

次にあげる口腔癌のリスクファクターを取り除くことが予防の基本である．

a 口腔癌のリスクファクター

① 喫煙：無煙たばこや噛みたばこもリスクとなる．

② 飲酒：とくにアルコール度の高いものがリスクとなる．

③ 機械的慢性刺激：鋭縁なう蝕部や不適合な充塡物や維持装置がリスクと

なる.
④ 口腔内の清掃不良

F 着色歯・変色歯

明確な定義はないが，着色歯はおもに外因性，変色歯はおもに内因性の原因によるものである．

変色歯
➡ p.12

1 外因性着色

嗜好品（たばこ，コーヒーなど），色素産生菌，飲食物，化学物質，金属粉じん，口腔清掃不良などが原因となる外来性沈着物による歯への着色である．

2 内因性変色

全身的・局所的原因によって変色するもので，次の原因がある．

a 歯の形成期に生じる原因

（1）薬剤による変色

- ・テトラサイクリン：黄色，褐色，灰色
- ・歯のフッ素症：白濁または白斑

歯のフッ素症
➡ p.60

（2）全身疾患による変色

- ・ポルフィリン症：ピンク色，灰褐色
- ・胎児性赤芽球症（新生児メレナ）：青紫色，褐色
- ・高ビリルビン血症：緑色，青色，赤色，紫色，黄色

（3）その他

- ・エナメル質形成不全：エナメル質が非常に薄いため，象牙質が透けて黄色や灰褐色を呈する．
- ・象牙質形成不全：象牙質の構造が異常で，透明度の高い褐色や青灰色を呈する．

歯の形成不全
➡ p.12

b 歯の萌出後に生じる原因

- ・歯髄内出血，歯髄壊死による変色
- ・歯科材料による変色
- ・加齢による変色

3 着色歯・変色歯の予防および処置

外因性着色歯の予防で最も重要なのはプラークコントロールである．
内因性変色歯の予防は，歯の形成期に着色を引き起こす薬品や化学物質を避けるとともに，全身疾患を予防することである．内因性変色の処置には歯の漂白（ブリーチング，ホワイトニング）がある．

無髄歯の漂白
インターナル（ウォーキング）ブリーチ（過酸化水素水，過ホウ酸ナトリウム）

有髄歯の漂白
オフィスブリーチ（レーザー，過酸化水素水），ホームブリーチ（過酸化尿素）

G 口腔機能低下症

口腔機能低下症は，加齢，歯・口腔と全身の疾患，障害などによって，摂食嚥下をはじめとする口腔機能が低下した状態である．これを放置していると，低栄養，サルコペニア，フレイル，そして要介護へと進行する．そのため，「口腔機能低下症」と診断された患者に対しては，歯科医療関係者が口腔衛生管理と口腔機能管理を担当し，豊かな老後を実現することが必要である．

そこで，歯科診療報酬の点数に口腔機能低下症が収載され，令和4年（2022）4月からは適用年齢が65歳以上から50歳以上へと拡大された．

1 保険上の診断方法と検査方法

口腔機能低下症は，7項目（①口腔衛生状態不良，②口腔乾燥，③咬合力低下，④舌口唇運動機能低下，⑤低舌圧，⑥咀嚼機能低下，⑦嚥下機能低下）の検査を行い，3つ以上が該当すると診断されることになる．

①は視診による Tongue Coating Index（TCI）または舌背上の微生物数，②は口腔粘膜湿潤度か唾液量，③は感圧フィルム（デンタルプレスケール）か残存歯数（動揺度3を除いて20歯未満），④はオーラルディアドコキネシス，⑤は舌圧測定，⑥は咀嚼能力検査（グルコース含有グミゼリー咀嚼時のグルコース溶出量）か咀嚼能率スコア法，⑦は嚥下スクリーニング検査（EAT-10）か自記式質問票（聖隷式嚥下質問紙）で評価する．

2 口腔機能低下症の診療

口腔機能低下症の診療は，次のような順序で進められる．

口腔機能低下症の検査・診断 → 管理計画の立案 → 管理計画の患者等への説明・同意 → 口腔機能低下症の管理（患者への動機づけ，機能訓練の指導，生活指導，栄養指導など）→ 再評価 ⇄ 継続管理．

H その他：口内炎，口腔乾燥症，味覚異常

1 口 内 炎

口内炎とは，口腔粘膜（口唇と舌を除く）に生じる炎症の総称であるが，2か所以上に生じたものを口内炎とするという狭義の定義もある．口腔粘膜固有の疾患と全身的疾患あるいは栄養（鉄，ビタミン）不足，ストレスなどの部分症状としてみられるものがある．

a 口内炎の分類

- ・原因不明のアフタ性口内炎
- ・細菌感染によるカタル性口内炎，潰瘍性口内炎など．
- ・ウイルス感染による単純疱疹，手足口病など．
- ・真菌によるカンジダ症

サルコペニア
　筋肉量が減少し，筋力が低下した状態．

フレイル
　身体的，社会的，心理・認知的に弱って虚弱になった状態．

オーラルフレイル
　わずかなむせや食べこぼし，滑舌の低下という口腔機能低下をオーラルフレイルと呼び，国民の啓発に用いている．それに対して，口腔機能低下症は，検査に基づく疾患名として扱われている．

・アレルギー性口内炎，ニコチン性口内炎など．

b 口内炎の予防

最も重要なことは口腔清掃である．そのほかには，適切な栄養摂取，ストレスへの対処，禁煙，口腔粘膜を刺激する補綴物などの改善などがあげられる．クロルヘキシジン，ポビドンヨード，塩化ベンゼトニウムなどの含嗽を併用するとよい．

2 口腔乾燥症

口腔乾燥症（ドライマウス）とは，唾液分泌低下あるいは口腔粘膜から水分が過剰に失われることにより口腔内が異常に乾燥する状態をいう．唾液には多くの大切な働きがあるため，口腔乾燥症になると，構音障害，咀嚼および嚥下が円滑に行われにくい，う蝕・歯周病・口臭の発生，味覚異常などをもたらす．

唾液の作用
➡ p.13

a 口腔乾燥症の原因

（1）局所的原因

口呼吸，コーヒー・紅茶・緑茶に含まれるカフェインやたばこによる粘膜刺激，唾液腺への放射線照射，咀嚼不足による唾液腺の萎縮などがある．

（2）全身的原因

水分摂取量不足，シェーグレン症候群や糖尿病などの唾液分泌低下をもたらす疾患，降圧剤，抗うつ剤などの服用，加齢などがある．

b 口腔乾燥症への対処と予防

水分補給が基本であるが，口腔保湿剤や人工唾液の利用，唾液腺マッサージ，生活習慣や体質の改善，副作用の少ない薬剤への変更や薬剤量の軽減などが有効である．

3 味覚異常

味覚は五感（視覚，聴覚，嗅覚，触・圧覚，味覚）の1つであり，甘味，酸味，塩味，苦味，うま味を基本味とする．

味覚の発達は出生直後からはじまり，塩味の嗜好は生後3〜4か月ごろに芽生え，中学生ころが最も鋭敏になる．高齢者は健常であっても味覚に変化が起こる．

味覚，うま味
➡ p.7

a 味覚異常の原因

薬物性（抗アレルギー薬や鎮痛・解熱剤など），末梢・中枢の神経障害，亜鉛欠乏（最も多く味蕾の新陳代謝に異常をきたす），口腔乾燥症や舌炎などの口腔疾患や全身疾患（貧血，消化器疾患，脳梗塞や脳出血，糖尿病など），うつ病などの精神疾患，放射線治療後に起こる．

亜鉛欠乏による味覚異常
　味覚を感じる味蕾の味細胞の新陳代謝は活発で，約1か月で生まれ変わる．
　亜鉛が不足すると味細胞の再生が障害される．

b 味覚異常の対処と予防

原因によって，それぞれ該当する診療科を訪れる．そのほかには，口腔清掃，適切な栄養摂取，ストレスへの対処，禁煙などがあげられる．

 歯科疾患の疫学と歯科保健統計

1 疫学概論

A 疫学とは

疫学は，あらゆる種類の健康障害を予防するための具体的な手段を提供する学問として，今や世界的に重要視されている．とくに最近増加している生活習慣病やいわゆる公害病などは，症状が表面に現れてからでは治療が困難となるため，予防に重点を置かざるを得なくなってきた．それだけに，疫学に対する社会的ニーズも高まっている．疫学の定義は次のようになる．

『疫学とは，人間集団を対象として，そこに起こる健康関連事象（疾病，異常，障害などのほか，健康そのものも含む）をマクロ的に観察し（集団現象としてとらえ），それらの「分布（性別，年齢別，時間的，地理的など）」を調べて，この分布を「規定する因子」を追求することにより，健康の増進と疾病・異常の予防を図る学問である』

B 疫学の根本的態度

大勢の人を観察しさえすれば，それが疫学になるわけではない．そこには観察のルールが必要となる．また，原因仮説を分析する段階においては，可能性だけで論じてもらっては困るのであって，統計学的な蓋然性に基づいて，予防対策につながる要因を指摘するのが疫学としての態度なのである．

したがって，現在の疫学的手法を一言で表現すれば，「あらゆる可能性を考えて，最も確率（蓋然性）の高いものを採用する」ということになる．

C 疫学の目的

疫学の対象は単に疾病だけではない．傷害も含め，あらゆる健康障害で流行するものすべてを対象とする科学である（近代疫学では健康そのものをも対象とする：健康の疫学）．たとえば，感染症はもとより，癌，脳出血，交通事故，職業性疾患（職業病）など，すべての流行するものについて集団としての「流行現象」を観察し，その流行の発生・経過・終止に関係する諸因子をとらえ，その合理的な予防方法を考えようとする科学である．したがって，歯科領域では，う蝕，歯周病，歯のフッ素症，智歯周囲炎，不正咬合（歯列不正）などが

Support

疫学
epidemiology

公害病
　人間の産業活動から排出される有害物質により引き起こされる病気．

可能性
possibility

蓋然性
　がいぜんせい
　確率（probability）

疫学の対象となる.

D 疾病や健康障害の発生要因

結核の発生には結核菌の存在が「必要条件」であることは間違いないが，それだけでは「十分条件」とはならない．現に結核菌の感染を受けている人でも，結核を発病するのはせいぜい10%以内である．つまり，結核菌がその原因のすべてではない．そこでわれわれは，結核の原因としてのあらゆる可能性を考える．つまり，病因のみでなく，感染を受ける人間側の条件と，さらに病因と人間を取り巻く各種の環境条件を考えるのである．このほかにも，ことに慢性的な疾病の場合には，病因に接触する時間の長さという条件もつけ加えられる.

現在の疫学が，疾病の原因を「病因」，「宿主（人体）」，「環境」の3者（「時間的要因」も含めれば4者）に求める「多要因原因説」を主張しているのも，疾病の原因としてあらゆる可能性を考えるということなのである.

このようにして検討された多くの可能性のなかから，原因としては確率の高い順に従って考慮をする．つまり，あらゆる可能性を一応当たってみて，そのなかで確率の高いものをマークするというのが疫学の手法なのである．ただし，確率の大小は対策を講じる際の重点をどこに置くかということの目安になるものであって，確率が小さいからといって，可能性のあるものを無視してよいというわけではない.

病 因
agent

宿 主
しゅくしゅ, host

環 境
environment

2 疫学の方法

A 基本的研究方法

疫学の研究方法は，大きく2つに分類される．その1つは，観察疫学（観察的研究）と呼ばれるもので，もう一方は介入研究といわれるものである．

1 観察疫学

観察疫学は，さまざまな処置を行わずに，自然の成り行きが阻害されない状況下で行われる疫学研究で，記述疫学と分析疫学がある．コホート研究や患者・対照研究などの分析疫学でさえも，結果を記録し，分類し，数え，統計学的に解析するのみで介入はしない．

a 記述疫学（記載疫学）

健康関連事象が人間集団内でどのような起こり方をしているか，その特徴を調べることが記述疫学である．要するに，ありのままの現状（実態）を観察して，その「時間的分布」，「地理的分布」，「宿主分布（性，年齢，人種など）」の相違を観察し，その相違を説明するのに最も便利な「仮説」を導くことをおもな目的としている．

b 分析疫学

記述疫学で得られる「仮説」を検証するために行う観察的研究をいう．問題となっている疾病または原因と思われる要素の有無で集団を2つに分けるか，疾病または要因を有する集団を観察することにより研究を行う．また，分析疫学には，横断研究，症例（患者）・対照研究，前向きコホート研究（一般にコホート研究という）や後ろ向きコホート研究がある．横断研究以外は，一定期間に繰り返し（2つ以上の時点で），同一の人に対して調査研究をするため，縦断研究といわれる．

（1）横断研究

よく「断面研究（調査）」といわれるが，断面研究には「縦断研究」も含まれるので，「横断研究」を用いるほうがよい．この手法は因果関係を1つの時点でとらえようとするものである．つまり，調査対象集団に対して，要因の有無と疾病・異常の有無とを同時に調査する方法である．しかし，1時点の調査なので，要因と結果との時間的な関連を調べるのが困難である．したがって，要因がたとえば性別や人種との関連などといった，時間の経過によってあまり変化しないものの場合には十分使用し得る方法である．

（2）縦断研究

① 患者（症例）・対照研究（ケース・コントロールスタディ）

現在において，研究の目的としている疾病を有している患者（症例）と有していないもの（対照）を過去にさかのぼって，特定の要因の有無を調査する．縦断研究の後ろ向き研究に該当する．

Support

② コホート研究（前向きコホート研究）

　　ある集団を調査対象集団として定め，この集団について一定期間将来へ向かって対象者の健康状態や疾患の発生状態を調べて，どのような因子や所見をもっている者がどのような疾患に罹りやすいかを調べるもので，縦断研究の前向き研究に該当する．

　　たとえば，原爆被爆の影響を調べる場合，被爆した集団と，その集団と社会的医学的諸条件が類似していてかつ被爆していない集団を対照集団として定め，この2つの集団（コホート）について「前向き」調査（将来にわたって追跡調査）を実施し，比較することによって影響の種類と大きさを推定する．

③ 後ろ向きコホート研究

　　研究を開始する現在の時点で，過去のある時点において特定の要因のあった人たちと，なかった人たちの区別がわかっていて，その後，現在までに起きた疾病などの調査をしていくことによって，要因と疾病の関連など分析する方法である．研究開始時点からすれば過去の領域での調査であるため，縦断研究の後ろ向き研究に該当する．

2 介入研究

介入研究は，予防や治療手段を実際に導入して，分析疫学で得た仮説上の関連について実証するための研究方法であり，EBM で利用される無作為化比較試験（RCT）のような研究をさす．研究者が被験者に，ある要因を与える群（実験群）と与えない群（対照群，コントロール群）とを無作為に設定し（人為的に介入し），起こってくる結果の差を追跡していくので「実験疫学」とも呼んでいた．

3 その他の方法

　　見方を替えてみると次のような疫学がある．

a 理論疫学

　人間集団内の疾病・異常（とくに感染症）の分布と消長の状況をさまざまな構成変数による数学的モデルとして表して理論的に研究する．

b 遺伝疫学

　個人やその家系の遺伝的特徴および集団の遺伝的構成が疾病・異常の発生にどのようにかかわっているかを追及する．

c 血清疫学

　血清免疫学的方法を疫学研究に応用した場合の呼称である．

d 臨床疫学

　疫学の原理と方法を臨床医学で遭遇する問題の解決に応用しようとするものである．たとえば，現在よくいわれる EBM は，この領域にあたり，治療の有効性や医療行為の費用・便益分析の評価に，よく用いられている．

B 基本的戦術（手法）

1 手法の基本

① 既存の仮説と事実を調べる（新しい問題の場合には「既存の仮説」がない場合もある）．
② 新しく，より明確な仮説をつくる（あるいは，はじめての「仮説」を設定する）．
③ この仮説の検定に必要な事実を収集する．
④ 因果関係などを統計学的に評価する（**図 6-1**）．
⑤ 因果関係が証明された要因を人為的に与えて評価する．

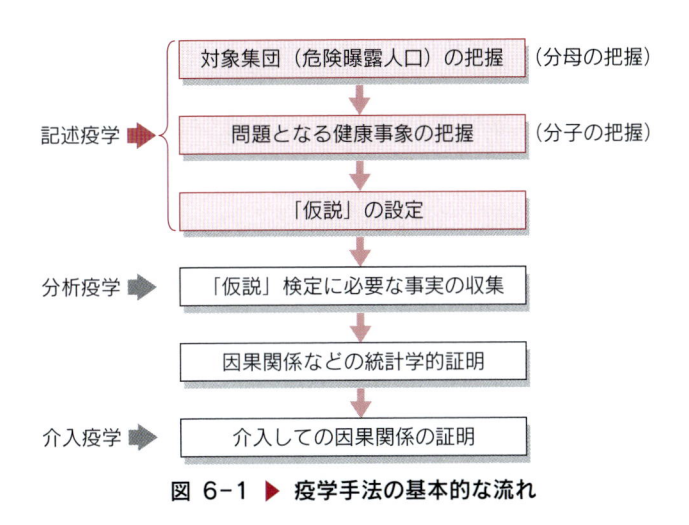

図 6-1 ▶ **疫学手法の基本的な流れ**

2 適切な疫学仮説に必要な条件

① 対象集団の特性が詳述されている．
② 考えられる原因（環境曝露など）が明示されている．
③ 期待される結果の理論的妥当性がある．
④ 量-反応関係（ある一定の発生率を起こすのに必要な原因の量）がある．
⑤ 時間-量関係(特定の原因に曝露された時間から結果が起こるまでの時間)がある．

3 疫学仮説の検定

① まず 2 群間に統計的関係があるかどうかを調べる．
② 関係がある場合は，その関係が「原因-結果」の関係かどうかを実験的に研究する．
③ 実証が得られないときは，原因と思われるもの，起こり得る結果，その間の関係の特徴，強さ，一貫性の情報を評価する．

3 歯科疾患の指標

A 歯科疾患の数量化

Support

1 数量化と指数

集団の健康事象と要因との関係性を明らかにするには統計処理が必要である．そのためには，健康関連事象や要因を数量化しておく必要がある．

口腔保健領域の疫学研究においては，う蝕や歯周病の客観的測定方法がないこともあって，とくに数量化あるいは指数化が大きな意味をもつ．

a 数量化

う蝕や歯周病などの状態を数字に置き換えることを数量化という．たとえば，う蝕であれば通常，歯を単位としてう蝕歯何本という数字で表現する．しかし，複雑な内容をもつう蝕が，このように単純な形で表現されてしまうことからもわかるように，数量化とは，観察すべき実体の全体像を数字に置き換えるのではなく，その事象のなかの，ある側面だけを数字に置き換えることなのである．

したがって，数量化に際しては，対象事象のどの側面が取りあげられているのかを十分理解したうえで，診断基準によって数量化の根拠を示さなければならない．とくにう蝕や歯周病の診断には，検査者の主観的誤差が避けられないのが現状である．したがって，高い再現性が得られるように診断基準が明確になっているかが重視される．

b 指 数

数量化との関連において指数化がある．これは，ある現象や状態を1つの基準に対して比較できるように数字に置き換えることであり，置き換えた数字を指数という．一般には100を基準として表す百分率であり，ほかの率や比も指数の範囲に入る．また，歯周病を表す指数なども，多くは「異状なし」を0として，各症状を一応比較できる形で数字に置き換えるが，これらも指数と呼んでいる．現象や状態を表すために使われる単純な数字に対しては広く指数という用語が使われているが，そのうち，歯科疾患を口腔衛生学的・予防歯科学的立場から調査・検討するために「う蝕に関する指標」，「歯周病に関する指標」，「口腔清掃状態に関する指標」，「歯のフッ素症に関する指標」などがあり，それぞれの表現方法が用いられている．

B   う蝕に関する指標

1   う蝕経験の指標

① 永久歯と乳歯を区別するために，永久歯には大文字（DMF）を，乳歯には小文字（demf）を用いる指標である．

② 未処置のう蝕歯だけでなく，過去にう蝕により処置されたり，う蝕により抜去されたものを含んだ指標である（う蝕経験）．これは不可逆性の疾患であるう蝕の指標独特の表現といえる．

③ う蝕による喪失歯の適用は30歳ぐらいまでのもので，それ以上の人には問診による喪失理由を聞く必要がある（WHO）．また，歯周病，外傷，矯正処置などにより抜去された歯は喪失歯として適用しない．

④ 未処置のう蝕には軽微う蝕（C_1），軽度・中等度う蝕（C_2），高度う蝕（C_3），末期う蝕（機能喪失）（C_4）の分類がある．

⑤ 未処置のう蝕の診断基準はそれぞれの分野で若干異なり，その程度も異なる．

⑥ う蝕に関する表現法は歯，歯面，または人（個人・集団）を単位として表す．

a   永久歯：DMF

・D：う蝕永久歯…未処置のう蝕歯．

・M：喪失永久歯…う蝕による喪失歯．

・F：処置永久歯…処置されたう蝕歯．

（1）DMF 率

・$\text{DMF 者率} = \dfrac{\text{DMF 歯の保有者数}}{\text{総被検者数}} \times 100$

（う蝕有病率，う蝕経験者率，罹患者率，DMF 歯所有者率）

・$\text{DMF 歯率} = \dfrac{\text{DMF 歯の合計}}{\text{総被検歯数（喪失歯を含む）}} \times 100$

（う歯率，う蝕経験歯率）

・$\text{DMF 歯面率} = \dfrac{\text{DMF 歯面の合計}}{\text{総被検歯面数（喪失歯面を含む）}} \times 100$

（う蝕歯面率，う蝕経験歯面率）

（2）DMF 指数

・$\text{DMFT 指数} = \dfrac{\text{DMF 歯の合計}}{\text{総被検者数}}$

DMFT 指数は1人平均 DMF 歯数（1人平均う歯数）と同じである．

・$\text{DMFS 指数} = \dfrac{\text{DMF 歯面の合計}}{\text{総被検者数}}$

DMFS 指数は1人平均 DMF 歯面数（1人平均う蝕歯面数）と同じである．

WHO
世界保健機関

う蝕永久歯
decayed teeth

喪失永久歯
missing teeth
(extracted because of caries)

処置永久歯
filled teeth

DMF 率
DMF Rate

DMF 指数
DMF Index

DMFT 指数
罹患強度を表現．
T：permanent teeth（永久歯）

DMFS 指数
罹患範囲を表現．
S：permanent teeth surfaces

FDI
Fédération Dentaire Internationale
国際（世界）歯科連盟
DMFT 指数，DMFS 指数は FDI による統一指数である．

b 乳　歯：def, dmf, df

- d：う蝕乳歯…未処置のう蝕歯.
- e：要抜去乳歯…要抜去歯，喪失歯に関係なく要抜去歯のみに用いる.
- m：喪失乳歯…う蝕による喪失歯. とくに早期喪失歯で5歳未満児に用いられる.
- f：処置乳歯…処置されたう蝕歯.

（1）dmf率, def率

- dmf歯率 $= \dfrac{\text{dmf歯の合計}}{\text{総被検歯数（喪失歯を含む）}} \times 100$

  5歳未満の小児に適用（FDI）.

- def歯率 $= \dfrac{\text{def歯の合計}}{\text{総被検歯数}} \times 100$

  5歳以上の小児に適用（FDI）.

- def者率 $= \dfrac{\text{defのいずれか1歯以上の所有者数}}{\text{総被検者数}} \times 100$

（2）dmf指数, def指数

- dmf指数 $= \dfrac{\text{dmf歯の合計}}{\text{総被検者数}}$

  5歳未満の小児に適用（FDI）. 1人平均dmf歯数と同じである.

- def指数 $= \dfrac{\text{def歯の合計}}{\text{総被検者数}}$

  5歳以上の小児に適用（FDI）. 1人平均def歯数と同じである.

- df指数 $= \dfrac{\text{df歯の合計}}{\text{総被検者数}}$

  喪失歯が生理的に脱落したのか，う蝕により抜去されたのか，あいまいな歯列に適用（WHO）.

2 その他の指標

（1）DHC

第一大臼歯の健康度の指標である.

若年者，とくに学童期における小児の歯の健康の程度を知るために考案されたものである. その代表歯として上下顎の4本の第一大臼歯を用いる. すなわち第一大臼歯の健康度は，う蝕や処置の大きさにより機能的に減少するであろうという考え方から評価する.

（2）RID Index

通常1年間のう蝕増加量を数量化するためのもので，歯面率で算出する.

C 歯周病に関する指標

歯周病に関する指標は「初期の歯肉炎」から「末期の歯周炎」に至る過程をさまざまな段階でとらえるために，さまざまなものが考案されている．これらの指標は，①歯肉炎をおもに診査するもの，②歯周炎をおもに診査するもの，さらに，③両者を同時に診査するのを目的としたものなどである．これらはいずれも数量化し，評価される．

診査はおもに視診または歯周ポケット探針による視覚的な分類法であるため，臨床的概念にとらわれてはいけない．そこで炎症の程度を視覚的に**表 6-1**のように考えるとよい．

表 6-1 ▶ **炎症の視覚的状態**

罹患程度の目安	視覚的状態
正常歯肉	スティップリングの存在，歯肉粘膜のはりの存在，ピンク色を呈する
軽微の炎症	スティップリングの消失，歯肉粘膜のはりの消失（一般の評価では正常とする）
軽度の炎症	限局性に歯肉表面の病的変化，とくに色調の変化，軽度の発赤，腫脹（肥厚）程度
中等度の炎症	広範囲の明らかな発赤（紫色を呈することもある），腫脹（肥厚），軽度の出血性傾向（加圧診による）
高度の炎症	明らかな出血性傾向（軽度の触診でも出血，排膿がある）．歯周ポケットが明らか，または自然出血，排膿がある
末期の炎症	歯の動揺，機能の減少

(吉田，尾﨑，1998)

1 PMA Index

PMA Index
　Schour（シュアー）&
Massler（マスラー），
1948

歯肉における炎症の広がりの程度を評価する指標である．

a 診査基準

該当する部位（**図 6-2**）に炎症が存在する場合，各単位に1点（P, M, A）とする．

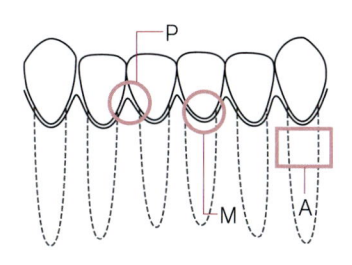

P：papillary gingiva 乳頭歯肉部（近心乳頭部をとる）
M：marginal gingiva 辺縁歯肉部（歯頸線から1〜1.5mmの範囲）
A：attached gingiva 付着歯肉部（歯槽粘膜に移行するまで）

図 6-2 ▶ **PMA の各診査範囲**

b 診査部位

通常は前歯部 $\dfrac{3-|-3}{3-|-3}$ の唇側歯肉部の 34 か所を診査する.

全顎法 $\dfrac{7-|-7}{7-|-7}$ の唇・頬側歯肉部で行う方法もある.

c 評価方法

最高値は P $\dfrac{5}{5}$, M $\dfrac{6}{6}$, A $\dfrac{6}{6}$ の 34 点. 最低値は 0 である.

d PMA 指数の特徴

① 若年者層の歯肉炎の疫学調査に適している（とくに小児期に最適）.
② 歯周組織の破壊の程度に対する評価に欠ける.
③ 簡便な方法として有用性は高い.
④ 罹患範囲の指数である.

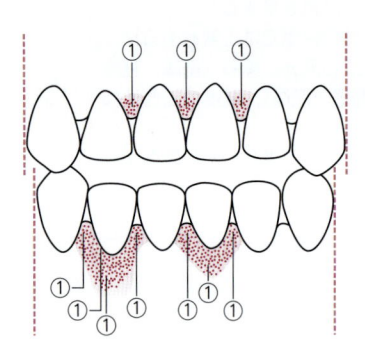

PMAスコア：10点となり個人の指標となる

集団の場合：PMA Index ＝ $\dfrac{\text{PMAスコア合計値}}{\text{総被検者数}}$

図 6-3 ▶ PMA スコアの記載例

2 PI

PI

Periodontal Index
Russell（ラッセル），
1956

歯肉炎とともに，かなり進行した歯周病を評価するために考案された指標である.

a 診査基準および点数（表 6-2）

b 診査部位

全歯または $\dfrac{7-|-7}{7-|-7}$

現存する全歯を診査し，点数を与える．ただし第三大臼歯の萌出途上などでは評価に影響が出るためこれを除くことがある.

c 評価方法（表 6-3）

個人，集団の罹患強度，罹患範囲が算出できる.

・個人の PI：現在歯に与えられた平均点数.

個人の PI ＝ $\dfrac{\text{点数の合計}}{\text{現在歯数}}$ 　　最高値 8，最低値 0

表 6-2 ▶ PI の診査基準および点数

点数	一般集団検診の診査基準	エックス線所見を加味した診査基準
0	無変化：歯周組織の炎症や支持組織の破壊に基づく機能消失，いずれも認めず	異常なし
1	軽度の歯肉炎：遊離歯肉に明らかな炎症を認めるが，歯周全域には波及せず	
2	歯肉炎：炎症は完全に歯周を取り巻くが，上皮付着の明らかな破壊を認めず	
4	一般集団検診に用いず	歯槽骨頂における初期の鋸歯状吸収
6	歯周ポケットを伴う歯肉炎：上皮付着は破壊され，歯周ポケット形成を認める（ただし，腫脹によって深さを増したものではない）．咀嚼機能に障害は認められず，骨植は強固で動揺はない	歯槽骨頂に水平骨吸収が認められ，歯根長に及ぶ
8	咀嚼機能障害を伴う破壊程度の強いもの：歯は弛緩動揺し，ピンセット打診により濁音を発し，上下動する	骨消失は進み，歯根長 1/2 を越え，歯根膜空隙の拡大を伴う著明な骨内腔を認める．歯根吸収や，根端希薄化の認められることがある

一般集団検診の診査基準の要約

	点数
変化なし ………………………………………	0
歯肉炎が歯周の全域を 〈 取り囲まない ………	1
取り囲む 〉 ………	2
ポケット形成が 〈 な い 〉 ………	6
あ る 〉	
咀嚼機能の障害が 〈 な い ………………	8
あ る	

注）疑わしい場合は低い点数をとる．エックス線診査を併用する場合は 4 点を追加する．

無変化
negative

軽度の歯肉炎
mild gingivitis

歯肉炎
gingivitis

歯周ポケットを伴う歯肉炎
gingivitis with pocket formation

咀嚼機能障害を伴う破壊程度の強いもの
advanced destruction

表 6-3 ▶ PI 値の範囲と臨床的症候

PI の範囲	臨床的症候
0〜0.2	健全な支持組織
0.3〜0.9	単純性の歯肉炎
0.7〜1.9	初期の歯周炎
1.6〜5.0	中期の歯周病
3.8〜8.0	末期の歯周病

・集団の PI：個人の点数の和を総人員で除した平均点数．

$$集団の PI＝\frac{全個人の点数の合計}{総被検者数} \qquad 最高値 8，最低値 0$$

・$罹患強度指数＝\dfrac{点数の合計}{罹患歯数}$　（石井，吉田による）

・$罹患範囲指数＝\dfrac{罹患歯数}{被検歯数}$　（石井，吉田による）

罹患強度指数
Intensity Index

罹患範囲指数
Extent Index

① 全年齢層を対象とすることができる．とくに成人・高年齢層の疫学調査に適している．

② 歯周病，すなわち骨吸収に重きを置いた指標である．

③ 有用性が高いため普及している．とくに歯周病の指標の基礎となっている．

④ 通常の調査ではエックス線診査は併用しない．

3 PDI

PDI
Periodontal Disease Index
Ramfjord（ランフヨルド），1959

歯周病の評価を，特定6歯で全口腔を代表させる方法である．

a 診査基準および点数（表 6-4）

b 診査部位

$$\frac{6}{4\ 1}\bigg|\frac{1\ 4}{6}\ \text{の 6 歯．}$$

歯周ポケットの計測は，①唇・頬側中央部，②近心頬側歯間部，③代替歯は用いない，でもよい．

c 評価方法

・個人の PDI ＝ $\dfrac{\text{点数の合計}}{\text{被検歯数（通常 6）}}$ 最高値 6，最低値 0

・集団の PDI ＝ $\dfrac{\text{全点数の合計}}{\text{総被検者数}}$ 最高値 6，最低値 0

表 6-4 ▶ PDI の診査基準

炎症に関する点数
0：炎症を認めず
1：軽度より中等度の炎症を認めるが，歯周全域に及ばない
2：軽度よりかなり強い炎症が歯周全域に広がる
3：明らかな発赤，出血傾向，潰瘍化を伴う強い炎症症状を示す

歯周ポケットに関する点数
4：歯周ポケットが 3 mm 以内のもの
5：歯周ポケットが 3〜6 mm のもの
6：歯周ポケットが 6 mm 以上のもの

診査基準の要約	点数
炎症を認めず …………………………………………………	0
ポケット底がエナメル質上にある	
歯肉炎　炎症が歯周全域を ＜ 取り囲まない ……	1
取り囲む …………	2
発赤・出血傾向，潰瘍形成 ………………	3
ポケット底がセメント-エナメル境より根側にある	
ポケット深が ＜ 3 mm 以内 ……………………	4
3〜6 mm ………………………	5
6 mm 以上…………………	6

d PDI の特徴

① 歯周ポケット深さの計測を重視し，セメント-エナメル境を計測の基点とする．

② 歯周ポケットの深さによって，加算調整する．

③ 歯周ポケットの深さを計測するため多少の熟練を必要とする．

④ 術式のうえから大数例の調査には多少の難点がある．

⑤ 部分診査法の基となった基準である．Russell の PI が基礎となっている．

⑥ PI と PDI の比較を**図 6-4** に示した．部分診査でも可能であること，PI よりも高い値をとることがわかる．

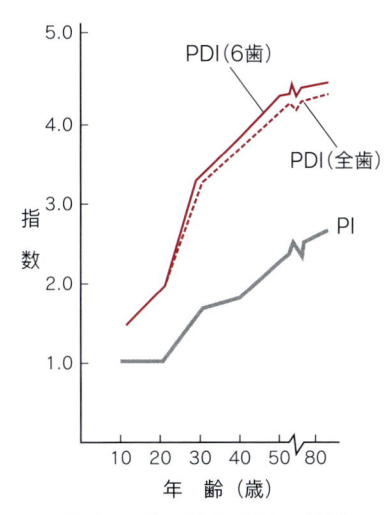

図 6-4 ▶ PI と PDI の比較

4 GB Count

GB Count
Gingival Bone Count
Dunning（ダーニング）&
Leach（リーチ），1960

歯肉炎と骨消失の程度を評価する方法として考察された．

a 診査基準および点数（表 6-5）

b 診査部位

全歯．

① 歯周ポケットの程度はプロービングによる．

② 骨消失の程度はエックス線診査咬翼法による．

③ 骨消失量から期待される程度よりも歯の動揺が異なるときは点数を 1 点上下させる．

c 評価方法

・Gingival Score（G Score）= $\dfrac{\text{歯肉炎の点数の合計}}{\text{被検歯数}}$　　最高値 3，最低値 0

・Bone Score（B Score）= $\dfrac{\text{骨消失の点数の合計}}{\text{被検歯数}}$　　最高値 5，最低値 0

・GB Count = Gingival Score + Bone Score　　最高値 8，最低値 0

表 6-5 ▶ GB Count の診査基準および点数

歯肉炎に関する点数
0：変化なし
1：遊離歯肉（乳頭，辺縁）を含む軽度の歯肉炎
2：遊離歯肉，付着歯肉の中等度の歯肉炎
3：腫脹，出血傾向を伴う重症の歯肉炎

骨消失に関する点数（エックス線診査による）
0：骨消失なし
1：初期の骨吸収または歯槽骨頂のくさび状吸収（2 mm 以内）
2：歯根長 1/4 に及ぶ骨消失，または一側の歯周ポケット形成が歯根長の 1/2 以内
3：歯根長 1/2 に及ぶ骨消失，または一側の歯周ポケット形成が 3/4 以内，軽度の動揺
4：歯根長 3/4 に及ぶ骨消失，または一側の歯周ポケット形成が根端に及ぶ中等度の動揺
5：完全な骨消失，著明な動揺

骨消失に関する点数の要約	
エックス線診査による （骨消失の程度）	プロービングによる （歯周ポケットの程度）
0：なし	0：変化なし
1：初期の骨吸収	1：—
2：歯根長 1/4	2：歯根長 1/2 以内
3：歯根長 1/2	3：歯根長 3/4 以内．軽度の動揺
4：歯根長 3/4	4：歯根端に及ぶ．中等度の動揺
5：完全な骨消失	5：著明な動揺

変化なし
negative

軽度の歯肉炎
mild gingivitis

中等度の歯肉炎
moderate gingivitis

重症の歯肉炎
severe gingivitis

・集団の GB Count ＝ $\dfrac{\text{GB Count の合計}}{\text{総被検者数}}$

5 GI

歯肉の炎症の広がりの程度と炎症の強さを同時に評価する方法として考案された．

GI
Gingival Index
Löe（ルー）& Silness（シルネス），1963

a **診査基準および点数**（表 6-6）

b **診査部位**

$\dfrac{6\ 2\ |\ 4}{4\ |\ 2\ 6}$ の 6 歯．

診査単位は，6 歯のそれぞれ頬・舌側，近・遠心側の 4 歯面について行う（図 6-5）．

c **評価方法**（表 6-7）

・個人の GI ＝ $\dfrac{\text{各歯の GI スコア値の合計}}{\text{被検歯数}}$

・集団の GI ＝ $\dfrac{\text{各人の GI スコア値の合計}}{\text{被診査者数}}$

・歯種別 GI ＝ $\dfrac{\text{各歯 4 面の歯肉単位のスコア値の合計}}{4}$

表 6-6 ▶ GI の診査基準および点数

点 数	診査基準
0	正常歯肉 　色はピンク色または青みを帯びたピンク色 　歯肉表面を乾燥させると光沢を失う 　ポケット探針で触診して堅固 　スティップリングの程度および歯肉縁の位置は多様
1	軽度歯肉炎 　正常歯肉に比べてわずかに赤みが強いか，または青みがかった赤色を呈する 　辺縁部にわずかに浮腫を認める 　歯肉溝入口部で無色の歯肉溝滲出液を認める 　歯肉内縁に沿ってプローブを滑走させても出血を認めない
2	中等度歯肉炎 　色調は赤色または赤みがかった青色 　歯肉表面は乾燥後にも光沢がある 　浮腫による辺縁部の拡張 　歯肉内縁に沿ってプロービングすると出血をみる
3	高度歯肉炎 　色は著明な赤色または赤みがかった赤青色 　腫脹がみられる 　自然出血の傾向 　潰瘍形成

診査基準の要約	
	点数
炎症なし ･･････････････････････････････	0
┌ 軽　度　･･････････	1
歯肉炎 ┤ 中等度＋圧迫出血 ･･････････	2
└ 強　度＋自然出血 ･･････････	3

正常歯肉
normal

軽度歯肉炎
mild gingivitis

中等度歯肉炎
moderate gingivitis

高度歯肉炎
severe gingivitis

面 ＼ 歯種	6̲|	2̲|	4̲|	|4	|2	|6	平均 GI
頬　側							
近　心							
舌　側							
遠　心							
平　均 GI							

歯肉部位（歯肉単位）別GI＝歯の4か所の歯肉単位（唇・頬側，近心，遠心，舌側）のそれぞれに0，1，2，3のスコアを与える

図 6-5 ▶ GI の評価用チャート

表 6-7 ▶ GI 値の範囲と臨床的評価

GI の範囲	臨床的症候
0.1 以下	正　常
0.11〜1.0	軽度の歯肉炎
1.1〜2.0	中等度の歯肉炎
2.1〜3.0	高度の歯肉炎

$$\text{・歯群別 GI} = \frac{\text{歯群に属する各歯の GI スコア値の合計}}{\text{被検歯群歯数}}$$

最高値 3，最低値 0

d GI の特徴

① 炎症の広がりの程度は特定歯のそれぞれ頬・舌側，近・遠心側の 4 歯面を診査することにより評価する．

② 炎症の強さは，点数 0，1，2，3 によって評価する．

③ 評価の結果，かなり詳細に数量化し得るもので疫学調査をはじめる．長期観察または効果判定のような臨床試験にも適用できる．

6 CPI (WHO，2013)

地域における歯周組織の健康状態を評価する．2013 年に WHO は，CPI の診査基準について，従来のもの（1997）とは別に新しい診査基準を示した．歯周ポケットの深さと歯肉出血，およびアタッチメントロスを個別に評価するものである．

CPI
　Community Periodontal Index
　WHO，2013
　地域歯周疾患指数
（小川祐司 監訳，眞木吉信・宮崎秀夫・山本龍生 訳：口腔診査法 第 5 版，口腔保健協会，2016）

a 診査部位

現在歯すべて．

b 診査方法

① WHO CPI プローブを用いる（**図 6-6**）．

② すべての現在歯を対象に，プローブの先端を歯肉と歯の間に注意深く挿入し，出血の有無を評価する（**図 6-7**）．

③ 適度のプロービング圧（20 g）で診査する．ただし，20 g を超えてはいけない．

④ プローブの先端を歯肉溝または歯周ポケットに挿入し，全周にわたり診査する．

⑤ 歯周出血スコアと歯周ポケットスコアを記録する．

⑥ 15 歳未満の歯周ポケットは記録しない．

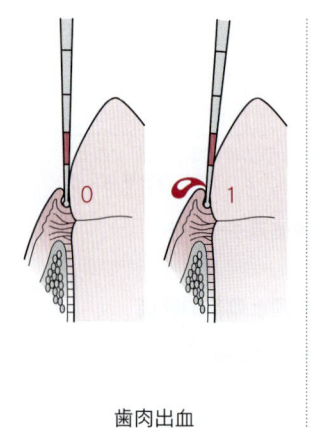

図 6-6 ▶ WHO CPI プローブ

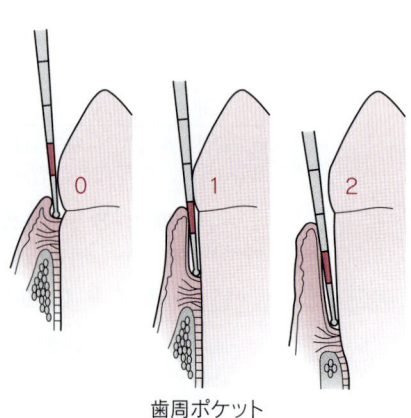

図 6-7 ▶ WHO CPI プローブによる測定基準（WHO，2013）

C 評価基準

表 6-8 のスコアにより歯周組織の状態を評価する.

① 年齢群別（小児と成人）の歯肉の健康状態：プロービング時出血のない（スコア 0）者とプロービング時出血のある（スコア 1）者の人数とパーセント.

② 歯肉の健康状態：出血した（スコア 1）歯と出血しなかった（スコア 0）歯のそれぞれの数とパーセント. 加えて，除外された歯の数とパーセント，存在しない歯の数とパーセント.

③ 特定のポケットスコアを有する成人の罹患状態：年齢群別
　　・所見なし（スコア 0）の者の数とパーセント.
　　・4〜5 mm のポケットを有する（スコア 1）者の数とパーセント.
　　・6 mm 以上のポケットを有する（スコア 2）者の数とパーセント.

④ 歯周疾患の罹患強度
　　・所見なし（スコア 0）の現在歯の数とパーセント.
　　・4〜5 mm のポケットを有する（スコア 1）歯の数とパーセント.
　　・6 mm 以上のポケットを有する（スコア 2）歯の数とパーセント.
　　加えて，除外した歯の数とパーセント，存在しない歯の数とパーセント.

表 6-8 ▶ CPIの歯肉出血と歯周ポケットの診査基準（WHO, 2013）

歯肉出血スコア	
コード	所　見
0	出血なし
1	出血あり
9	除外歯
×	歯の存在なし

歯周ポケットスコア	
コード	所　見
0	歯周ポケットなし
1	4〜5 mm の歯周ポケット
2	6 mm 以上の歯周ポケット
9	除外歯
×	歯の存在なし

付：CPI（WHO, 1997）

　参考までに従来の CPI（1997）の診査基準を以下に示す.
　地域における歯周組織の健康状態を，歯肉出血，歯石，歯周ポケット深さの 3 指標を用いて評価する.

診査基準および点数（表 6-9, 図 6-8）

表 6-9 ▶ CPI の診査基準

点　数 （コード）	診査基準
0	所見なし
1	診査中，診査後の出血
2	歯石の存在，歯肉縁上・縁下歯石
3	歯周ポケット深 4〜5 mm
4	歯周ポケット深 6 mm 以上

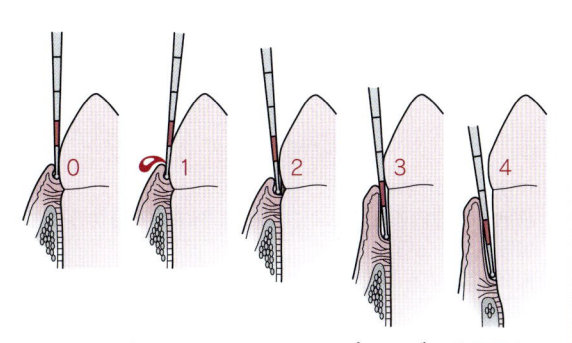

図 6-8 ▶ CPI コードと CPI プローブの位置関係

診査部位

6分画の設定（sextants）

$$\frac{7 \longrightarrow 4 \mid 3 \longrightarrow 3 \mid 4 \longrightarrow 7}{7 \longrightarrow 4 \mid 3 \longrightarrow 3 \mid 4 \longrightarrow 7}$$

① 特定歯（通常の方法）

$$\frac{7\ 6 \mid 1 \mid 6\ 7}{7\ 6 \mid 1 \mid 6\ 7}$$　　6, 7のうち高い点数をとる.

20歳以下の場合は $$\frac{6 \mid 1 \mid 6}{6 \mid 1 \mid 6}$$

② 全歯：各分画の最高点数をとる.

診査方法

① WHO指定の歯周プローブを用い，適度の圧（20 g）で診査する．ただし，20 gを超えてはいけない．
② 通常は，各歯の4隅角および頰舌中央部の6点を診査し，その最高値（歯単位）を記録する．
③ さらに各分画の最高値をその分画の値とする．

CPIの集計

通常は，個人の最高コード（6分画の値のなかで最高の値）を個人のCPI値として扱うことが多い．さらに，①有所見者率，②1人平均有所見分画数，③1人平均各コード分画数などを算出して，地域歯科保健活動で利用する．

D 　口腔清掃状態に関する指標

口腔内の清掃状態を軟性付着物・歯垢（プラーク）および歯石の沈着の程度について，両者または歯垢か歯石のいずれかに分けて診査し，数量化するものである．いろいろな方法がそれぞれの目的によって考案されている．

1 OHI

歯垢と歯石を同時に組み込んだ評価法である．

a **診査基準および点数**（表 6-10, 6-11, 図 6-9, 6-10）

b **診査部位**

① $$\frac{7 \longrightarrow 4 \mid 3 \longrightarrow 3 \mid 4 \longrightarrow 7}{7 \longrightarrow 4 \mid 3 \longrightarrow 3 \mid 4 \longrightarrow 7}$$

上下顎を6分画し，頰・唇側と舌側について診査する．

② 各区分の最高値を代表とする．

OHI
Oral Hygiene Index
Green（グリーン）&
Vermillion（ファーミリオン），1960

歯 垢
debris

歯 石
calculus

DI
Debris Index
歯垢指数

表 6-10 ▶ DIの診査基準と点数

点　数	診査基準
0	付着が認められない
1	歯冠1/3以内または範囲に関係なく外来性沈着物の存在
2	歯冠1/3～2/3以内
3	歯冠2/3以上

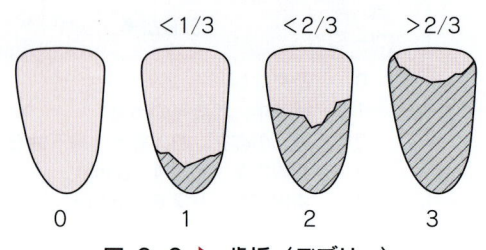

図 6-9 ▶ 歯垢（デブリー）

表 6-11 ▶ CI の診査基準と点数

点　数	診査基準
0	付着が認められない
1	歯肉縁上歯石が歯面 1/3 以内
2	歯肉縁上歯石が歯面 1/3 以上 2/3 以内または点状の歯肉縁下歯石
3	歯肉縁上歯石が歯面 2/3 以上または帯状の歯肉縁下歯石

CI
Calculus Index
歯石指数

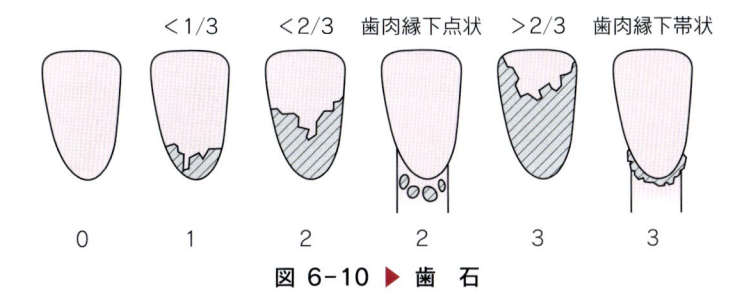

図 6-10 ▶ 歯　石

C **評価方法**（表 6-12, 6-13）

- $DI = \dfrac{総点数（頬・唇・舌側）}{被検区分数（通常 6）}$　　最高値 6，最低値 0

- $CI = \dfrac{総点数（頬・唇・舌側）}{被検区分数（通常 6）}$　　最高値 6，最低値 0

- $OHI = DI + CI$　　最高値 12，最低値 0

表 6-12 ▶ 診査用紙

	歯垢（debris）				歯石（calculus）			
	右臼歯部	前歯部	左臼歯部	計	右臼歯部	前歯部	左臼歯部	計
上　顎	頬側／舌側				頬側／舌側			
下　顎								
計								

表 6-13 ▶ 記載例

	歯垢（debris）				歯石（calculus）			
	右臼歯部	前歯部	左臼歯部	計	右臼歯部	前歯部	左臼歯部	計
上　顎	2／2	1／1	1／1	4／4	1／1	0／2	0／1	1／4
下　顎	2／2	1／2	2／2	5／5	0／1	0／2	1／1	1／4
計				9／9				2／8

$DI = \dfrac{18}{6} = 3.0$　　$CI = \dfrac{10}{6} = 1.67$　　$OHI = (DI)\,3.0 + (CI)\,1.67 = \underline{4.67} \fallingdotseq 4.7$

2 OHI-S

OHI を簡易化したもので，特定の 6 歯面の評価を行う．

a 診査基準および点数

OHI の診査基準と同じである．

b 診査部位

$\dfrac{6\;1\;|\quad\;6}{6\;|\;1\;6}$ の 6 歯（正しくは $\dfrac{6\;|\;6}{6\;|\;6}$ でなく，第二小臼歯の遠心位にある完全萌出歯）

$\dfrac{6\;1\;|\quad\;6}{\quad\;|\;1}$ の頰・唇面，$\overline{6\;|\;6}$ の舌面．

① 診査歯面は隣接面半分を含む．

② 高度のう蝕・歯列不正歯は除く．

③ 前歯部の該当歯が欠如しているときは反対側を用いる．

c 評価方法

OHI と同じである．

- DI-S $=\dfrac{\text{総点数}}{\text{被検歯面数（通常 6）}}$　　最高値 3，最低値 0

- CI-S $=\dfrac{\text{総点数}}{\text{被検歯面数（通常 6）}}$　　最高値 3，最低値 0

- OHI-S＝DI-S＋CI-S　　最高値 6，最低値 0

d OHI および OHI-S について

① 歯垢と歯石の付着状態を同時に評価する方法として世界的に用いられている．

② 歯垢と歯石を別個に評価することができる．

③ OHI-S 値は OHI 値に比べ低くなるが，OHI の代用として有用性が認められている．

④ 参考までに OHI-S 値から個人の口腔清掃状態を臨床的に評価（12〜14 歳）例を示す（**表 6-14**）（Greene, 1967）．

3 Quigley・Hein's PI

プラークの付着程度のわずかな差を評価するために考案されたものである．

通常，プラーク染め出し液を用いる，このためカラー写真による評価も可能である．

Quigley・Hein's PI は清掃効果の判定などに用いられる．

a 診査基準および点数（表 6-15）

b 診査部位

$\dfrac{3\;-\;|\;-\;3}{3\;-\;|\;-\;3}$ の唇面，舌面（全歯の頰・唇面，舌面についても評価してよい）．

OHI-S
Oral Hygiene Index-Simplified
Greene & Vermillion, 1964

Quigley・Hein's PI
Plaque Scoring System
Quigley（クイグレー）& Hein（ハイン），1962

表 6-14 ▶ OHI-S 個人の臨床的評価

	DI-S	OHI-S
good	0.0～0.6	0.0～1.2
fair	0.7～1.8	1.3～3.0
poor	1.9～3.0	3.1～6.0

表 6-15 ▶ Quigley・Hein's PI の診査基準および点数

点 数	診査基準
0	プラークが認められない
1	歯肉縁に沿って点状に存在
2	歯肉縁に沿って線状に存在
3	歯面の歯肉側 1/3 以内
4	歯面の歯肉側 2/3 以内
5	歯面の歯肉側 2/3 以上

c 評価方法

・Quigley・Hein's PI＝$\dfrac{\text{総点数（唇・舌面）}}{\text{被検歯面数（通常 24）}}$　　最高値 5，最低値 0

4 PHP

「口腔清掃実行度」と呼ばれ，とくにブラッシングの清掃効果を評価するために考案された．通常プラーク染め出し液を用いて判定する．

a 診査基準および点数

歯面を近・遠心的に 3 区分し，さらに中央部を歯頸，中央，咬頭に 3 区分した 5 部位を単位とする（**図 6-11**）．

各部位に染め出しプラークがあれば 1 点，なければ 0 を与える．

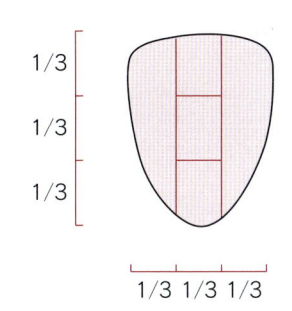

1/3
1/3
1/3

1/3 1/3 1/3

図 6-11 ▶ PHP の診査区分

b 診査部位

$\dfrac{6\ 1\ |\ 6}{6\ |\ 1\ 6}$ の 6 歯面．

$\dfrac{6\ 1\ |\ 6}{1}$ の頰・唇面，$\overline{6|6}$ の舌面（対象歯・診査部位は OHI-S と同じ）．

c 評価方法

・PHP＝$\dfrac{\text{総点数}}{\text{被検歯面数（通常 6）}}$　　最高値 5，最低値 0

d PHP の特徴

個人の口腔清掃の改善度を評価することができ，口腔保健教育または指導に

PHP
Patient Hygiene Performance
Podshadly（ポシャデリー）& Haley（ハレイ），1968

活用できる.

5 PII
ピーエルアイ

歯肉炎の局所因子としてのプラークの評価指標であり，一般に Löe & Silness の GI との併用のため考案された.

a 診査基準および点数 (表 6-16)

b 診査部位

$$\frac{6\ 2\ |\ 4}{4\ |\ 2\ 6}$$ の 6 歯の頬・唇面，舌面，近心・遠心側の 4 歯面.

c 評価方法

・$\text{PII} = \dfrac{総点数}{被検歯面数（通常 24）}$　最高値 3，最低値 0

d PII の特徴

① 歯肉炎の局所因子としての指標である.

② 付着程度よりも歯肉縁に接するプラーク量を重視.

③ Löe & Silness の GI と併用するとよい．診査単位も同じである.

表 6-16 ▶ PII の診査基準および点数

点 数	診査基準
0	プラークなし
1	歯肉縁部に薄膜様（探針にて検知）
2	歯肉縁部に中等度（肉眼で認知）
3	歯肉縁部に多量（厚さ 1〜2 mm）

6 PCR

歯頸部のプラーク付着の有無を歯面別に評価する指標である（最高値 100%）．具体的な数値目標を設定し，口腔清掃指導用や歯周外科，そのほかの処置適否にも使われている.

a 診査部位

全歯（智歯を含む）の近心，遠心，唇側，舌側の 4 面の歯頸部.

b 診査基準および方法

① 染め出し剤によってプラークを染める.

② 探針で歯頸部プラークを確認したら，プラーク量の多い少ないにかかわらず，プラークの存在をチャート（図 6-12）に記入する.

c 評価方法

・個人の PCR（%）$= \dfrac{プラークの検出された歯面数}{被検歯面数} \times 100$

PII
　Plaque Index
　Löe (ルー) & Silness (シルネス)，1964

PCR
　Plaque Control Record
　O'Leary（オレリー），1972
　目標値を 10% 以下としたが，一般的に臨床では 20% 以下を目標としている.

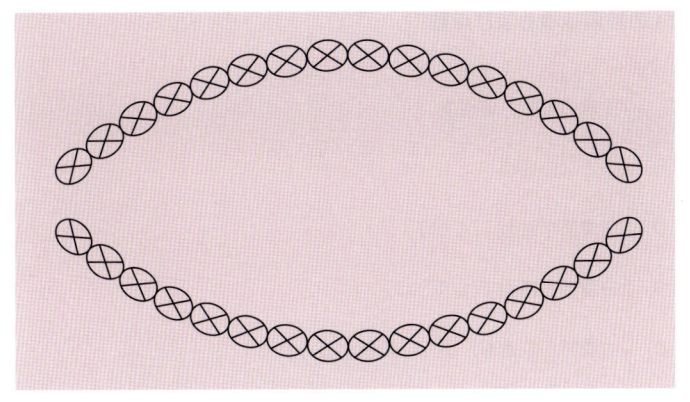

図 6-12 ▶ O'Leary らのプラークチャート
(O'Leary, T. J., Drake, R. B., Naylor, J. E., 1972)

7 Ainamo の口腔清掃状況の指標

口腔内を肉眼的に見て，3 段階により評価するもので，数量化よりもむしろ客観的評価法として有用性はある．

① good：非常にきれい

② fair：一応きれい

③ poor：汚い

本法は CPI などとの併用によって，個人の口腔清掃状態の改善や口腔衛生教育，保健指導に活用できる．

Ainamo の口腔清掃状況の指標
　Ainamo（アイナモ），1976

E 歯のフッ素症に関する指標

1 CFI

歯のフッ素症は飲料水，とくに水道水に含まれる過剰なフッ化物を長期にわたって摂取することによって発症する．エナメル質形成不全を主徴とする慢性疾患の症状である．とくに乳幼児期の歯の形成期に摂取した人々にみられ，ときには地域的に集団発生するのが特徴である．

そこで Dean は，流行の程度を評価する方法として CFI を考案した．

a **診査基準および点数**（**表 6-17**）

b **診査部位**

　現存する全歯．

c **評価方法**

① CFI は Dean の分類に基づき各歯の症度を**表 6-17** の基準で評価する．個人の程度は原則として 1 歯列に左右対称に存在する歯のフッ素症の最高症度から 2 歯目で判定する．

　・例 1：1 歯列に重症（S）1 歯，中等度（MO）2 歯，軽度（M）4 歯
　　＝中等度（MO）と判定，3 点を与える．

CFI
　Community Fluorosis Index
　Dean（ディーン），1942
　地域フッ素症指数

歯のフッ素症
　➡ p.60

Dean の分類
　➡ p.61，表 3-9

表 6-17 ▶ CFI の診査基準および点数

程度および略号	点　数	症　状
正　常 normal（N）	0	正常の形態と透明度
疑　問 questionable mottling（Q）	0.5	小さな白色斑
軽　微 very mild mottling（VM）	1.0	白濁部が歯面 1/4 以下
軽　度 mild mottling（M）	2.0	白濁部が歯面 1/2 以下
中等度 moderate mottling（MO）	3.0	白濁部が全歯面，小孔，着色もみられる
重　度 severe mottling（S）	4.0	著明な発育不全像，着色も著明

表 6-18 ▶ 例　題

程度の分類	点　数 （w）	判定された人数 （f）	人数×点数 （fw）
正　常（N）	0	280	0
疑　問（Q）	0.5	200	100
軽　微（VM）	1	150	150
軽　度（M）	2	70	140
中等度（MO）	3	20	60
重　度（S）	4	5	20
合　計		725 Σ (f)＝N＝725	470 Σ (fw)＝470

$$CFI = \frac{\Sigma(fw)}{N} = \frac{470}{725} = 0.648 \fallingdotseq 0.65$$

0.65＝流行地と判定

・例 2 : 1 歯列に中等度（MO）1 歯，軽度（M）1 歯，軽微（VM）4 歯
　　＝軽度（M）と判定，2 点を与える．

・例 3 : 1 歯列に軽度（M）1 歯，軽微（VM）6 歯
　　＝軽微（VM）と判定，1 点を与える．

　このようにして個人の評価と点数が与えられる．

② CFI の評価：Dean の分類に基づき個人に与えられた点数をもとに，それぞれに該当する人数を乗じた総和を全被検者数で除したものを CFI とする．**表 6-18** に例題を示す．

$$CFI = \frac{\Sigma(fw)}{N} \qquad w：点数，f：判定された人数，N：被検者総数$$

　CFI 値により次のように判定する．

・0.4 以下：心配ない（公衆衛生学的に問題なし）

・0.4～0.6：境界域

・0.6 以上：流行地と判定（飲料水中のフッ素濃度を減じること）

F 不正咬合に関する指標

不正咬合
➡ p.87

咬合そのものがさまざまな要素から成り立っており，総合して1つの数量として表現することはかなり困難であることから，不正咬合についての疫学的調査は少なかった．近年，不正咬合の疫学調査の必要性が認識されるようになり，多くの指標が考案されるようになってきた．

WHO の口腔診査では，不正咬合の指標として，DAI を用いている．DAI もさまざまな要素についての評価基準を備えている．これらの項目で咬合をすべて評価できるわけではないが，多くの情報を得ることは可能である（原則的に12歳以上に用いる）．

DAI
Dental Aesthetic Index

① 切歯・犬歯・小臼歯の欠損歯数．
② 切歯部の叢生，空隙．
③ 上顎の正中離開．
④ 上顎・下顎各前歯部の最大偏位（捻転，転位）．
⑤ 上顎・下顎各前歯部のオーバージェット．
⑥ 前歯部の開咬．
⑦ 第一大臼歯咬合の近遠心関係．

4 歯科疾患の疫学

　歯科領域には多くの疾患があるが，ここでは，そのなかでもとくに有病率の高い，う蝕と歯周病について述べる.

○ **う蝕と歯周病に共通する疫学的特徴** ○

　① 有病者が多く，いわゆる歯科的健康者はきわめて少ない.
　② 発病または有病によって，直接的に死亡することはほとんどない.
　③ 感染性を有しない(ただし，う蝕の場合，母子感染が重要視されている).
　④ 発病に強い年齢差がある.
　⑤ 疾病に対する感受性は，歯種および歯面により異なる.
　⑥ 一般に慢性経過をたどり，自然治癒力が弱い.
　⑦ 日常の生活習慣（とくに食習慣）との関連性が強い.
　⑧ 口腔清掃状態との関連性が強い. ただし，口腔清掃回数とう蝕との関係は明確ではない.

A う蝕の疫学

1 宿主要因との関連

a 民族，人種

　う蝕は広く世界にまん延している疾患であるが，人種または民族によって有病状態に差が認められる. 民族・人種的背景には，文化的，社会的，経済的な差異，また，遺伝的な差異が存在し，それらの要因が食習慣や口腔衛生習慣，歯科医療受診などの面で差を生み出すので，う蝕有病の重要な要因となる. しかし，民族・人種差の直接的影響によると断定するためには，環境因子の差の分析が行われる必要がある.

b 年　齢

　う蝕有病者率には著明な年齢差が存在し，年齢とともに増加する傾向を示している （図 6-13，6-14）.

う蝕有病者率
➡ p.43

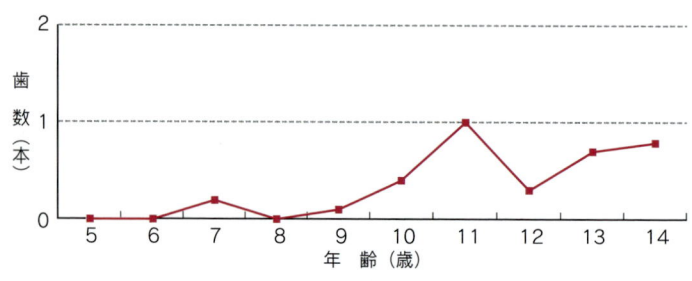

図 6-13 ▶ 年齢と DMF 歯数
(厚生労働省「令和4年，歯科疾患実態調査」)

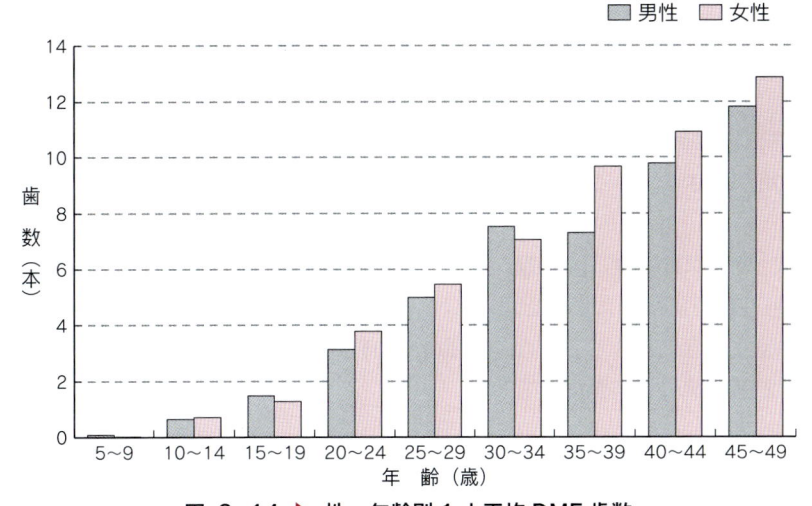

図 6-14 ▶ 性・年齢別 1 人平均 DMF 歯数
（厚生労働省「令和 4 年，歯科疾患実態調査」）

表 6-19 ▶ 平滑面におけるう蝕有病の順位

> 1. 第一大臼歯の近心面と遠心面
> 2. 上顎第二小臼歯の近心面
> 3. 下顎第二大臼歯の近心面
> 4. 上顎中切歯の近心面
> 5. 下顎第二小臼歯の近心面
> 6. 上顎側切歯の近心面
> 7. 上顎第一小臼歯の近心面
> 8. 上顎犬歯の近心面
> 9. その他の歯面

（Reid & Grakinger, 1955）

c 性

う蝕有病者率には明確な性差はない．以前は 1 人平均う蝕歯数は女性のほうが多い傾向が認められていたが，前回同様，令和 4 年（2022）の結果でも判然としなくなっている（**図 6-14**）．

d 歯　種

歯の形態・構造の差などから歯種によって有病率が異なる．乳歯では上顎乳中・側切歯，上下顎乳臼歯に多い．永久歯では上下顎第一・第二大臼歯に最も多く，上下顎犬歯が最小であり，下顎切歯部は罹患しにくい．

e 歯　面

う蝕に対する感受性は個々の歯面で異なっている．最も感受性の高い部位は，第一・第二大臼歯咬合面である．咬合面の深い小窩あるいは裂溝をもつ歯面はう蝕になりやすい．咬合面小窩，裂溝のう蝕感受性は，平滑面に比べて著しく高い．平滑面のなかで最もう蝕になりやすい歯面から，なりにくい歯面の順位を**表 6-19**に示す．

2 環境要因との関連

a 地域差

国または都道府県別のう蝕有病状態をみると，そこには地域差がみられる（図 6-15）．適切なフッ化物応用がなされている地域ではう蝕が少ない．

b 社会的・経済的要因

職業，学歴，保健・医療体制，社会保障制度，価値観，保健行動などの社会的，経済的および文化的な条件もう蝕有病状態に影響を及ぼしている．う蝕は，日常の生活習慣に起因する多要因性疾患であることから，集団のう蝕有病状態に影響を与える社会的・経済的要因の解析も重要である．

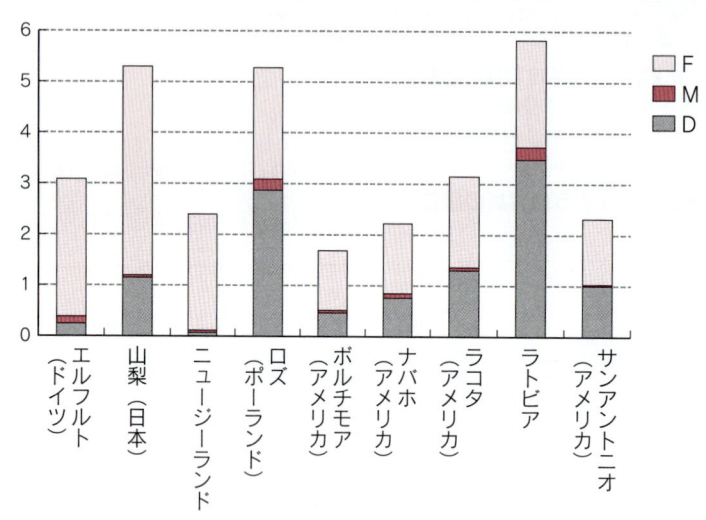

図 6-15 ▶ 世界各地域の 12～13 歳児における 1 人平均 DMF 歯数
(ICSⅡ，1991)

3 病因との関連

a プラークと清掃

う蝕の直接的病原因子はプラークである．プラークは細菌が働く温床となる．糖質の摂取後にプラーク中で有機酸が産生され，臨界 pH 以下に到達する回数が増すと，初期う蝕病変が引き起こされることになる．

b う蝕病原性微生物

う蝕病原性微生物の単一感染ではなく，いくつかの細菌の混合感染によりう蝕が発症するものと考えられている．しかし，主要なう蝕病原性菌がミュータンスレンサ球菌群であることは一般に認められている．

4 飲食物の要因との関連

a 砂糖，甘味類

飲食物とう蝕の関係は密接である．とくに砂糖（スクロース）の消費の増加

スクロース（ショ糖）
　ブドウ糖と果糖からなる二糖類で，砂糖の主成分である．
　➡ p.45，46

は，う蝕有病者の増加と，ある一定の消費量になるまでは平行関係にある．砂糖含有の食品や飲料水を間食として摂取する機会が多い．したがって，これら甘味飲食物の量の増加は，一般にう蝕を増加させる方向に作用していると考えられる（図 6-16）．

b 摂取頻度

砂糖類，とくにスクロースの摂取頻度（回数）とう蝕進行とは密接に関係する．Vipeholm caries study（1954）から，スクロースの摂取量が最も重要な要因ではなく，スクロースの頻回な摂取がう蝕増加の主要因であることが示された．Weiss ら（1960）も 5 歳児の数百名を対象として，子どものう蝕増加量と食間の間食の回数とが正比例の関係にあることを示している（図 6-17）．

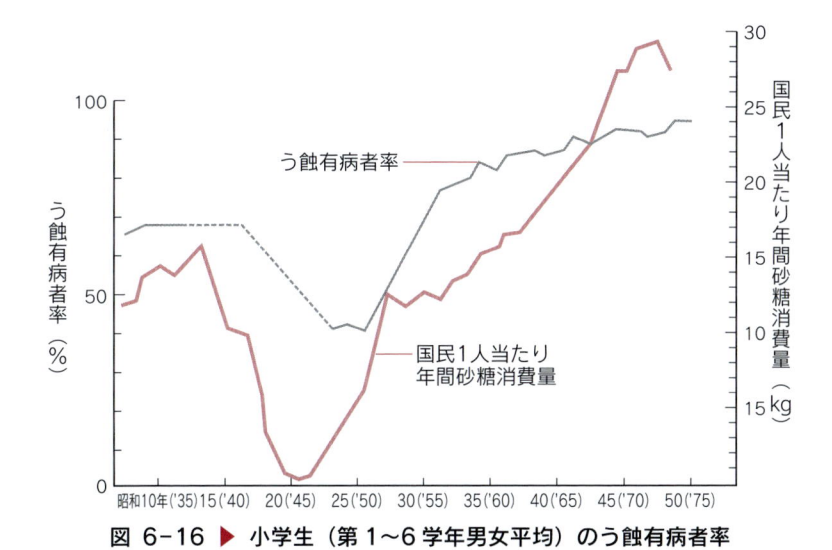

図 6-16 ▶ 小学生（第 1～6 学年男女平均）のう蝕有病者率
(竹内)

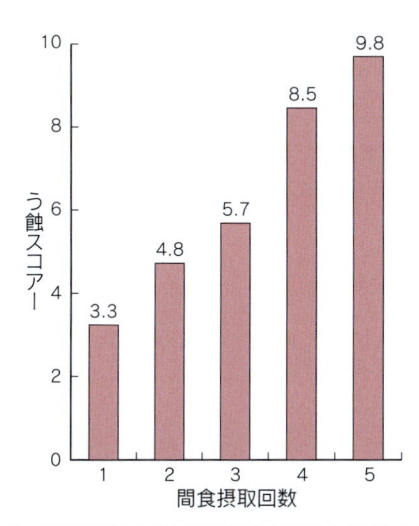

図 6-17 ▶ 就学前児の含糖食品間食回数と乳歯う蝕との関係
(Weiss, R. L. & Trithart, A. H., 1960)

5 時間要因との関連

a う蝕の進行

　う蝕は，歯の萌出後2〜4年以内に多発する（**図 6-18**）．う蝕発生に2〜4年かかるのは，初発したう蝕がう窩を形成する臨床的う蝕に進行するまでにかかる時間が含まれるためである．萌出後1〜3年以内のう蝕発生と進行を抑制することができれば，歯に対する唾液の成熟作用が期待でき，その後，その歯はう蝕になりにくいと考えられる．

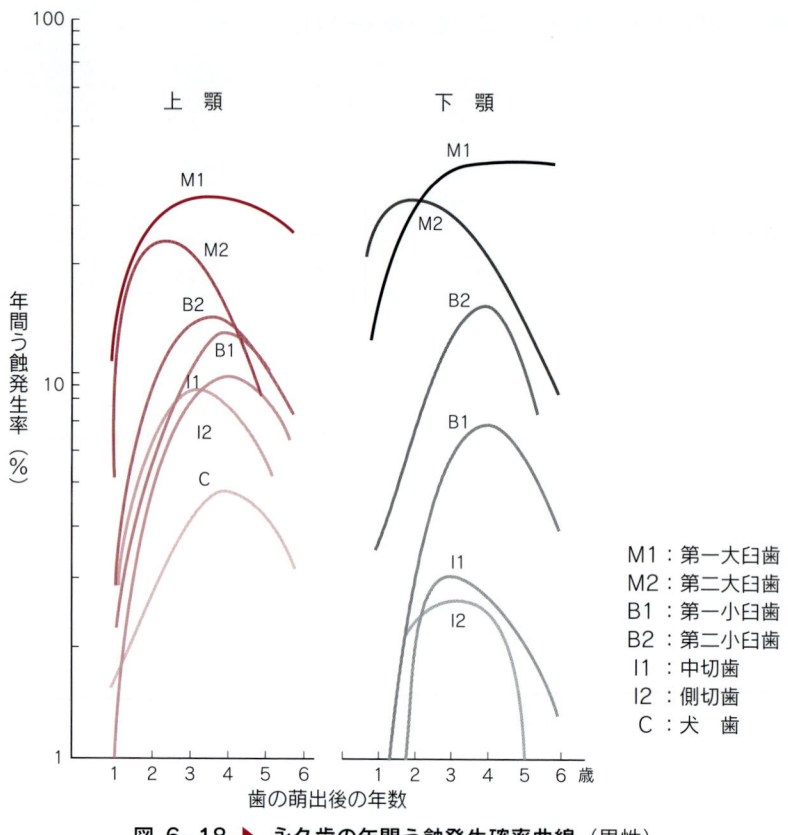

図 6-18 ▶ 永久歯の年間う蝕発生確率曲線（男性）
(Carlos, et al., 1965)

B 歯周病の疫学

1 宿主要因との関連

a 民族，人種

　米国では，一般的にはあらゆる年齢層で，白人のほうが黒人に比べて歯周病の有病率が低いことが知られているが，民族間で大きな差はあまりない．これは，多分に口腔環境の差によるものではないかと考えられている．

b 年　齢

　年齢と歯周病との間には正の相関関係が存在する．歯周病の初期状態である歯肉の炎症は若年層ですでに進行している．すなわち，歯肉炎は幼児期から出現し，増齢とともにその有病率は高くなる．歯周炎は思春期ごろから発生し，30〜40歳代から急速に増加する傾向にあり，中年以降の高年齢層ではほとんど何らかの歯周病に罹患している．

　年齢は，病因との接触の機会という環境条件に関係し，また，個体の成長，発達，成熟，老化および免疫機能といった宿主条件にも関係する．

c 性

　一般的に，女子よりも男子の有病者率がやや高い傾向を示すが，著明な差はない．疾病の性差は，男女の解剖学的，生理学的またはホルモン分泌の差などに基づくものが多いが，男女間で著しく異なった環境条件，たとえば男女の社会的役割なども原因となっていることも考慮しなければならない．

d 歯　種

　歯周病は歯列全体で徐々に進行，悪化していくのではなく，部位（歯種，歯面別）ごとに急性増悪期（勃発期）と静止期を繰り返しながら進行していくことが明らかにされている．一般に，上下顎前歯部と上顎大臼歯部が最も早期に罹患し，また，重症になりやすい．一方，上下顎犬歯部や下顎小臼歯部は低罹患部位であり，また，その進行度も遅い．なお，上顎では頬側，下顎では舌側が重症になりやすい．

2 環境要因との関連

a 地域差

　国内的に歯周病と生活環境との関係について報告された調査資料は少ないが，地域差があるというよりも口腔清掃状況の差によるものであろう．国際比較ではWHOのCPIを用いた疫学調査結果がある（図6-19）．

b 社会経済的要因

　歯周病は社会経済的水準（最終学歴，収入，生活水準など）の低い集団において一般に有病率が高いという報告がいくつかみられる．これらの要因が口腔清掃習慣や歯科受診などの歯科保健行動に有意に影響を及ぼしていることは十分に考慮する必要がある．

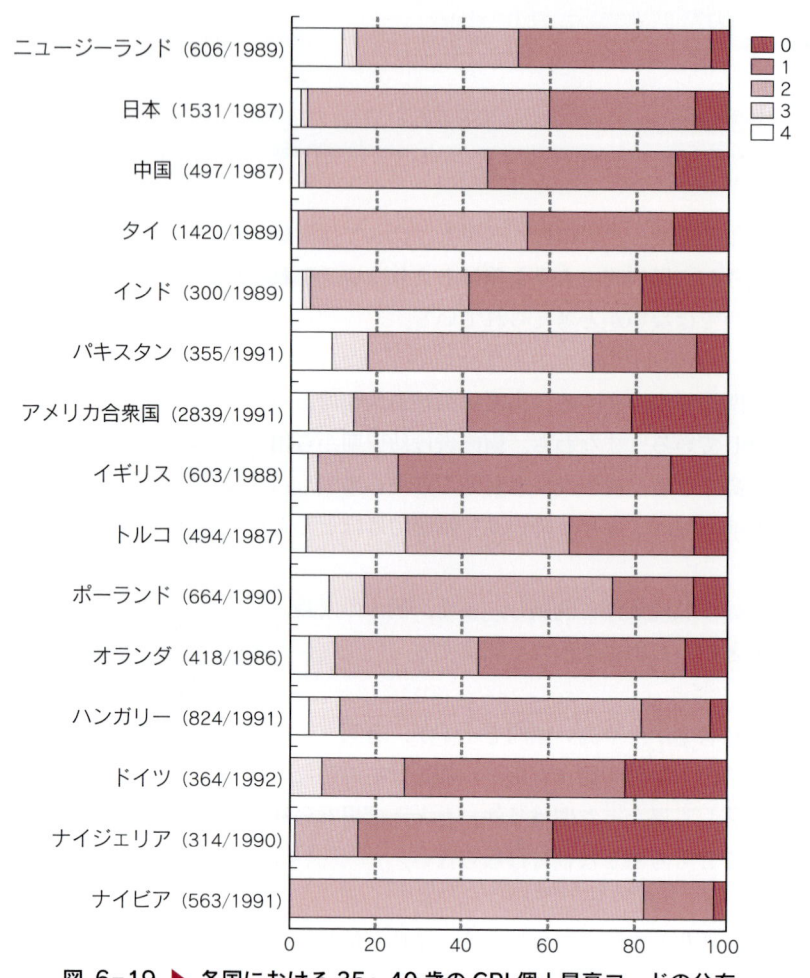

図 6-19 ▶ 各国における 35～40 歳の CPI 個人最高コードの分布
(WHO, グローバルデータバンク, 1994)

3 病因との関連

a プラークと清掃

　プラークの付着量と歯周病の進行度との間には強い正の相関関係が存在する．
歯肉炎の実験から，口腔清掃を中止するとプラークの蓄積が起こり歯肉炎が
発症するが，プラーク除去を開始するとその症状が消失することが確かめられ
た．したがって，プラークは歯周病の直接的原因である．すなわち，プラーク
中の微生物とその代謝産物が歯周病の主因である．

b 歯　石

　歯石の表面にはつねにプラークが付着し，局所に存在する歯石はプラーク除
去の妨げになる．また，歯石はそれ自体が歯肉に対する炎症性ならびに機械的
刺激となり，歯肉溝上皮やポケット上皮を傷害してプラークの組織への刺激を
強める要因となる．プラークの付着や歯石沈着（OHI-S）と歯周病の進行度（PI）
との間には強い正の相関関係が認められる（図 6-20）．

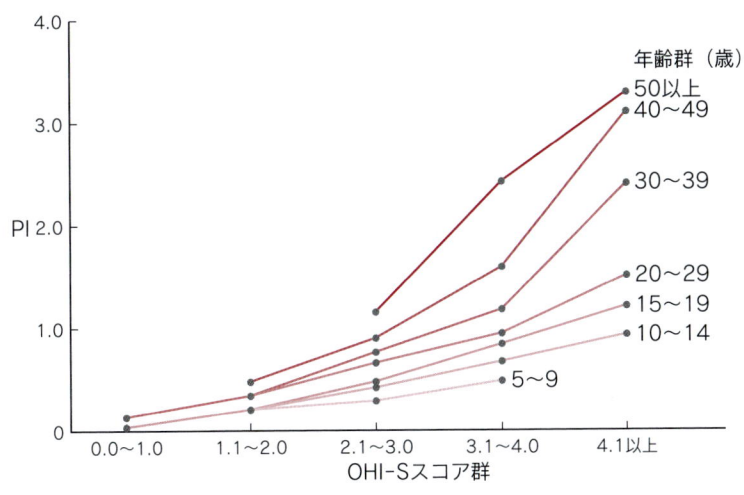

図 6-20 ▶ 口腔清掃レベルと歯周病進行程度
(Scherp, H., 1964)

4 時間要因との関連

a 年代推移

歯周病は，古い時代からの疾患で，世界中のどの地域においても，この疾患がまったくみられないという地域はまだ報告されていない．紀元前 2000 年のエジプトにおける多数のミイラにも歯槽骨の損失が認められており，このような所見は有史以前の人類にもみられるといわれている．

b 歯周病の進行

プラーク性歯肉炎は幼児期に発症し，増齢とともに有病率は増加する．炎症は歯間乳頭部からはじまり，歯肉辺縁部へと波及し，思春期から青年期に罹患状況が高くなる．

一方，慢性歯周炎は思春期ころから発症し，その後年齢が増すに従って有病率が高くなり，また，その症状も重症化する．歯槽骨の吸収は，一般に 13～15 歳ころからはじまり，加齢とともに吸収の程度が増大する．骨吸収がさらに進行すると，歯は徐々に動揺するようになり，ついには歯の喪失をまねく結果となる．

歯肉炎が有効適切に処置されないと歯周炎に移行するが，すべての歯肉炎が歯周炎に移行するわけではない．歯周炎は活動期と静止期とを繰り返して進行する．疾患の活動性は，歯周病原細菌の病原性とそれに対抗する宿主側の抵抗力とのバランスのうえに成り立っている．

5 栄養・全身的要因との関連

全身的因子は，歯周病発病の誘因または進行悪化の修飾因子として働いている．作用機序としては，歯周組織の抵抗力の減弱，宿主の免疫機能の低下，あるいは歯肉溝滲出液を介しての局所環境悪化などが考えられる．

a 喫煙による影響

多くの疫学研究で，歯周病に対する喫煙曝露のオッズ比は 2.5～8.6 と高い値を示している．また，元喫煙者ではおおむね 2 以下と現在喫煙している者のリスクより低くなり，禁煙すると歯周病のリスクは低下する．さらに，1 日の喫煙量と歯周病の進行度との間に量–反応関係が認められている．喫煙以外の要因を統計学的に考慮に入れても，喫煙は歯周病との間に強い関連性があることが多くの研究で示されている．受動喫煙の歯周病へのリスクについても明らかになっている．

b 栄養障害

ビタミン A，B，C，D 欠乏と歯周病との関連が指摘されている．とくにビタミン C 欠乏と歯肉の出血性変化およびコラーゲン代謝への影響が知られている．動物性タンパク質を投与することにより歯肉炎の減少を認めた報告もある．

c 内分泌障害

性ホルモンは歯肉結合組織の代謝や粘膜上皮の形成に影響を及ぼして歯肉炎を促進すると考えられている．また，糖尿病の人では，歯周病の有病率が高く，その症状も重い．

喫　煙
➡ p.82, 206

C 歯の喪失の疫学

平成 30 年（2018）に日本歯科医師会会員 5,229 人を調査対象者とした抜歯原因調査（回収率 44.8%）の結果では，抜歯の主原因別の割合で最も多かったのは歯周病(37.1%)，次いでう蝕（29.2%），破折（17.8%），その他（7.6%），埋伏歯（5.0%），矯正（1.9%）の順であった（**図 6-21**）．さらに，主原因ごとの抜歯数と割合を年齢階級別にみると，抜歯者数では，歯周病と破折はともに増齢とともに増え続け，75～79 歳でピークを，う蝕による抜歯は，25～29 歳と80～84 歳で 2 つのピークが示された．平成 17 年 (2005) の前回調査に比べて，破折の割合が増えたのは，う蝕や歯周疾患等による抜歯が減少するとともに，抜歯処置を受ける年齢が高くなっていることなどの影響があったのではないかと推察している．

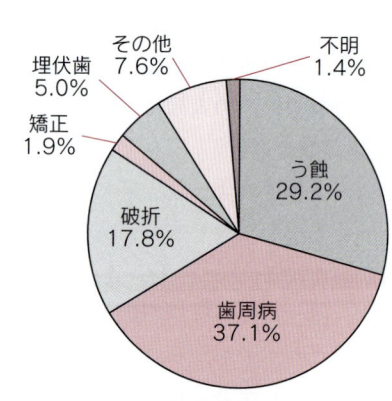

図 6-21 ▶ **抜歯の原因**
〔平成 30 年（2018）〕

D 口腔の悪性新生物の疫学

わが国の悪性新生物による死亡に占める「口唇，口腔および咽頭の悪性新生物」の割合は約 2.0% と低いが，死亡率は高い．その多くが扁平上皮癌で，部位別の発生で最も多いのが舌，次いで歯肉である．40 歳以上から増齢に従って増加し，女性より男性の発生が 2～3 倍高い．喫煙，飲酒，う蝕や補綴物による機械的刺激が誘因となる．

口腔癌
➡ p.95

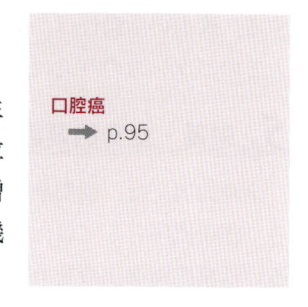

5 衛生統計の基礎

A 情報の収集：歯科衛生統計に用いられる用語と概要

調査なり既存の資料をまとめる場合の基礎的な項目について簡単に説明する.

1 有 病 率

ある時点における疾病の罹患状態を率で示したものである. 季節によって流行に著しく差のあるものは調査時期をあらかじめ定める必要がある. たとえばインフルエンザなどは冬期に流行し, ほかの時期は少ない.

一般に, 有病率は人口 $10^2 \sim 10^5$ (対 100～100,000) に対する割合で示すが, 有病率の高いものは 10^2, 10^3 で示し, 有病率の低いものは 10^4 か 10^5 で示すことが多い.

2 罹患率, 発生率

ある期間(一般には 1 年間)に新たに発生した疾病を率で示したものである. ただし, インフルエンザなど時期的に流行性のあるものは 1 週間とか 1 か月単位で示すこともある.

一般に罹患率, 発生率は人口 $10^2 \sim 10^5$ (対 100～100,000) に対する割合で示す.

有病率と同じく, 発生率の高いものは 10^2 か 10^3 で示し, 発生率の低いものは 10^4 か 10^5 で示すことが多い.

3 有病率と発生率の関係

両者の関係は慢性疾患と急性疾患では一般に異なる.
- 慢性疾患：結核や成人のう蝕など.

    有病率（多）＞発生率（少）
- 急性疾患：インフルエンザや幼児期のう蝕など.

    有病率（少）＜発生率（多）

B 疫学調査の進め方

衛生統計の目的は調査や既存資料をもとに必要な統計表をつくり, 統計的に観察をするものである.

a 保健情報と考え方

健康に関係するあらゆる情報を保健情報という. この情報は, ①公的統計, ②文献など既存の資料, ③個人の調査に基づいて作成する情報に分けられる.

これら保健情報を集めて整理, 分析, 解析し, 統計的な観察をもとに疾病の発生や予防に役立たせることが必要となる.

Support

有病率
prevalence rate

罹患率
morbidity rate

発生率
incidence rate
(increment rate)

国家統計調査
→ p.148

統計的に観察するには，平均値の計算や度数分布表をつくるばかりでなく，ときには高度な統計的処理を必要とすることがある．

一般に統計というとむずかしく考えがちであるが，多少の計算は必要とするものの，高度な数学の知識などは必要としない．

また，疾病，異常が数値として表されるため，調査から整理，分析など一連の操作ではつねに細心の注意をはらう必要がある．

b 調査時の注意

（1）調査目的

明確な目的を定めて行う．ただし，あまり多くの目的を掲げて行わないこと．目的からはずれた調査項目は無駄となることが多い．

（2）対　象

目的に適したものを選ぶ．たとえば調査対象がどのような生活環境のものか？　年齢階級は？　男女の比率はどうか？　調査に協力が得られるか？その規模は？　など．

（3）時　期

調査目的のためには，いつ調査するのが最も適しているか，たとえば前回調査との比較では前回と同じ時期，同じ条件のもとで調べることが必要であり，まったく異なった時期や条件下での調査比較は正確とはいえなくなることがある．

（4）方法および計画

調査項目，調査方法は，手順，必要とする調査，時間など効果的に行う．とくに調査に要する日数，時間，人手，費用など事前に十分に考慮すべき事柄である．

（5）その他，誤り（エラー）

調査には，いろいろな時点で大なり小なりの誤りが生じることがあるため，これを最小限にとどめる必要がある．とくに無理な計画や過労，悪環境下での調査などによる誤り（誤診を含む）は回避するように注意する．

c 調査票

調査票は多くの場合，調査目的に合った独自のものをつくることが多い．原則として1人1枚とする．ただし1家族には1枚が便利である．

- ・記入に必要な注意事項の記載．
- ・できるだけ簡単にわかりやすく書く．
- ・大きさは A4 より小さめがよい．
- ・個人情報やプライバシーを保護する．

d 統計資料の整理

集まった調査票の分類　　　（たとえば年齢別，性別，地域地区別）

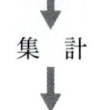

集　計　　　（たとえば年齢別，性別，地域地区別）

統計表および統計図の作成　（罹患別，疾病別）

前記の順序で整理するが，整理でとくに大切なのは調査年月日，標題，主旨，方法を記入し，ほかの人も利用できるように整理しておくことである．統計的観察の第一歩は調査票の分類，集計からはじまる．

1 母集団と標本

何らかの目的で調査などを行うとき，調査対象すべて（母集団という）を調べる（全数調査，悉皆調査）のが原則である．しかし，調査対象が多いときは手数，時間，費用などが膨大なものになり，場合によっては条件設定の不一致などから結果が役に立たないことさえある．そこで全体を調べるかわりに，一部分（標本という）を調べて（部分調査，標本調査），母集団の全体像を推量する．これにより全体の様子の見当をつけることが可能となり，誤差の範囲が理論的に計算できるのである．

2 標本調査

母集団から標本を選ぶことを標本抽出という．実際の調査では，さまざまな抽出法の組み合わせを用いている．たとえば，歯科疾患実態調査では，層別（化）多段抽出法を用いている．

いくつもの抽出法があるのは，「平均の学」として発達してきた数理統計学が，平均的数値のみによる解析であるのに対し，母集団をさらにいくつかの集団に分けてそれぞれについて推定を行うことにより，高い精度が確保できるからである．

標本抽出については通常，無作為（標本）抽出を行うが，これは成員の特性を考慮しないで，偶然にゆだねて決めるものである．そのおもなものを示す．

① 単純無作為抽出：乱数表や抽選により標本を決める．
② 系統的抽出（等間隔標本抽出）：はじめの1つを無作為に選び，あとは一定間隔で決めていく．
③ 多段抽出：たとえば都道府県（一次抽出），群市区（二次抽出），町村（三次抽出）のように段階的に無作為に抽出する．
④ 層別抽出（層化抽出）：母集団を無作為に等質なグループに分け，無作為に抽出する．
⑤ 集落抽出：母集団を無作為に区分し，そのうちいくつかを抽出して全数調査を行う．

3 スクリーニング検査

大きな集団から疾病，異常を効率よく選別する方法であり，ふるい分け検査ともいう．集団検診などで応用される．たとえば結核菌の集団検診におけるツベルクリン反応などをいう．検査に際しスクリーニングレベル（カットオフ値）の決定が大切となる（図 6-22）．

標本抽出
sampling
一部分の成員を取り出すこと．

母集団
population
調査をして結論を得ようとする対象全体，すなわち，調査対象の成員の集合．

標 本
sample
実際に調査するもの．母集団から取り出した成員（一部分の成員）．

無作為（標本）抽出
random sampling

単純無作為抽出
simple random sampling

系統的抽出（等間隔標本抽出）
systematic sampling

多段抽出
multi-stage sampling

層別抽出（層化抽出）
stratified random sampling

スクリーニング検査
screening test

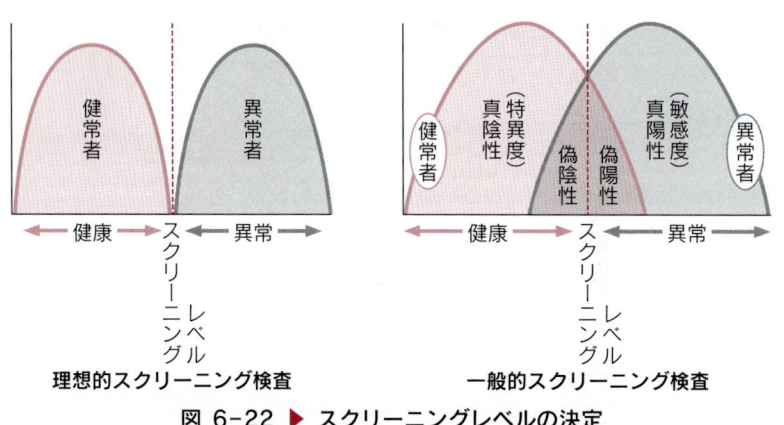

図 6-22 ▶ スクリーニングレベルの決定

a スクリーニング検査の有効性を判定する指標

集団の中から，比較的簡単な検査（スクリーニング検査）で疾患の疑いのある者を選び，選ばれた人（スクリーニング検査陽性）を対象に精密検査を行って，診断を確定させる手法をとることがある．ただし，スクリーニング検査として採用するには，的中率が高く，外れ率が低いことを確認する必要がある．

表 6-20 は，ある疾患に罹患しているかどうかのスクリーニング検査結果と，精密検査結果との比較である．a と d はスクリーニングが的中した者の人数であり，b と c は外れた者の人数である．

○ 的中の指標 ○

① 敏感度（鋭敏度，感度）＝a/(a+c)

　疾患のある者（有病者）のうち，スクリーニング検査で疾患の疑いあり（陽性）とした者の割合．

② 特異度＝d/(b+d)

　疾患のない者（健康者）のうち，スクリーニング検査で疾患の疑いなし（陰性）とした者の割合．

③ 陽性反応的中率＝a/(a+b)

　スクリーニング検査で陽性とした者のうち，疾患のある者（有病者）の割合．

④ 陰性反応的中率＝d/(c+d)

　スクリーニング検査で陰性とした者のうち，疾患のない者（健康者）の割合．

表 6-20 ▶ スクリーニング検査と精密検査の検査結果の比較

スクリーニング検査	精密検査		合 計
	有病者	健康者	
陽 性	a（真陽性）	b（偽陽性）	a+b
陰 性	c（偽陰性）	d（真陰性）	c+d
合 計	a+c	b+d	a+b+c+d

○ **外れの指標** ○

① 偽陰性率＝c/(a＋c)

　有病者を健康者と判断してしまう割合.

② 偽陽性率＝b/(b＋d)

　健康者を有病者としてしまう割合.

C　データのまとめ方

1　データの尺度

　数値で表し，単位をつけられるものを量的データ（量的変数，定量的データ）と呼び，カテゴリーに分けられるものを質的データ（質的変数，定性的データ）と呼ぶ．対象を測定するのに使う物差しを「尺度」といい，①名義尺度，②順序尺度，③間隔尺度，④比率尺度という4つがある（**表 6-21**）.

　名義尺度は，ある変数の，2つ以上の序列がつけられないカテゴリーで構成され，属性の区分や分類のみを示す．たとえば，性別（男性・女性）や地方（関東・東海・関西など）などがある.

　順序尺度は，序列がつけられたカテゴリーを有しているが，等間隔でないものである．「あなたは，よく噛んでいますか？」という質問に対し，「よく噛む」「どちらかというとよく噛む」「どちらともいえない」「どちらかというとよく噛まない」「よく噛まない」のいずれかで答える場合，これら5つのそれぞれの間隔は等しいとはいえない．そのほかに「低い〜高い」「小さい〜大きい」「近い〜遠い」などが含まれる.

　間隔尺度は，序列がつけられたカテゴリーを有し，等間隔で絶対的0点のないもので，気温や偏差値など，その値は客観的に示されるが，0が絶対値ではない.

　最も水準が高い比率尺度（比例尺度）は，序列がつけられたカテゴリーを有し，等間隔でしかも絶対的0点をもつものである．身長や血圧の測定値などは0を基準（絶対値）として表すことができる.

　名義尺度や順序尺度で表されるものは質的データであり，間隔尺度や比率尺度で表されるものは量的データである．量的データは尺度の水準を下げて質的データにまとめることができるが，その逆はできない．また，尺度の水準によ

間隔尺度の例

　摂氏温度の0度は1気圧での氷点であり，絶対的なものではないため，摂氏温度は間隔尺度である．これに対して，絶対温度は比率尺度である.

表 6-21 ▶ 尺度の水準と分析

	尺度の水準	特　徴	例	分　析
質的データ	名義尺度	属性の区別や分類のみ	性別，職業，血液型	百分率，カイ二乗（χ^2）検定など
	順序尺度	順序はあるが等間隔でない	主観的健康度，5段階評価	
量的データ	間隔尺度	等間隔だが絶対的0点はない	体温，テストの点数	平均，標準偏差，相関関係，t検定などほぼすべての統計量
	比率尺度	等間隔で絶対的0点をもつ	身長，血圧	

り使用できる統計分析の方法が異なる．

2 データの集計

　調査が終了し，集められたデータの点検と整理を終えたら単純集計を行い，変数ごとの代表値（中央値，最頻値，平均値），ばらつき（標準偏差，分散）などを求め，データの分布を調べる．さらに，度数分布図（ヒストグラム）やグラフを作成すると，視覚的にも分布の様子が理解しやすくなる．わかりやすく正しい統計図表を作成することは当然であるが，調査の目的によって，表現方法は異なる．しかし，図表化することで，いろいろな事項がみえてくる．

3 基本統計値（代表値と散布度）

　度数分布表やグラフでは，測定値の分布を直観的に把握することはできても客観的に表現することはできない．そこで分布を特徴づける量として代表値がある．これには，①度数分布の中心を示すもの（代表値），②度数分布図のすその広がりを示すもの（散布度，分散），③度数分布の峰の偏りを示す歪み（ちらばり），④度数分布の峰の尖り具合を示す尖度（集中性）などがある．しかし，平均値，中央値，最頻値などは位置を表すものであるが，これらは必ずしも一致しないことが多い．

a 代表値

（1）平均値

　一般に算術平均のことで，各個体から得られた数値（変数）の合計値を総個体数で除したものである．

　データの総計値をデータの個数で割ったもの $(x_1 + x_2 \cdots\cdots x_n)/n$ である．一般に $\bar{x}$（$\bar{y}$）で表現する．

　算術平均値は代表値として最適のようであるが，特別な値（極端にかけ離れた数値）に左右されるという欠点もある．

　平均値が多用される理由には，①数学的取り扱いが容易なこと（計算が，加算と1回の割り算だけである），②標本の大きさがある程度大きくなると母集団に近似できることがあげられるが，**図 6-23** の対称な分布型とは異なる

平均値
mean

算術平均
arithmetic mean

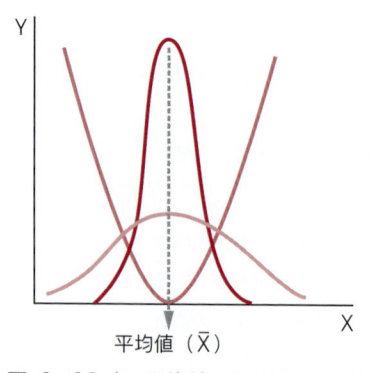

図 6-23 ▶ 平均値のいろいろな型

場合は，平均値だけで代表させることはできない．

（2）中央値（中位数）

中庸のものに重きを置くときに使用するもので，各個体から得られた数値を小さい順または大きい順に並べたとき，中央になる数値（変数）の値である．すなわち，中央値はそれ以下，それ以上のものが1/2ずつの度数になる値である．代表値としては特別な値（極端にかけ離れた数値）に左右されないが，順序位置の中央値であり，数学的な取り扱いは限られる．

たとえば，ある地域の歯科診療所の1日の来院患者数の中央値が20人であるとする．これからわかることは，20人以下の医院が1/2，20人以上の医院が1/2あるということである．度数分布表の累積相対度数（%）の50%の位置（50パーセンタイル値）が中央値となる．

（3）最頻値（最多値）

最も頻度の高いものに重きを置くときに使用する．たとえば，歯科医院の1日の来院患者数の最も多い値（最頻値）が19ということは患者数が19人（程度）の医院がいちばん多いということである．

b 散布度（ばらつき）

度数分布図にはいろいろな型があるため代表値だけを示しても分布の特徴が把握できない．そこで度数分布図のすその広がり（ちらばり），山型尖度（集中度）などの度合を表すものとして，範囲（最大値と最小値の差），分散（ちらばりの度合），標準偏差（ちらばりと集中度）などがある．標本のなかの測定値がどの程度ちらばっているかを量的に表現するために，分散と標準偏差による方法がある．

（1）分散（σ^2）

分散は個々の値から平均値（$\bar{x}$）を引き，それを二乗し標本数（n）で除したものと定義される．分散または標本分散という．

$\{(x_1-\bar{x})^2+(x_2-\bar{x})^2\cdots\cdots(x_n-\bar{x})^2\}/n$ である．

自由度（$n-1$）で除したものを不偏分散といい，推計などに使う．これによって大小のちらばり具合を反映する．しかしたとえば，測定単位が長さの場合，cmの二乗すなわちcm^2の意味をもち不便である．そこで単位をそろえるため分散の平方根（符号＋）をとった標準偏差が用いられる．

（2）標準偏差（S.D.，σまたはs）

個々の値から平均値を引き，それを二乗して標本数（n）で除したもの（ここまでは分散と同じ）であり，これを開平（ルート，$\sqrt{}$で開平）するだけで標準偏差が得られる．S.D.またはσ，±符号を前につけ表現する．その結果，標準偏差（σ）の値が小さいほど山が鋭くなり，σの値が大きいほど山がなだらかとなる（**図6-24**）．

これだけではその意味がまだわからないかもしれない．そこでもう一度，度数分布図をみてみると，釣鐘型（正規分布）の分布図といっても，標準偏差の大きさによって山型が若干異なるのである．

① 正規分布（釣鐘型）の場合：大数例の場合と解釈してよい．**図6-25**の

中央値（中位数）
median

最頻値（最多値）
mode

度数分布図
➡ p.142

範囲
range

分散
variance

標準偏差
standard deviation

正規分布
normal distribution

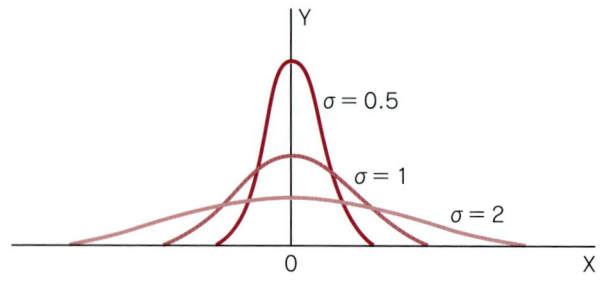

図 6-24 ▶ 標準偏差（σ）と山型（分布型）の関係

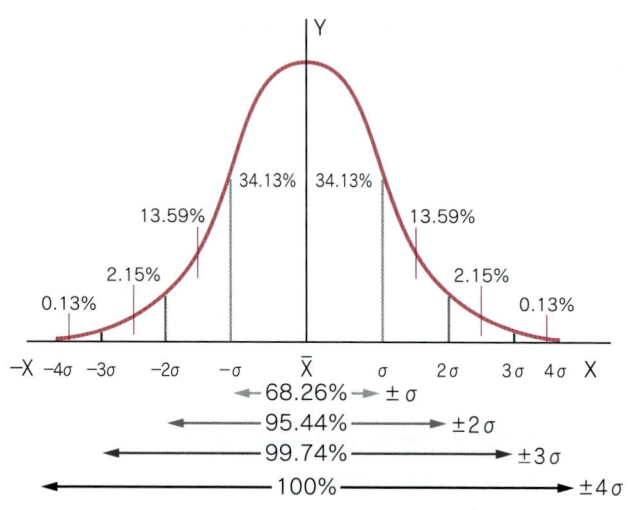

図 6-25 ▶ 正常（分布）曲線と度数百分率の分布

ように平均値±σにより68.26%（全体のほぼ2/3強）が入っていることになる.

② 正規分布を示さない場合：多くは少数例の場合と解釈してよい. たとえばチェビシェフの不等式を用いる（省略）.

このように平均値に標準偏差をつけることは，平均値への山型の集中性，すなわち山が鋭いか，緩やかか，またはその集団の何%の人あるいは計測値がそのなかに含まれているかがわかるはずである.

（3）標準誤差（S. E., σx̄）

標本平均の標準偏差である. 1試料の観察結果を表すのに用いられ，次の式で表す.

$$\sigma\bar{x}=\frac{\sigma\ （母集団の標準偏差）}{\sqrt{n}\ （標本の大きさ）}$$

平均値±標準誤差（mean±S. E.）で表現する.

（4）変動係数（V または c）

標準偏差どうしを比較するには平均値がほぼ等しくなければならない. この不便を除くために変動係数が考えられた.

変動係数は次の式によって求められる. すなわち変動係数とは標準偏差を

平均値で除したものである．

$$V（変動係数）=\frac{\sigma（標準偏差）}{\bar{x}（平均値）}\times100（\%）$$

・例：ある集団の学童（7歳児）の身長と体重の平均値と標準偏差を次の式とする．

身長…$\bar{x}_1=130.5\,cm$，$\sigma_1=5.4\,cm\longrightarrow V_1=\dfrac{5.4}{130.5}=0.041$

体重 $\bar{x}_2=25.6\,kg$，$\sigma_2=3.1\,kg\longrightarrow V_2=\dfrac{3.1}{25.6}=0.121$

身長と体重の値に100を乗じて百分率にすると，$V_1=4.1\%$（小），$V_2=12.1\%$（大）となる．この結果，身長の変動のほうが体重のそれより比較的小さいことが推測される．

4 度数分布

調査結果をまず表にしてみる．簡単なものは表のままでもよいが，二次元的な関係を見いだしにくい．このためグラフ（図）を描いてみる．このことによって思いがけない発見ができることがある．

a 度数分布表

ある歯科大生のDMF歯数を例にした度数分布表を示す（**表 6-22**）．この度数分布表のなかに，度数を％（相対度数）で表示することもある．

度数分布表の小グループ（たとえばいくつかの専門的職業，5～9，10～14，15～19…，60歳以上のう蝕有病者など）をカテゴリー，階級という．また，分類基準（職業，年齢層，在籍年数など）を項目（アイテム）という．

表 6-22 ▶ 歯科大生のDMF歯数の度数分布表

階級 （DMF歯数）	階級値	度数 （人数）	累積度数	累積相対度数 （%）
0～1	0.5	7	7 $\left(\frac{7}{162}\times100\right)\rightarrow$	4.3
2～3	2.5	11	18 $\left(\frac{18}{162}\times100\right)\rightarrow$	11.1
4～5	4.5	21	39	24.1
6～7	6.5	33（最頻値）	72	44.4
				←（50%中央値）
8～9	8.5	29	101	62.3
10～11	10.5	22	123	75.9
12～13	12.5	15	138	85.2
14～15	14.5	11	149	92.0
16～17	16.5	7	156	96.3
18～19	18.5	6	162	100.0
計		162		

カテゴリー
category

階 級
class

階級値
各階級の中央の値のことで，表6-22の0～1の階級の階級値は，
$\dfrac{0+1}{2}=0.5$ となる．

アイテム
item

度数分布表をつくるときは次の事項に注意する.
① 測定値から最大値と最小値をみつける（だいたいでよい）.
② 最大値と最小値の差の計算を行い，差の間で端数のつかないようにし，カテゴリーの範囲を明確にする（たとえば等間隔にする）.
③ カテゴリーの数はあまり多くしない（ひと目で全体をつかむためには 10 を超えないほうがよい）.
④ ％（相対度数）を記入する（ほかと比較するため）.
⑤ 合計（総数）を確認する.

b 度数分布図 （図 6-26）

度数分布表をもとにヒストグラム図，棒図，度数多角形図，度数曲線図などを作成することができる.

グラフはあくまでも直観的にわかりやすく，簡単に，しかもはっきりと描く. 一般に Y 軸に度数（人数，個数），X 軸に階級（年齢階級など）を示す.

① ヒストグラム（柱状グラフ）：度数分布の構成を示すもので階級の境界上に度数に比例した高さの長方形を描き，柱と柱はできるだけ離さない. ヒストグラム
histogram
② 度数多角形：各ヒストグラムの頂点中央を結んだもの.
③ 度数曲線：度数分布を曲線で示したもの. 面積がヒストグラムとほぼ同じに描く.
④ 棒グラフ（棒図）：別個のものを比較するため並べるもの. 棒と棒は離す.
⑤ 度数分布図の種類（図 6-27）.
⑥ 累積度数分布図. 累積度数分布図
累積度数を図示したもの.

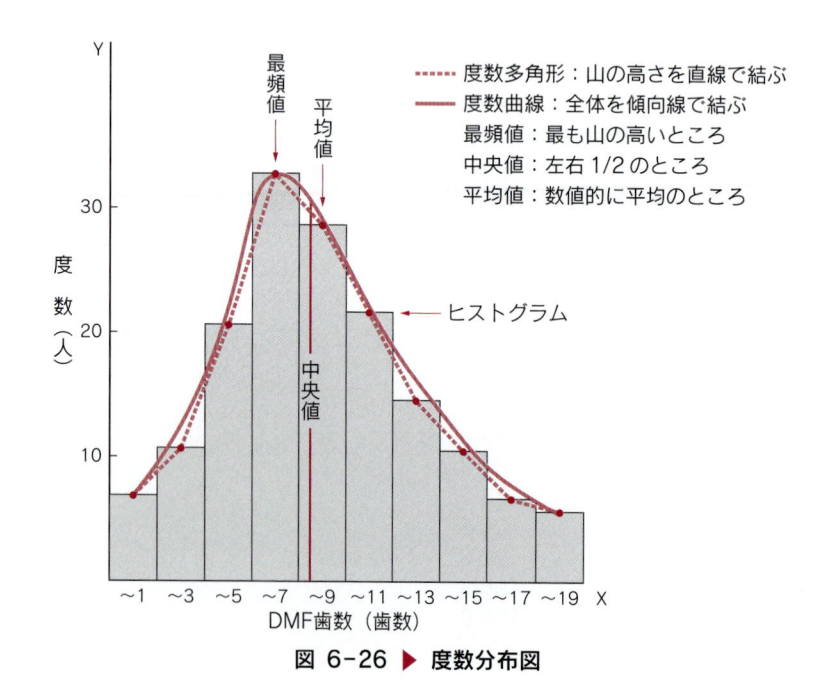

図 6-26 ▶ 度数分布図

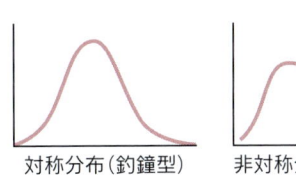 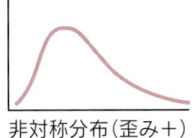 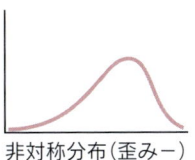 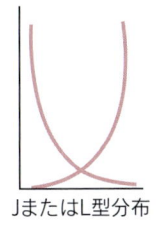 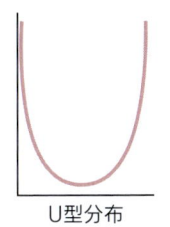

| 対称分布（釣鐘型） | 非対称分布（歪み＋） | 非対称分布（歪み−） | JまたはL型分布 | U型分布 |

図 6-27 ▶ 度数分布図の種類

5 単純集計，クロス集計

調査分析として，最も初歩的なものの1つに単純集計がある．単純集計は，質問に対する選択肢が5つだった場合，選択肢ごとの合計や比率を集計したものである．その結果を10代・20代・30代などの年代別や性別，職業別などの要素ごとに集計し直したものがクロス集計である．

クロス集計とは，特定の2つないし3つの情報に限定して，データの分析や集計を行う方法である．特定の項目の相互関係を明らかにすることができる．

クロス集計の長所は，年齢や性別などの違いを把握することで，属性別にどのような影響があるかを把握できることにある．住民の歯周病有病状態の調査を年齢・性別で分けることにより，属性別に有病状況を分けて考察することができる．さらに，アンケート次第では同じ属性の患者の生活習慣などを把握することができるため，歯科保健指導の計画などもたてることができる．

a 単純集計とクロス集計の例

ある市での成人歯科健診の受診者数は，年代別・性別の単純集計では**表 6-23, 6-24** のようであった．この2つをクロスしたものが，年代別性別集計表（**表 6-25**）となる．

表 6-23 ▶ 年代別受診者数

	20代	30代	40代	50代	60代	70代	80〜	合 計
合 計	759	2,769	2,556	1,148	1,388	1,519	553	10,692

表 6-24 ▶ 性別受診者数

	合 計
男 性	3,725
女 性	6,967
合 計	10,692

表 6-25 ▶ 年代別性別受診者数

	20代	30代	40代	50代	60代	70代	80〜	合 計
男 性	261	903	890	436	493	550	192	3,725
女 性	498	1,866	1,666	712	895	969	361	6,967
合 計	759	2,769	2,556	1,148	1,388	1,519	553	10,692

D データの分析法

変数の関係を明らかにするためには統計的検定を行う必要がある.「AとBには差がある」と証明するには,まず「AとBは同じである」という帰無仮説を立てる.帰無仮説が正しいと仮定して,実際に生じた現象の起こる確率を計算する.その確率が小さければ仮説は正しくなかったと棄却され,「AとBは同じとはいえない」(すなわち差がある)ということになる.「正しくないので棄却したい＝無に帰したい」仮説が帰無仮説である.仮説を棄却するかどうかを判断する際の基準を有意水準といい,5%（0.05）または1%（0.01）とする.

データの検定方法は,①母集団の分布が正規分布かどうか,②従属変数が量的データか質的データか,により決まる.正規分布とは,分布図（ヒストグラム）をグラフ化したときに平均値を頂点にして左右対称（釣鐘型）になる分布をいう.

母集団の分布が正規分布であり,従属変数が量的データ（間隔尺度,比率尺度）である場合は,t検定,ピアソン積率相関などのパラメトリック検定を用いる.母集団が正規分布をとらない,または従属変数が質的データ(名義尺度,順序尺度)である場合は,カイ二乗検定（χ^2検定）やマン・ホイットニー検定などのノンパラメトリック検定を用いる.

歯科領域の臨床研究では,データが正規分布をとりにくい,少ないデータ数しか得られないなどの場合も多く,近年ノンパラメトリック検定がよく使われている.

1 相関（rまたはρ）

年齢と歯数,年齢とう蝕経験歯数,口腔清掃状態とPMA指数など,各個体について2種（またはそれ以上）の観察を行い,それぞれの測定値（変数,変量）の関係をみようとする場合がある.

この第一歩として図 6-28のような図を描いてみる.これを散布図(相関図)という.このような簡単な図から,2つの測定値のおおまかな関係がわかることが多い.

相関係数とは2つの変数の間の直線的関係の度合いを表すもので,rの値が1か−1に近いということは,xとyとの間に強い直線関係があることで,rが0に近いからxとyが無関係だとは即断できない（図 6-28）.

図 6-28bの上段をみるとr≒0になるが,xとyには強い曲線関係がある.すなわち相関係数rは直線関係のみの表示法であるといえる.

$$共分散：\Sigma\ (x-\bar{x})\ (y-\bar{y})/n,\ または n-1,\ またはΣxy-(\Sigma x\ \Sigma y/n)$$

$$xの標準偏差：\sqrt{\Sigma\ (x_i-\bar{x})^2/n}$$

$$yの標準偏差：\sqrt{\Sigma\ (y_i-\bar{y})^2/n}$$

$$相関係数＝\frac{共分散}{x,\ yの標準偏差}$$

ノンパラメトリック検定

ノンパラメトリック検定は,母集団分布に関して,正規分布などのある特定の分布を仮定しないで統計的検定を行う方法である.この手法の利点は,どのような母集団分布からのデータであっても適用可能なことである.

ノンパラメトリック検定は順序尺度,たとえば人気ランキングなどを分析する際によく使われる.ランキングには順序が反映されるものの,はっきりとした数値（比率尺度や間隔尺度）は提供されない尺度である.

相 関
相関係数
coefficient of correlation

相関（表）
相関（表）にまとめるには組個数が30点以下では適当ではない.組個数は100以上が望ましい.また,X,Yの階級個数はともに独立であり,5階級以上に区分する.組個数が100以上ならば6〜12階級ぐらいがよい.

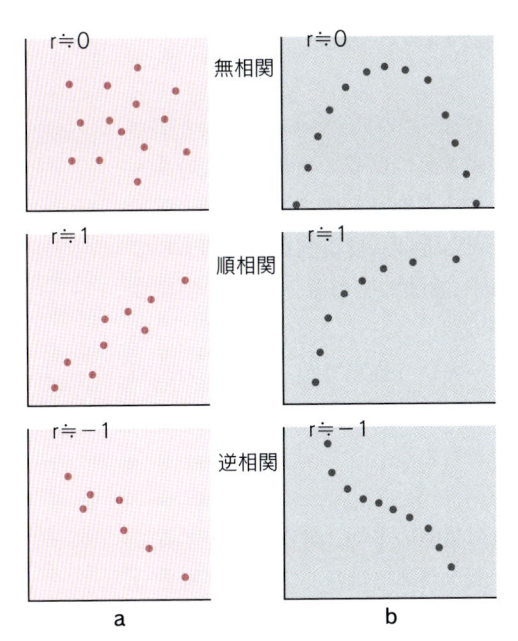

図 6-28 ▶ 相関係数で表すのに適している関係と適さない関係

a：相関係数で表すのに適している．
b：適さない．相関係数を求めることはできても，
　その数値では完全に表現できない．

逆相関
　一方が増加すると，他方が減少する関係を示し，負の相関ともいう．

表 6-26 ▶ 相関係数 r の有意水準（ρ＝0，ただし自由度 n−2）

危険率 α 自由度 n	5% 0.05	1% 0.01	危険率 α 自由度 n	5% 0.05	1% 0.01
1	.997	1.000	15	.482	.606
2	.950	.990	20	.423	.537
3	.878	.959	30	.349	.449
4	.811	.917	40	.304	.393
5	.754	.874	50	.273	.354
6	.707	.834	60	.250	.325
7	.666	.798	70	.232	.302
8	.632	.765	80	.217	.283
9	.602	.735	90	.205	.267
10	.576	.708	100	.195	.254

※実験によって得られたrの値が，この表中の値より大きければ，
　仮説を捨てることができる．

$$r=\frac{\Sigma\ (x_i-\bar{x})\ (y_i-\bar{y})}{\sqrt{\Sigma\ (x_i-\bar{x})^2}\sqrt{\Sigma\ (y_i-\bar{y})^2}}$$

　以上，相関係数（r）を計算していくと，**図 6-28** の r≒−1 の逆（負の）相関，0 の無相関，そして＋1 の順（正の）相関までいろいろな値をとる．「得られた r 値が母相関係数（ρ）＝0 の母集団から抽出されたもの」という仮説を捨てるかどうかは，**表 6-26** により，表中の値より大きければ仮説を捨てること

ができる．すなわち x と y には相関関係が成立するのである．

2 推　定

　標本の測定値から全体の真値(母集団値)の見当をつけることを推定という．標本の測定平均値を母集団平均値の推定値とする点推定では，ほとんど一致しない．そこで区間推定という手法を用いる．たとえば，信頼度 0.95（95％）で $7.7 \geqq m \geqq 5.3$ とは，母平均値は 7.7〜5.3 の範囲に含まれており，95％の信頼度があるということである．つまり，100 回繰り返して行っても 95 回までこの範囲に入り，あとの 5 回ははずれるかもしれないという推定である［推定の区間（誤差の限界＝信頼区間)］．

　平均値，標準偏差，標準誤差などは推定値といえる．

ａ　母平均の推定

　全数調査がむずかしいときに，標本値から母集団の平均，分散を推定することができる．母集団の平均，分散の推定は，標本自体ではなく，標本平均の分布から推定することになる．

　母平均の区間推定を使うと，「大きな母集団の平均を小さな標本から推定すること」ができる．たとえば，「日本人の平均身長の推定」などである．

　母集団の平均と分散，標本平均の平均と分散には，それぞれ次のような対応関係がある．

　標本数を十分大きくしていくと，母平均と標本平均は一致する．標本数が十分大きいと，標本分散は母分散の $1/n$ になる．このような母集団分布と標本平均分布の関係から，幅を設ければ，母集団の平均と分散を推定することができる．その一例を示す．

○ 母集団の区間推定・母分散がわかっており，母集団が正規分布の場合 ○

　1 学年 1,000 人の学校で，100 点満点の共通テストを行い，母集団の標準偏差は 5 であった．この学年より無作為に選ばれた 10 人の点数は，90，35，40，80，70，50，30，75，40，60 であった．

　このとき，母平均の信頼度 95％の信頼区間は？

　このときの標本平均は 57 である．

　信頼度 95％のときの k の値は 1.96 なので，

　信頼区間は，$57 - 1.96 \sqrt{(5^2/10)} \leqq 母平均 \leqq 57 + 1.96 \sqrt{(5^2/10)}$

　$57 - 3.1 \leqq 母平均 \leqq 57 + 3.1$

　$53.9 \leqq 母平均 \leqq 60.1$

これが求める母平均の信頼度 95％の信頼区間である．

　この例題は，母分散がわかっている正規分布を仮定し，さらに，標本数が少ない（30 より小さい）場合の母平均の推定である．

　ほかに「母分散がわかっていない，正規分布，標本数が少ない場合」，さらに，「母分散がわかっていない，母集団分布もわかっていない，しかし標本数は多い場合」もある．

母平均の区間推定の示し方
95％信頼区間：A〜B

3 検　定

　測定値と母集団値または2つの測定値の間に差があるかどうかを決めるために用いる．母集団のすべてを測定する場合は検定の必要はない．有意差あり，なしという言葉は当然この検定で使われる．

　信頼度，信頼限界と危険率（有意水準）の関係は（たとえば95%の信頼度，5%の危険率について）次のようになる．

$$信頼度＝1－危険率 \begin{cases} 0.95（信頼度）＝1－0.05（危険率） \\ 0.05\ 有意水準ともいう． \\ 95\%信頼度＝100－5\%の危険率 \end{cases}$$

　一般的には，t分布　（平均値の推定・検定）

　　　　　　　　χ^2分布　（出現率・分割表による検定，正規分布，二項分布に属
　　　　　　　　　　　　　するかの検定，分散区間推定）

　　　　　　　　F分布　（分散の差の検定，分散分析法）などに用いられる．

　検定の際に，危険率（有意水準）を5%にするか1%にするかは，検定者が選ぶことができるが，一般には5%（0.05）である．厳格さを要求する場合は1%（0.01）とし，最高度の厳格さを要求する場合は0.1%（0.001）をとる．

　また，これらの有意水準で有意である場合は次のように表現する．

　　・$P<0.05$　＝有意である
　　・$P<0.01$　＝高度に有意である
　　・$P<0.001$＝最高度に有意である

E　検定結果の解釈

1　標本平均値の差の検定

　たとえば，ある集団の男性と女性という2標本間の身長の平均に差があるかどうかを検定したいとする．身長は数量値であるため，まず男性と女性それぞれの分布の型を調べる．一般的には正規分布を示すが，この場合は男性の身長と女性の身長の2標本になるのでt検定を使用する．しかし，3種類の薬による血圧の変化を検定する場合は3標本になるのでt検定を用いることはできない．この場合は分散分析を行ってから多重比較によってどの標本間に有意差があるかを検定する．

2　カイ二乗検定

　たとえば，甘いものの嗜好（好き，普通，嫌い）は性別で変化するかについて検定したいとする．この場合のデータは2×3の分割表にまとめることができる．最初の2は性別で男性と女性になり，最後の3は甘いものの嗜好で好き，普通，嫌いになる．それぞれに人数が入るが，データの種類は数量データではなく名義データであるので，カイ二乗検定（χ^2検定）を使用する．

6 歯科保健統計

A 国家統計調査

公的統計は，政府や地方自治体の施策立案，施策評価などのために必要不可欠なもので，正確で信頼できるものであることが重要である．そのうち，国が実施するものを国家統計という．

統計調査が統計理論などの科学的方法に基づいて計画され，結果数値について必要な精度が確保されていることも重要な要素である．しかし，それだけでなく，作成に関する枠組み（統計法などの法制度の確立，秘密保護の遵守などの倫理的側面，結果が利用者に公平に提供されることなど）も重要な要素であると考えられている．

国家統計は，そのデータ収集方法や調査方法，法的根拠などによって，いくつかのグループに分けることができる．

まず，第1義統計と第2義統計との区別がある．第1義統計は，統計の作成を目的とした調査をとくに行うことによりつくられるものであり，それに対して，第2義統計とは，特別な調査は行わずに，日常的な義務を通じて作成される統計をさす．第2義統計は業務統計とも呼ばれ，「人口動態統計」などがこれに当たる．そのほか，これらの統計を加工して，何らかの集計量や指数を算出した加工統計（第2次統計ともいう）がある．

法的な側面からは，基幹統計，一般統計に分けることができる．基幹統計調査は，統計法（平成19年法律53号）に基づいて行われるもので，国勢調査をはじめ，国の実施する主要な統計調査を含んでいる．一方，一般統計は統計法により総務大臣から承認を受けた統計であり，基幹統計以外の統計調査を国や地方公共団体が行う場合に，その旨を総務大臣に届け出たものである．

歯科保健に関する歯科保健統計には，歯科疾患実態調査，国民健康・栄養調査，学校保健統計調査，患者調査がある．それら調査の目的，対象，内容を表6-27に示す．

表 6-27 ▶ おもな国家統計調査

種　類	目　的	対　象	内　容	歯科関係	備考（主管）
国勢調査 （人口センサス） （基幹統計）	統計法．政府が全国民について行う調査 人口，世帯，就業者などからみた産業構造などの状況を地域別に明らかにする統計を得る 大正9年第1回	10月1日時点における常住人口 10年ごとに大規模調査，中間5年ごとに簡易調査	人口の基本的属性（性，年齢，配偶など），経済的属性（職業，就業など），住宅，人口移動，教育		5年ごと 　　　（総務省）
人口動態調査 （基幹統計）	人口動態統計事象を把握し，人口および厚生労働行政施策の基礎資料を得る	1年間の発生全数	出生・死亡・婚姻・離婚（戸籍法），死産（規程）の届書から作成された人口動態調査票（市区町村長）に基づく		死因は「国際疾病分類，ICD」に準拠 毎年　（厚生労働省）
歯科疾患実態調査 （一般統計）	歯科保健状況を把握し，今後の歯科保健医療対策の推進に必要な基礎資料を得る	層化無作為抽出された単位区内の満1歳以上の世帯員	昭和32年以来，6年周期で実施されてきたが，平成28年の調査から5年ごと（新型コロナウイルス感染症の影響を考慮し，令和3年度は令和4年に延期実施），歯・口腔の健康づくりプランの基本的事項の評価実施時期をふまえ，令和6年度から4年ごとに実施する予定 共通調査項目：歯ブラシの使用状況，現在歯（健全歯・未処置歯・処置歯），喪失歯，補綴の状況，第3回以降フッ化物塗布状況，第5回にサホライドの塗布状況が追加．また，歯肉の調査が第2回以降行われているが，診査基準が異なる		乳歯・永久歯う蝕に改善がみられる 国民健康・栄養調査と同時に実施 　　　（厚生労働省）
医師・歯科医師・薬剤師統計（旧：医師・歯科医師・薬剤師調査） （一般統計）	医師，歯科医師，薬剤師の分布，就業状態を把握して，医療行政施策の基礎資料を得る	全国の医師，歯科医師，薬剤師	医師法，歯科医師法，薬剤師法による届出票に基づく，業務種別，従事場所，診療科名など 昭和57年より隔年	医療施設の従事者，医療施設以外の従事者，その他の者，年齢階級別分布，地域分布	隔年　　（厚生労働省）
学校保健統計調査 （基幹統計）	児童，生徒，幼児の発育・健康状態を明らかにして，学校保健行政の基礎資料を得る	標本抽出法により指定された幼稚園，小・中・高校の満5～17歳の者	発育状態（身長，体重など） 健康状態（栄養，脊柱，視力，尿，寄生虫卵など）．学校保健法による健康診断結果の調査票	う歯のある者（処置完了者，未処置歯のある者），その他の歯疾患の者，口腔の疾病・異常の者	被患率1位 　裸眼視力1.0未満 被患率2位 　う蝕：2022年以降未処置者率減少傾向 毎年　（文部科学省）
国民健康・栄養調査 （一般統計）	国民の身体の状況，栄養素等摂取量，生活習慣の状況を明らかにし，国民の健康の増進の総合的な推進を図るための基礎資料を得る	層化無作為抽出した単位区内の世帯および満1歳以上の世帯員	身体状況調査（身長，体重，血液検査など），栄養摂取状況調査（食品摂取量，栄養素等摂取量，食事状況など），生活習慣調査（食生活，飲酒など）	歯間部清掃用器具〔デンタルフロス，糸（付）ようじ，歯間ブラシ，歯間刺激子，水流式口腔洗浄器〕の使用状況，歯の本数の分布，歯の本数別歯間部清掃用器具の使用状況 平成17年は歯科疾患実態調査をあわせて実施	平成14年までは国民栄養調査として実施 毎年　（厚生労働省）
患者調査 （基幹統計）	病院および診療所を利用する患者について，その傷病状況などの実態を明らかにし，医療行政の基礎資料を得る	層化無作為により抽出した医療施設における患者	性別，出生年月日，患者の住所，入院・外来の種別，受療の状況など 昭和59年より3年ごと	歯科診療所の推計患者数，受療率	3年　（厚生労働省）

7 地域歯科保健活動

1 基礎知識

A 地域口腔保健活動の意義

地域歯科保健活動とは，歯科保健に関する専門的知識や技術を駆使して，地域社会における人々の健康や福祉の向上に貢献しようとするものである．歯科衛生士が取り組む第一の保健活動は，「組織的な，公的な，計画的かつ継続的な努力によって，歯科疾患を予防抑制し，口腔の機能を十分に発揮させ歯科的健康度を向上せしめる」ことである．しかし，その保健活動範囲は，歯や口腔の健康に限定せず，関連する健康問題を広く取り扱うことにより，対象とする住民が到達可能な QOL の獲得や幸福の実現を意識したものであるべきである．

一方，人口減少化社会を迎え，保健，医療，介護，福祉など，社会保障施策のうち市町村が実施主体となる個人に対するサービスは，これまで，それぞれの施設，予算，担当者や担当部署が担ってきたが，合理的な範囲でこれらの事業を連携させ，統合化して実施することで，効率的な運用を図ることが求められるようになってきた．

歯科衛生士は，保健，医療，介護，福祉のどの分野においても，歯や口の清潔や健康（疾病）について，十分な知識と技術の提供可能な専門職であり，他の数多くの専門職と連携して，地域住民に貢献することができる．

B 地域保健における「健康」の考え方の変遷

公衆衛生の定義は，Winslow（ウインスロー）による「公衆衛生は，共同社会の組織的努力を通じて疾病を予防し，寿命を延長し，身体的・精神的健康と能率を図る科学であり技術である」が最も有名である．

第二次世界大戦後発足した世界保健機関（WHO）は，世界平和は世界の人々の健康からとの考えに基づき，多くの提言を行っている．国の保健施策はWHOから多くの影響を受けている．

a WHO 憲章

WHO 憲章では，健康は基本的人権の 1 つとみなされ，「健康とは，完全な肉体的，精神的及び社会的福祉の状態であり，単に疾病または病弱の存在しないことではない」と定義された．それにより，それまでの疾病の対立概念としてのみ存在していた健康観の幅は押し広げられた．その後，健康のスピリチュア

Support

WHO
World Health organization
1948 年発足.

WHO の健康の定義
→ p.2

ルな側面についても議論されるようになった.

b プライマリヘルスケア

アルマアタ宣言にみられるように「すべての人々に健康を」の立場にたち，その地域のリソース（社会的資源）に見合った，現実的で，科学的，社会的に妥当な医学的ケアを提供することをさす．公平性，コミュニティの関与・参画，部門横断的，技術や経費の適切性などの条件が必要になる．一連の活動内容として，個人やコミュニティに対する健康教育や食事や適切な栄養の提供，十分で安全な水，基本的衛生，母子ケア，家族計画，予防接種，普通にみられる病気や外傷の治療，必要な薬剤の提供などが含まれる.

c ヘルスプロモーション

1986 年にカナダの首都オタワで開催された WHO の国際会議で，先進国でのニーズに基づいた健康に関する戦略が提唱され，オタワ憲章として採択された．ヘルスプロモーションの定義は「人々が自らの健康をコントロールし，改善することができるようにするプロセス」であり，わが国では健康日本 21 や健康増進法にその精神が反映されている．健康そのものは生きる目的ではなく，毎日の生活の資源である．それゆえヘルスプロモーションは，「保健医療部門だけの責任にとどまらず，健康的なライフスタイルを超えて幸福な状態（well-being）にまで及ぶものである」とされている.

図 7-1 にその理念を示す．豊かな人生を目指し，専門職による個人能力の強化という「個人技術の開発」にとどまらず，行政は公衆衛生や個人の健康を阻害する要因を緩和するように「健康を支援する環境づくり」に取り組む必要がある．さらに，地域活動に「住民が参加」し，地域活動を強化してヘルスプロモーション活動を維持することが重要である．**表 7-1** に目標達成のための 5 つの活動方針と，活動を成功させるための 5 つのプロセスを示す.

2005 年に WHO 主催で開かれた第 6 回ヘルスプロモーション会議では，国際

ヘルスプロモーション
Health Promotion

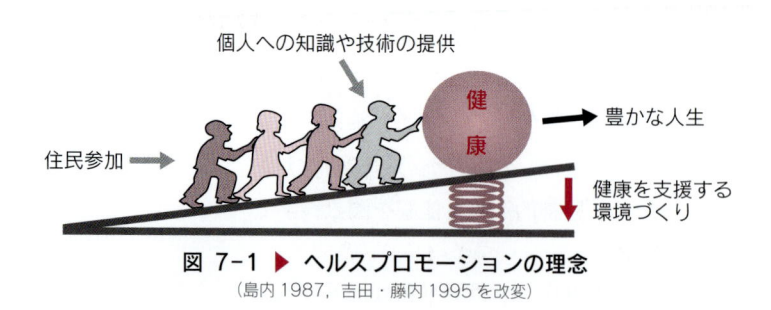

図 7-1 ▶ ヘルスプロモーションの理念
（島内 1987, 吉田・藤内 1995 を改変）

表 7-1 ▶ ヘルスプロモーション活動

目標実現のための活動方針	活動を成功させるためのプロセス
1. 健康な公共政策づくり	1. 唱 道
2. 健康を支援する環境づくり	2. 投 資
3. 地域活動の強化	3. 能力形成
4. 個人技術の開発・強化	4. 規制と法制度
5. ヘルスサービスの方向転換	5. パートナー

化した世界における健康の決定要因を管理するために必要な活動と責務，制約などが確認され，バンコク憲章として採択された．

d ハイリスクアプローチとポピュレーションアプローチ

地域保健活動を進めるために，対象となる集団の健康状態の分布を把握することは有効である．分布を確認し，病気に罹りやすい人に対してリスク（ハイリスク）を下げる介入を行う方法がハイリスクアプローチであり，集団（人々）全体のリスクを下げる介入を行うのがポピュレーションアプローチである（図7-2）．

ハイリスクアプローチは，わが国で従来から実施されている方法であり，健康診査を実施し，得られた検査の結果から数値の異常などの問題が発見された場合に，保健指導や早期の治療を行う方法である．これは，リスクの高い人に絞った介入（サービス）となり，対象となった人だけに影響が限られる．例として，高血圧の疑いが強い人や患者の減塩，肥満者の体重減量対策などがあげられる．

ポピュレーションアプローチは，社会全体を変えて全体のリスクを下げることである．病気の背景には，病気の表層の原因と根底の原因があり，病気の原因になる行動は，社会的状況に左右され，その人の住む地域や職場などにおける文化に左右される根底の原因がある（健康の社会的決定要因）．そのため，社会全体を変える介入を実施するとの考え方がポピュレーションアプローチにはある．例として，シートベルトの装着の義務化，ワクチン接種の義務化，水道水フロリデーションなどがあげられる．個人の努力に左右されない環境づくりを行うことである．

地域保健活動では，ハイリスクアプローチとポピュレーションアプローチを組み合わせた介入が求められている．

e ICF（国際生活機能分類）

障害を有する人々の健康を考えるとき，身体構造，心身機能の健康度を基準にしつつ，生活機能の健康度と社会参画の健康度を指標に加えて，日常生活の自立度，社会参画の度合いによる健康度の評価を取り入れた点は，WHO憲章の健康概念をさらに拡張したといえる．歯科においても，歯や口腔の構造や機

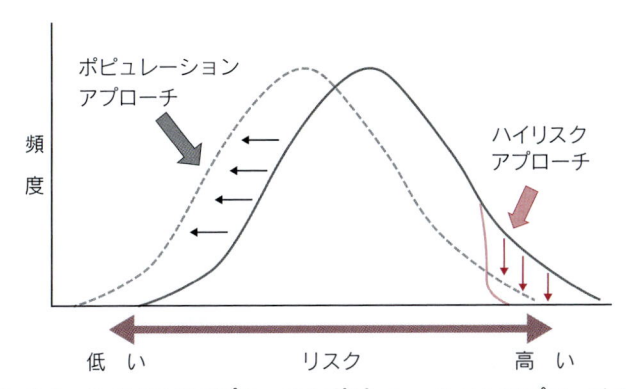

図 7-2 ▶ ハイリスクアプローチとポピュレーションアプローチの概念

能の維持・向上ばかりでなく，人々の食事や会話などの生活や社会参画に，歯や口の健康がどのようにかかわっているかにまで視野を広げる必要がある．

f 健康寿命

これまで統計の取りやすさから，地域の健康度の指標として死亡を指標にした平均寿命が用いられてきたが，WHO の提唱もあって，健康度を評価する際，単に寿命が長いことばかりでなく，健康すなわちここでは自立した生活をしながら長生きをすることに価値が見出されるようになった．これが健康寿命を指標にする価値観である．健康寿命が長いことと，平均寿命に占める健康寿命の割合が高いことが求められる．また，歯や口の機能が十分であれば，健康寿命は延伸することが知られるようになっている．

C　口腔保健活動の目標

地域における保健活動は，その地域住民にとってニーズの高い共通の問題点を見いだすことからはじめるべきである．口腔保健活動の究極の目標は健康増進と QOL の向上であるが，実際には次に示す過程を経て，各目標を達成しながら進められることになる．

地域において最初に気づく健康問題は，やはり目の当たりにする疾病そのものである．したがって，まず取り組むべき地域保健活動の目標は，対象とする疾病の早期発見と早期処置である．その疾病が社会に与える影響が急激で規模が大きい場合は，保健活動は単なる疾病対策を超えて健康危機管理の様相を呈する場合もある．

疾病が鎮静化され，障害の拡大防止に成功すれば，落ち着いて次の保健活動（予防活動）に精力を注ぐことができる．わが国では，う蝕も歯周病もおおむねコントロール可能な状態に近づきつつある．

疾病が慢性疾患の場合，症状の発現が緩やかなので，早期発見・早期処置の対策では地域全体の疾病量を思うように減らすことはできない．他方，急性疾患であっても，発生は未然に防ぎたい．この場合の地域保健の目標は，その標的疾病の発生要因を十分に研究して原因を明らかにし，それに見合った予防対策を実施することである．たとえば，歯の喪失の原因疾患となるう蝕において，砂糖摂取制限，フッ化物の応用，プラーク付着抑制などの手法を適切に組み合わせて予防対策を図ると効果が上がることはよく知られている．

疾病予防を超えた地域保健の次の目標は，心身機能の発揮のための対策である．住民の心身機能を測定して，必要な機能が発揮できているかを評価し，十分であれば機能の維持に努め，機能喪失の場合は回復を目指し，機能低下のときは機能向上により本来の機能が得られるようにする必要がある．

これまでの歯科保健活動では，疾病予防がその中心になり，必ずしも住民の口腔機能（咀嚼，嚥下，発音など）について関心が高かったとはいえない．口腔の機能発揮は生涯を通じて確保すべき最も重要な健康上のポイントであるという認識をもち，地域保健活動にこの分野の堅固な足場を築く必要がある．

QOL
Quality of Life
生活の質

地　域
community

D 対象と活動分野

　地域口腔保健の対象者には，住民全員が含まれるので，むしろどのような機会や場面を利用するかによって対象集団が決まり，その対象者に合わせた活動分野を考える必要がある．

　一般に考えられるのは，地域や学校，職場といった，すでにある程度組織化された集団に対する，妊産婦，乳幼児期，学童期，成人期の口腔保健活動である．しかし，これらの集団は，もともと歯科保健活動のために組織化されたものではないので，医療・福祉・教育・産業などの分野で関連のある組織や集団に私たちのほうから積極的に働きかけていく必要がある．

① 母子歯科保健：妊婦に対する保健活動，乳幼児に対する保健活動

② 学校歯科保健：園児・児童・生徒・学生，教職員に対する保健活動

③ 障害児（者）歯科保健：障害児（者）に対する保健活動

④ 成人歯科保健：地域，成人住民に対する保健活動

⑤ 産業歯科保健：職域における保健活動

⑥ 老人歯科保健：高齢者に対する保健活動

　一見恵まれているかにみえる現代社会において，現代社会ならではともいえる問題が潜んでいることを忘れてはならない．個人主義的な生活，孤立した生活，他の人々との協調する機会の乏しい人の生活などの問題である．地域活動に参加できない人，興味や関心を示さない人など，社会参加の不得手な人々にどうやって地域保健活動事業に参加してもらうかは大きなテーマである．つねに保健や医療福祉に恵まれない人の存在を忘れることなく事業を展開すべきである．

E ライフステージ別の歯科口腔保健の概要

　歯科保健の特質には，う蝕のかかりやすさが異なる，乳歯と永久歯の二生歯性であること，歯の形成時期の栄養状態や萌出後間もない幼若期の歯を取り巻く口腔内環境とう蝕の発生に密接な関係があること，歯周病は生涯にわたる口腔内の清潔の度合いと深く関連することなどがある．

　すなわち，生まれる前の胎児期から，誕生後の乳幼児期，学童期，成人期，さらには自分の歯を失う老年期に至るまで，それぞれのライフステージごとに目標とする歯科保健の内容は異なる．

　おのおのの時期において，単に歯科疾患がないことばかりでなく，個々の歯が機能的な歯列を形成して口腔機能が十分に発揮できること，疾病や加齢とともに失った機能は歯科処置により回復して口腔機能を発揮することが，豊かな生活をもたらすことを念頭に対処する姿勢が大切である．**表 7-2** は，ライフステージ別にみた生涯を通じた歯科保健対策の概要である．

表 7-2 ▶ 生涯を通じた歯科保健対策の概要

対　象	歯科的特徴	歯科的問題点	歯科保健対策	
			おもな具体策	ねらい
胎児期	歯の形成期	バランスのとれた栄養摂取が必要	母親教室などにおける歯科保健指導	丈夫な歯をつくるための食生活指導
乳児期	乳前歯の萌出期		乳児歯科健康診査，歯科保健指導	乳歯むし歯の予防，口腔清掃の動機づけ
幼児期 　　1～3歳	乳臼歯の萌出期	乳歯むし歯の発生しやすい時期（甘味の不規則摂取など）	1歳6か月児歯科健康診査	乳歯むし歯の予防，口腔清掃の確認，指導，間食などに対する食生活指導
	乳歯列の完成期	乳歯むし歯の急増期	3歳児歯科健康診査 幼児に対する歯科保健指導	乳歯むし歯，不正咬合などの早期発見，早期治療，予防処置
4～5歳	永久歯の萌出開始時期（第一大臼歯）	永久歯むし歯の発生しやすくなる時期	保育所・幼稚園における歯科健康診査	むし歯予防と早期治療（とくに永久歯）
心身障害（児）者	歯の形成不全および唇顎口蓋裂など	広範性のむし歯発生など咀嚼・発音障害	歯科保健指導の推進，治療機関の紹介	早期治療，歯科保健状況の改善，形態と機能の早期回復
学童期（小学校）　　6歳～	乳歯と永久歯の交換期	永久歯むし歯の多発期	就学時歯科健康診査 定期歯科健康診査と歯科保健教育	永久歯むし歯の予防と早期治療の推進 歯科衛生思想の普及啓発 不正咬合の予防
（中学校）　　12歳～	永久歯列完成期 歯周組織の過敏期	歯ぐきの炎症がはじまる時期		
（高等学校）　　15歳～	第三大臼歯萌出	むし歯が放置されやすく歯周疾患の発生がはじまる時期		歯科衛生思想の普及啓発 歯周疾患の予防
成人期　　20歳～	歯周組織の脆弱期	歯周疾患の急増	歯周疾患の予防と早期健康診査 歯科保健指導	歯科治療の推奨と口腔清掃の徹底
「妊産婦」	生理的変化	永久歯むし歯の増加 歯周疾患の急増	妊産婦歯科健康診査と歯科保健指導	
40歳～	歯の喪失開始時期	咀嚼機能の低下がはじまる時期	健康増進事業における歯の健康教育，健康相談，歯周疾患検診 事業所などにおける歯科健康診査	歯周疾患の早期治療推進 歯の喪失予防
老年期　　65歳～	歯の喪失急増期	咀嚼機能の低下（義歯装着者急増）	義歯などに対する歯科保健指導	咀嚼機能の回復，口腔清掃の徹底（義歯の手入れなど）
「寝たきり」			訪問口腔衛生指導	

（厚生労働統計協会 編：国民衛生の動向 2014/2015，厚生労働統計協会，2014）

F 口腔保健教育

　国民や地域住民を対象にした健康づくり運動を成功させるには，政府や自治体の政策と住民意識の両方がよい方向に協調することが必要である．そのために最も大切なことは健康教育である．

　健康教育とは，地域保健活動がねらいどおりに成果を上げていくため企画された，住民の学習機会のことである．学習する内容は，健康を改善することの意義，必要な理論と技術のほかに，地域で健康改善が実現可能であるという意識を育てることもつけ加えられるべきである．

　そのため健康教育は，健康を阻害する行動やリスク因子を示して生活習慣など修正点を示すだけでなく，地域で利用可能な施設や設備の情報提供や，健康改善に役立つ社会的・経済的・環境的状況についての理解を深めさせることも大切である．これらを健康教育における健康リテラシーと位置づける．そのために教材にも工夫を凝らす必要がある．

　健康教育は，住民に対する一方的な健康情報提供にとどめるべきものではなく，教育コース終了後の参加者の行動に何らかの改善が起こることを期待したい．参加者自身の発言や表明など自主性を引き出させる場面を積極的に設けることや，個人では習慣形成がむずかしいことでも参加者による自主グループ結成を通じた活動で実現できることを紹介したり，実際にそのような活動を支援することは効果的である．

リテラシー
　literacy
　情報を的確に読み解き，またそれを活用するために必要な能力.

G 歯・口腔の健康診査と事後措置

　健康診断をする権限は，医師・歯科医師の専権事項であるため，健康診査事業は地域住民に大きな介入効果を期待できる．この権限を有効に利用した保健事業を企画すべきである．受診率を上げるためには，歯科単独で企画するのではなく，できるだけ他科，他職種との複合的な事業を企画するのがよい．

　新しい時代の健康診査では，歯や口腔の疾病（う蝕，歯周病，口腔癌など）をみつける健康診査に加え，口腔の機能（咀嚼，嚥下，発音）を評価するといった，日常生活や行動に密接に関係するような種類の診査項目の比重を増やしていくべきである．

　具体的には，歯や口腔の清潔度を調べ，自分の歯の本数を数えて補綴装置を含めた口腔内構造に評価を加え，さらに，それらの構造物がどの程度の機能をもっているか測定して，それらを生涯にわたって記録することを目指したい．

　地域住民が全員受診すれば，地域全体における個人の相対的位置づけ（パーセンタイル値）を知ることができ，住民にとって興味深い健診事業を展開できるようになることを知っておくとよい．

　健康診査は，健康相談をもちかけられる機会でもある．歯科の健康診査の特徴は，多くの場合，診査結果が健診場で直接得られる点であり，その健康診査結果を本人にその場ですぐにフィードバックすることができる．この方法は，

1歳6か月児・3歳児健康診査ですでに実績のある方法である．個々のケースの
バリエーションが大きく，集計になじまない障害者や高齢者の健康診査の場合
などでは，むしろ健康診査と健康相談を組み合わせた事業を最初から企画して
もよい．

H 地域特性の把握と地域口腔保健活動の進め方

地域口腔保健活動は，その地域の歯科に関する問題を解決するための活動で
ある．問題の解決には，それぞれの地域特性に合わせて，最もふさわしい方法
が計画・決定され，実施される．未知の問題に遭遇したときには，おおむね次
のようなプロセスをとる．

1 問題解決のプロセス

a 問題提起

地域住民の健康問題のうち，歯科保健の分野についての問題意識を明確にも
つことが地域保健活動のスタートとなる．その問題意識は，住民が生活のなか
から気づくこともあれば，医療や保健の専門家が気づく場合もある．また，国
の法律や制度を地域に当てはめて，はじめて問題意識をもつのかもしれない．
いずれにしても住民が地域において何を解決すべき問題とするかを明確にし，
それを共有化することから活動がはじまる．医療における初診に相当する．

b 状況把握

まず取り上げた問題に関係すると思われる事柄について，さしあたり得られ
る情報を大まかであっても幅広く収集することから着手する．情報は定性的で
よい．医療では問診に相当する．

次に，その地域において，健康調査や健康診査などの手段で観察して記録し
たデータを収集する．数量化できるものは計測するなどして，可能なかぎり定
量的であることが望ましいが，定性的データも積極的に取り入れ，関連事項を
網羅することを忘れてはならない．医療では検査になぞらえることができる．

c 地域診断

状況把握で得たデータを組み立てて，問題提起で立てられた問題の真の問題
点を明らかにする．医療においては診断過程の終盤に当たり，一連の問題解決
プロセス中，最も重要な場面であり，それまでにないまったく新しい観点が生
まれることもある．医療における診断に至る直前のプロセスに当たる．

次に，真の問題点を見据えて，その地域でその問題を解決するための最重要
課題を総合的に見いだす．このときは，その問題に深くかかわっている地域住
民を含めることが肝要である．医療における診断そのものである．

そして，取り上げた問題解決を進めるか否かを決定する．医療においては，
治療を進めるか否かということになる．

d 活動計画

問題解決のために何をするのか，その方向を定めて方針化する．あくまでも

地域特性

地域（community）には，町内会などの小さなものから，市町村・都道府県といった行政区域，買い物などの商圏や生活者の行動範囲としての生活圏，医療圏，通学圏などいろいろある．地域にはそれぞれ独自の特徴があり，これを地域特性と呼んでいる．

問題解決のプロセス

歯科衛生過程（dental hygiene process）も同様に問題解決のための類似のモデルの1つである．

これまでの問題解決プロセスの流れに沿って実施するのであって，あらかじめ決められた問題解決手段を画一的に地域に当てはめるのではない．次に，定められた方針に従い，問題解決のために達成すべき目標を設定する．

そして，構想計画を進める場合，具体的な手段としてどのような方法をとるのか，また，どのような手順で進めて実施に移すのかを決める．よく知られた手段がとられる場合でも，多くの場合その地域に合わせた，修正，改善，新規開発などが必要となる．医療においては，治療方針と治療方法について患者に説明し，インフォームドコンセントを取得する場面に相当する．

e 実 施

周到な用意のもとに計画に従って実施する．医療における治療に相当する．

f 活動の評価

最初に立てた地域の問題について，実施した事柄が効を奏したのかどうかを多面的に検証する．ここでも，定量的に評価することが求められることが多いが，定性的な評価も見逃してはならない．一連の問題解決プロセスを終えたら，まとめの報告書を作成することを心がける．なぜなら，問題解決のプロセス全体を，資料を見ながら自己評価や第三者評価を得ることができるからである．このようなプロセス評価やアウトプット評価にとどまらず，現代では活動の成果に対するアウトカム評価が要求されている．

g 活動の見直し

活動の成果が良好な場合は継続するための整備が必要になる．また活動成果が思わしくない場合は，プロセス評価をもとにどこを改善すればよいかを検討し，活動の見直しを図る．

そして，一連の問題解決プロセスが終了すると，その当事者や周囲の関係者は，その問題解決の経験者となる．また，報告書はその問題解決の記録となる．このような経験（者）や記録の蓄積は，次に同様な問題が起きたときの貴重な先例や参考資料となる．

さらに，まれなケースの場合は関連学会や研究会に報告するなどして広く経験を共有することも必要となる．

実際の場面では，前記に示した **a** から **g** までのステップにかける比重が異なる．同じステップでも短時間で進められることもあれば，時間をかけて取り組まねばならない場合もある．このなかでとくに **d** から **g** を PDCA サイクルとし，地域口腔保健活動の基本となるものである．しかし，一見解決法が確立しているようにみえる問題でも，地域ごとにその問題の成り立ちと応用法は異なるはずであるから，**a** から **c** までのステップを省略して，いきなり **d** からはじめるようなことがあってはならない．あくまで住民を中心に慎重に取り組む姿勢が好ましい．

PDCA サイクル
P：活動計画（Plan）
D：実施（Do）
C：活動の評価（Check）
A：評価（Action）

I 歯科衛生士の役割

地域口腔保健における歯科衛生士の役割は，専門職としての業務と，専門家としての知識や技術の提供という2つの方向から考えることができる．

1 歯科衛生士免許を受けた専門職として

歯科衛生士の業務は，歯科衛生士法に明記されているように，歯科予防処置，歯科診療補助，歯科保健指導の3つである．これらの業務は，歯科衛生士の資格を必要とするものである．地域における多くの保健，医療，福祉の事業においても，歯科衛生士が携わるべき人材として明記され配置されている．

一例をあげれば，保健所や市町村保健センターに勤務する歯科衛生士の業務がそれに当たる．

2 歯科衛生士としての知識や技術の提供者として

歯科衛生士法にはその養成課程で学ぶべき，学科，実技が定められている．これらは歯科衛生士業務に携わる者が誰でも有している当たり前の知識や技術であるかもしれないが，地域において，他の専門職と連携するときやチームを組むときには，歯科に関しては他のどの専門職よりも詳しいことを自認すべきである．

たとえば，地域包括ケアセンターでの活動や，地域包括ケアシステムの運営に歯科衛生士が参画すれば，歯科疾患の予防に限らず，歯や口のこと，あるいは食べることや話すことについて，専門家としての情報を提供することができる．今後は，むしろこちらの方面での役割が期待されている．

2 地域歯科保健

A 地域口腔保健のあゆみ

Support

わが国の地域口腔保健の活動の中心は長い間乳幼児や児童，生徒を対象にしたものであった．それは小児に最も多い疾患がう蝕であったことが大きな要因である．最近では小児のう蝕減少とともに，その対象は成人や高齢者にも広げられ，歯周病や口腔機能を取り上げるようになった．**表 7-3** に地域口腔保健のあゆみを示した．

a 戦後の歯科保健のはじまり

第二次世界大戦後の昭和 22 年（1947）に，戦前の保健所法が全面改正され，その業務に歯科衛生が位置づけられた．翌昭和 23 年（1948）には，歯科予防処置を業務とする歯科衛生士が制度として発足し，保健所などでう蝕予防を中心とした業務の展開がはじまった．

b 歯科疾患実態調査とう蝕の大流行時代

第 1 回歯科疾患実態調査が実施されたのは，昭和 32 年（1957）である．以後，6 年ごとに〔平成 28 年（2016）からは 5 年ごと，令和 6 年（2024）からは 4 年ごと〕，全国レベルの性別，年齢別のう蝕と歯周病の調査が継続して実施されている．このような調査は世界に類例がなく，わが国の歯科保健施策の根拠になっているばかりでなく，歯科疾患の変遷を数字で記した貴重な資料でもある．

歯科疾患実態調査の実施
➡ p.149, 表 6-27

小児う蝕のまん延をみて，昭和 36 年（1961）に開始された 3 歳児歯科健康診査に歯科健康診査が組み入れられ，幼児の歯科保健にも国をあげて取り組むようになった．さらに，昭和 52 年（1977）からは 1 歳 6 か月児歯科健康診査が追加され，より低年齢のうちから地域において歯科健康診査と保健指導が行われるようになった．このとき対象になった世代〔おおむね昭和 50 年（1975）生まれ〕以降，次第にう蝕が減少しはじめた．

c 老人保健法制定と 8020 運動

昭和 57 年（1982）には老人医療制度の大幅な見直しに伴い老人保健法が制定された．昭和 62 年（1987）からは，老人保健事業のなかの健康教育，健康相談に「歯」が重点項目として取り上げられるようになり，先進的な地域では在宅寝たきり老人歯科保健事業に取り組むようになった．

とくに，平成 4 年（1992）から推進されることになった 8020 運動は，短期間のうちに広く国民に知られるようになり，この名称を用いた保健事業が全国各地で実施されるようになった．これに呼応するように，平成 7 年（1995）の老人保健法改正のおりには，健康診査に歯周疾患検診が導入された．

この間，平成元年（1989）には，歯科衛生士法が改正されて歯科衛生士業務に歯科保健指導が追加され，小児から成人や高齢者に至る，生涯を見通した歯科保健対策が実施可能になる素地がつくられた．

表 7-3 ▶ 第二次世界大戦後のおもな歯科保健施策の推移

		歯科保健施策
昭和 22 年	('47)	保健所法改正
23	('48)	医師法改正, 歯科医師法改正, 歯科衛生士法制定（歯科衛生士制度創設）
27	('52)	第 1 回母と子のよい歯のコンクール（以後, 毎年実施）
30	('55)	歯科衛生士業務に歯科歯科診療補助を追加（歯科衛生士法改正）
32	('57)	第 1 回歯科疾患実態調査
33	('58)	歯の衛生週間（6 月 4 日〜10 日）（平成 24 年から名称変更）
36	('61)	3 歳児歯科健康診査開始
52	('77)	1 歳 6 か月児歯科健康診査開始
55	('80)	第 1 回全国歯科保健大会開始（以後, 毎年実施）
58	('83)	老人保健法施行
59	('84)	将来の歯科医師需給に関する検討委員会中間意見
62	('87)	老人保健事業の健康教育, 健康相談の重点項目に「歯」が入る
63	('88)	在宅寝たきり老人歯科保健推進事業開始
平成 元 年	('89)	歯科衛生士業務に歯科保健指導を追加（歯科衛生士法改正）
2	('90)	保健所における歯科保健業務指針作成
3	('91)	成人歯科保健対策推進事業開始
4	('92)	歯の衛生週間の重点目標が「8020 運動の推進」となる
		寝たきり老人などに対する訪問口腔衛生指導開始
		歯周疾患予防モデル事業開始
5	('93)	8020 運動推進支援事業開始
		在宅心身障害（児）者歯科保健推進事業開始
6	('94)	歯科技工法が歯科技工士法と改称（歯科技工士法一部改正）
		WHO 世界口腔保健年にちなみ世界口腔保健学術大会開催（東京）
		保健所法が全面改正され地域保健法制定
7	('95)	老人保健事業における総合健康診査の検査項目に歯周疾患検診導入
9	('97)	標榜診療科名に「歯科口腔外科」が追加
		母子歯科健康診査および歯科保健指導に関する実施要領
		都道府県および市町村における歯科保健業務指針
		歯科保健推進事業（メニュー事業）開始
12	('00)	健康日本 21 に「歯の健康」が入る
		8020 運動推進特別事業開始
		老人保健事業における歯周疾患検診を独立した検診として実施
14	('02)	フッ化物洗口ガイドライン策定
15	('03)	健康増進事業実施者歯科保健支援モデル事業開始
18	('06)	介護予防特定高齢者施策に口腔機能の向上導入
20	('08)	高齢者医療確保法による健康保険者による保健事業開始
		歯周疾患検診は健康増進法に基づく事業となる
21	('09)	噛ミング 30（カミングサンマル）運動の提唱
23	('11)	歯科口腔保健の推進に関する法律（歯科口腔保健法）施行
24	('12)	歯科口腔保健の推進に関する基本的事項告示
		健康日本 21（第二次）に「歯・口腔の健康」が入る
		歯と口腔の健康週間に名称変更
25	('13)	口腔保健推進事業開始
令和 4 年	('22)	フッ化物洗口の推進に関する基本的な考え方策定
6	('24)	健康日本 21（第三次）開始
		歯科口腔保健の推進に関する基本的事項（第二次）「歯・口腔の健康づくりプラン」開始

（厚生労働省検討会資料などより作表）

3 歳児歯科健康診査
➡ p.179

1 歳 6 か月児歯科健康診査
➡ p.176

8020 運動
ハチマルニイマルうんどう
➡ p.166

健康日本 21
21 世紀における国民健康づくり運動
➡ p.166

介護保険法における歯科保健
➡ p.208

高齢者医療確保法
➡ p.204

健康日本 21（第二次），（第三次）
➡ p.166, 167

フッ化物洗口の推進に関する基本的な考え方
➡ p.69

d 保健所法改め地域保健法

平成6年（1994）に保健所法は地域保健法に改正された．このとき，歯科保健にかかわる大幅な改正も行われ，保健事業，なかでも歯科健診など対人保健サービスは，そのほとんどが市町村を実施主体とするよう整理統合された．

e 健康増進法と健康日本21

平成12年（2000）には，新たな国の健康施策「健康日本21」が開始され，そのなかに「歯の健康」も領域の1つとして取り上げられた．平成15年（2003）には，栄養改善法を母体として法改正した健康増進法が制定され「健康日本21」事業の法律的裏づけとなり，令和6年（2024）からは「健康日本21（第三次）」が開始された．

f 介護保険法，高齢者医療確保法の制定

介護保険法は平成9年（1997）に制定，平成12年（2000）に施行され，この制度のなかに歯科衛生士などによる事業として，平成18年（2006）から口腔機能の向上プログラムが導入された．

平成20年（2008）からは，医療制度，保健制度の大改革がはじまり，老人保健法は廃止されて高齢者の医療の確保に関する法律（高齢者医療確保法）となり，歯周疾患検診は健康増進法に基づく健康増進事業となった．

g 食育への取り組みと歯科口腔保健法

平成21年（2009），歯科保健と食育のあり方が検討されるなかで，咀嚼と健康に着目した噛ミング30（カミングサンマル）運動が提唱された．

平成23年（2011）には，歯科口腔保健の推進に関する法律（歯科口腔保健法）が成立し，翌24年（2012）にはこの法律に基づいて，歯科口腔保健の推進に関する基本的事項が策定され，令和6年（2024）からは歯科口腔保健の推進に関する基本的事項（第二次）「歯・口腔の健康づくりプラン」が開始された．また，同年から開始された「健康日本21（第三次）」において，「歯・口腔の健康」も引き続き取り上げられた．あわせて，毎年6月4日から10日まで行われていた歯の衛生週間は，「歯と口の健康週間」と名称が変更された．

h 多職種連携による地域包括ケアシステム

人口の高齢化，少子化の進行するなかで，平成23年（2011）に介護保険法が改正された．そのねらいは地域で暮らす，その多くが慢性疾患を有する高齢者に対する地域包括ケアシステムの実現である．この場合，口腔保健ばかりでなく必要とされる複数の専門職との連携が必要となる．

平成26年（2014）に医療介護総合確保法が改正され，関係法規として歯科衛生士法が改正された．それにより歯科衛生士による歯科予防処置の歯科医師による「直接」指導の要件が緩和された．

これからの歯科衛生士は，専門的な知識と技術のみならず，広い視野をもって，人々の健康増進のために地域で活躍することが期待されている．

B 市町村と都道府県の歯科保健業務

少子・高齢社会における地域口腔保健は，妊産婦や乳幼児から成人，高齢者までの幅広い年齢層の住民が対象となる．

地域（自治体）における口腔保健業務は，従来，保健所を中心に規定されていたが，平成9年（1997）度からの地域保健法の全面施行に合わせて，「都道府県および市町村における歯科保健業務指針」として改められた．住民に身近で頻度の高い保健サービスについては，原則として市町村において一元的にきめ細かな対応を図ることとなった．

1 地域保健を実現するための行政組織

地域保健を実現し推進するための根拠は，日本国憲法第25条にある．この条項を遵守するために，国と地方公共団体は各種の関連法規を定め，組織・機構の整備，施設の充実，人員の配置，予算の確保に努めている．

地域保健にかかわる一般衛生行政の体系は，基本的には国（厚生労働省）―都道府県（衛生主管部局）―保健所―市町村（衛生主管課係）という一貫した体系が確立されている．ただし，地域保健法によって指定された政令指定都市や中核市等87市と東京都の23区は直轄の保健所を設置している（**図 7-3**）．

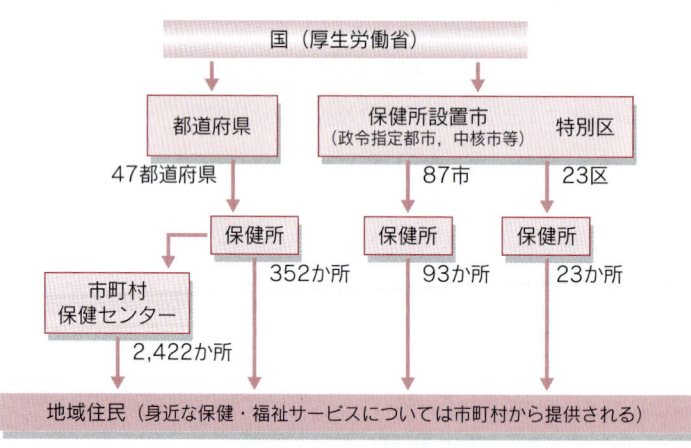

図 7-3 ▶ 地域保健対策の推進のための行政組織
〔令和6年（2024）4月1日現在〕

2 都道府県の歯科保健業務

a 地域歯科保健体制の整備

都道府県は，住民の生涯を通じた歯科保健対策のための企画・調整・計画を策定し，市町村に対する助言指導に努めるとともに，歯科衛生士の積極的な確保を市町村に働きかけるなどして，円滑で効果的な業務体制を展開するとされる．また，地域に必要な歯科保健に関する調査・研究の実施とともに広く歯科保健情報を収集して市町村などに提供する．事業所や学校において労働安全衛

生法や学校保健安全法に基づいて行われる歯科保健事業が円滑に実施されるように連携を密にする.

b 人材の育成・活用

都道府県は，市町村の歯科専門職などに対する教育研修や食生活改善推進員などボランティアの育成，支援を行うとともに，保健所実習などを通じて歯科衛生士養成への協力をする.

3 市町村保健センターの歯科保健業務

a 歯科保健事業

市町村は管轄する保健所と協力しつつ，身近で頻度の高い歯科保健（対人）サービスを実施するために，歯科保健に関する計画の策定，歯科保健関連情報の収集提供，歯科衛生士の確保，医療福祉関係機関との連携や協力体制の整備，事業所や学校との連携，市町村保健センターの口腔保健室の整備などの事業を企画し実施体制を整備している.

市町村保健センター（口腔保健室）が拠点となり，歯科保健事業は実施される．その具体的内容としては，母子に関すること，成人に関すること（8020運動など），高齢者に関すること（寝たきり高齢者も含む）などがあげられる．そのほか，地域の特性に応じた歯科保健事業についても，住民本位の利用しやすい形での実施が求められている.

b 地域組織育成

歯科保健に関係する機関と連携して，住民の自主努力や相互協力を促す地域ボランティア組織の育成に努める.

c 啓発普及

住民に対する歯科保健情報提供や，歯や口腔の健康づくりにつながる行事の積極的な開催を実施する.

d 人材育成・活用

歯科保健に従事する職員の研修の実施や潜在歯科衛生士の教育研修による活用を図る.

4 保健所の歯科保健業務

保健所は，難病，障害者に対する訪問を含めた歯科保健対策の実施のほか，市町村が実施する母子保健事業，老人保健事業，乳幼児う蝕予防事業，8020運動などの事業に対して専門的かつ技術的な助言などを行う．事業所や学校に対しても同様とする．さらに保健所は，管内の諸機関・組織間の連携，調整に努め，必要な歯科保健や食生活の調査・研究を推進する．また，市町村保健センター（口腔保健室）などと連携して，歯科保健情報の収集・提供などにより情報ネットワークを構築する．地域保健計画などの企画・調整機能を強化しつつ，市町村に対する技術的な指導・支援を実施する.

C 8020 運動

　厚生省（現 厚生労働省）成人保健対策検討会〔平成3年（1991）〕による歯科保健の目標である，8020（ハチマルニイマル），すなわち，当時の日本人の平均寿命である80歳になっても自分の歯が20本以上残せるようにすれば，普通の食事は何でもおいしく食べられる，という意味でこの運動の名称がつけられた．日本歯科医師会をはじめ，歯科界をあげてこの運動に取り組み，わが国だけでなく広く世界に発信された歯科保健の啓発運動でもある．

　80歳の人々だけの目標を示したようにも受け取られがちであるが，80歳になったときに20本以上の歯をもっているためには，子どものころからの生涯を通じた歯科保健の充実が必要なことはいうまでもない．

　この運動を進める際に，すでに歯を失ってしまった人に対しては，それぞれの事情を汲んで相手の立場を尊重するとともに，現在の食事上の不都合を解消するための細やかな対応が求められる．

D 国民健康づくり対策

　平成12年（2000）当時，平成22年（2010）までの期間の健康づくり運動として，「21世紀における国民健康づくり運動（健康日本21）」が開始された．これは，壮年期死亡の減少と健康寿命の延伸および生活の質（QOL）の向上を目指すものである．基本方針として，一次予防の重視，健康づくり支援のための環境整備，健康づくり運動の目標設定とその評価，多様な健康増進運動実施主体間の連携があげられていた．

　9つの大きな課題（①栄養・食生活，②身体活動・運動，③休養・心の健康づくり，④たばこ，⑤アルコール，⑥歯の健康，⑦糖尿病，⑧循環器病，⑨がん）を選び，それぞれの取り組みの方向と具体的な目標を示している．課題のなかの歯の健康は，食物の咀嚼のほか食事や会話を楽しむなど，生活の質を確保するための基礎となる．数値目標は，歯の喪失防止と歯の喪失の原因となるう蝕や歯周病の予防，歯の喪失予防のための定期的なケアについて設定された．健康日本21運動の開始当時は運動の根拠となる法律は制定されていなかったが，平成14年（2002）にそれまでの栄養改善法を廃止して健康増進法が制定された．健康増進法では，「歯の健康の保持」も取り上げられ，歯科保健の項目が条文に明記された最初の法律である．この法律の柱の1つが都道府県（義務），市町村（努力義務）の健康増進計画であり，指針では健康増進計画の策定，実施および評価のすべての過程において，住民が関与するよう留意することとされている．住民参加型の地域保健が21世紀の新たな方法となった．

　第一次健康日本21の流れを汲み，平成25年（2013）からは，10年間の予定で健康日本21（第二次）が開始され，中心課題に健康寿命の延伸が置かれ，健康寿命の定義も「健康上の問題で日常生活が制限されることなく生活できる期間をいう」と明確にされた．第一次と同様に歯と口腔の健康についても目標

表 7-4 ▶ 健康日本 21（第二次）における「歯・口腔の健康」の目標項目・最終評価

項　目	現　状	目　標 （令和 4 年度）	最終評価
① 口腔機能の維持・向上（60 歳代における咀嚼良好者の割合の増加）	73.4%（平成 21 年）	80%	C
② 歯の喪失防止 　ア 80 歳で 20 歯以上の自分の歯を有する者の割合の増加 　イ 60 歳で 24 歯以上の自分の歯を有する者の割合の増加 　ウ 40 歳で喪失歯のない者の割合の増加	 25.0%（平成 17 年） 60.2%（平成 17 年） 54.1%（平成 17 年）	〔変更前〕 60%〔50〕 80%〔70〕 75%	E （参考 B）
③ 歯周病を有する者の割合の減少 　ア 20 歳代における歯肉に炎症所見を有する者の割合の減少 　イ 40 歳代における進行した歯周炎を有する者の割合の減少 　ウ 60 歳代における進行した歯周炎を有する者の割合の減少	 31.7%（平成 21 年） 37.3%（平成 17 年） 54.7%（平成 17 年）	 25% 25% 45%	E
④ 乳幼児・学齢期のう蝕のない者の増加 　ア 3 歳児でう蝕がない者の割合が 80%以上である都道府県の増加 　イ 12 歳児の一人平均う歯数が 1.0 歯未満である都道府県の増加	 6 都道府県（平成 21 年） 7 都道府県（平成 23 年）	〔変更前〕 47 都道府県〔23〕 47 都道府県〔28〕	B
⑤ 過去 1 年間に歯科検診を受診した者の割合の増加	34.1%（平成 21 年）	65%	E ※

（厚生労働省：健康日本 21（第二次）分析評価事業，目標項目一覧　別表第五／
厚生科学審議会地域保健健康増進栄養部会，健康日本 21（第二次）推進専門委員会：健康日本 21（第二次）最終評価報告書，2022 より抜粋）

が設定され，ほぼ同時期に制定された歯科口腔保健法との整合が図られた．平成 30 年（2018）の中間評価後に目標値の一部が再設定され，令和 4 年（2022）に最終評価が示された（**表 7-4**）．

　最終評価より検討すべき課題が示され，令和 6 年（2024）から，個人と社会環境の両面から健康寿命の延伸と健康格差の縮小を目指し，「誰一人取り残さない健康づくり」が推進される健康日本 21（第三次）が開始された．第三次では，「全ての国民が健やかで心豊かに生活できる持続可能な社会の実現」というビジョン実現のため，①健康寿命の延伸・健康格差の縮小，②個人の行動と健康状態の改善，③社会環境の質の向上，④ライフコースアプローチをふまえ

最終評価の評価区分
**　　　　　　　　（表 7-4）**
A：目標値に達した
B：現時点で目標値に達し
　　ていないが，改善して
　　いる
B*：B のなかで目標年度
　　までに目標到達が危ぶ
　　まれるもの
C：変わらない
D：悪化している
E：評価困難
　〔E 評価の項目に参考
　　となるデータがある場
　　合は参考評価を（ ）内
　　に記載〕
※：新型コロナウイルス感
　　染症の影響でデータ
　　ソースとなる調査が中
　　止となった項目

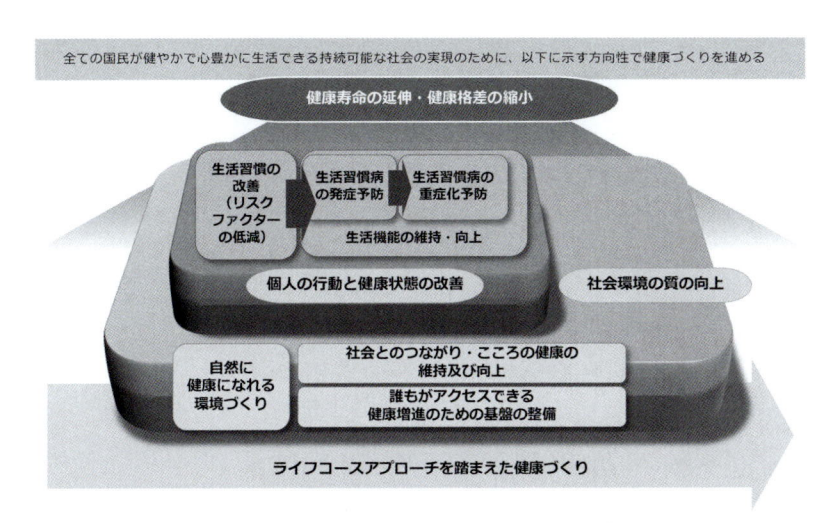

図 7-4 ▶ 健康日本 21（第三次）の概念図

（厚生科学審議会地域保健健康増進栄養部会，次期国民健康づくり運動プラン（令和 6 年度開始）策定専門委員会，歯科口腔保健の推進に関する専門委員会：健康日本 21（第三次）推進のための説明資料より）

た健康づくりの4つの基本的な方向が示されている（**図 7-4**）．歯・口腔の健康では，第二次同様，歯科口腔保健法の基本的事項と連携を図りながら取り組むものとしており，歯科口腔保健法の「歯科口腔保健の推進に関する基本的事項（第二次）」（歯・口腔の健康づくりプラン）で設定される項目から，とくに予防・健康づくりの推進と関係が深い，①歯周病を有する者の減少，②よく噛んで食べることができる者の増加，③歯科検診の受診者の増加の3項目について，共通の目標として設定されている（**表 7-6** 参照）．

E 口腔保健を推進するための目標・計画

平成23年（2011），歯科口腔保健法（歯科口腔保健の推進に関する法律）が成立した．この法律は，国民保健の向上に寄与するため，歯科疾患の予防等による口腔の健康の保持（これを歯科口腔保健という）に関する施策を総合的に推進することを目的とし，基本理念，国をはじめ関係職種，企業，国民の責務を規定している（**図 7-5**）．

また，この法律では歯科口腔保健の推進に関する施策の実施のため基本的事項の策定・公表が国には義務として，都道府県においては基本的事項の策定が努力義務として定められている．よって，国は平成24年（2012）に「歯科口腔保健の推進に関する基本的事項（第1次）」として，口腔の健康の保持・増進，歯科口腔保健に関する健康格差の縮小に関する目標を示し，令和4年（2022）に目標に対する最終評価のとりまとめが行われている．改善傾向が認められたのは，「定期的に歯科検診や歯科医療を受けることが困難な者に対する歯科口腔保健」と「歯科口腔保健を推進するために必要な社会環境の整備」，う蝕に関連する項目や若年層の歯周病に関する項目であった．一方，依然として歯科疾患の有病状況の地域格差等の課題は残されたままとなっている（**表 7-5**）．

最終評価をうけて，令和6年度（2024）から令和17年度（2035）までの「歯科口腔保健の推進に関する基本的事項（第二次）」（以下，歯・口腔の健康づくりプランという）の推進がスタートした．この歯・口腔の健康づくりプランでは，「全ての国民にとって健康で質の高い生活を営む基盤となる歯科口腔保健の実現」を歯科口腔保健パーパス（歯科口腔保健の社会的な存在意義・目的・意図を指す）とし，歯科口腔保健パーパスの実現に向けたグランドデザイン（**図 7-6**）が示され，進められている．

歯科口腔保健の推進に関する基本的事項における目標および指標について，歯・口腔の健康づくりプランでは，17の指標（**表 7-6**）があげられている．

- ・口腔の健康は，国民が健康で質の高い生活を営む上で基礎的かつ重要な役割
- ・国民の日常生活における歯科疾患の予防に向けた取組が口腔の健康の保持に極めて有効

国民保健の向上に寄与するため，歯科疾患の予防等による口腔の健康の保持（以下「歯科口腔保健」）の推進に関する施策を総合的に推進

基本理念

① 国民が生涯にわたって日常生活において歯科疾患の予防に向けた取組を行うとともに，歯科疾患を早期に発見し，早期に治療を受けることを促進
② 乳幼児期から高齢期までのそれぞれの時期における口腔とその機能の状態及び歯科疾患の特性に応じて，適切かつ効果的に歯科口腔保健を推進
③ 保健，医療，社会福祉，労働衛生，教育その他の関連施策の有機的な連携を図りつつ，その関係者の協力を得て，総合的に歯科口腔保健を推進

責　務

①国及び地方公共団体，②歯科医師，歯科衛生士，歯科技工士等，③国民の健康の保持増進のために必要な事業を行う者，④国民について，責務を規定

歯科口腔保健の推進に関する施策

① 歯科口腔保健に関する知識等の普及啓発等
② 定期的に歯科検診を受けること等の勧奨等
③ 障害者等が定期的に歯科検診を受けること等のための施策等
④ 歯科疾患の予防のための措置等
⑤ 口腔の健康に関する調査及び研究の推進等

実施体制

基本的事項の策定等	口腔保健支援センター
国：施策の総合的な実施のための方針，目標，計画その他の基本的事項を策定・公表 都道府県：基本的事項の策定の努力義務	都道府県，保健所設置市及び特別区が設置（任意設置） ※センターは，歯科医療等業務に従事する者等に対する情報の提供，研修の実施等の支援を実施

※国及び地方公共団体は，必要な財政上の措置等を講ずるよう努める．

図 7-5 ▶ 歯科口腔保健の推進に関する法律の概要

表 7-5 ▶ 歯科口腔保健の推進に関する基本的事項（第 1 次）具体的指標の最終評価結果一覧

項　目		評　価
1．歯科疾患の予防		目標全体の評価：E
（1）乳幼児期	① 3 歳児でう蝕のない者の割合の増加	B
（2）学齢期	① 12 歳児でう蝕のない者の割合の増加 ② 中学生・高校生における歯肉に炎症所見を有する者の割合の減少	A E[※1]
（3）成人期	① 20 歳代における歯肉に炎症所見を有する者の割合の減少 ② 40 歳代における進行した歯周炎を有する者の割合の減少 ③ 40 歳の未処置歯を有する者の割合の減少 ④ 40 歳で喪失歯のない者の割合の増加	A E[※1] E[※1] E[※1]，参考 C
（4）高齢期	① 60 歳の未処置歯を有する者の割合の減少 ② 60 歳代における進行した歯周炎を有する者の割合の減少 ③ 60 歳で 24 歯以上の自分の歯を有する者の割合の増加[※2] ④ 80 歳で 20 歯以上の自分の歯を有する者の割合の増加[※2]	E[※1] E[※1] E[※1]，参考 B E[※1]，参考 B
2．生活の質の向上に向けた口腔機能の維持・向上		目標全体の評価：D
（1）乳幼児期および学齢期 （2）成人期および高齢期	① 3 歳児で不正咬合等が認められる者の割合の減少 ① 60 歳代における咀嚼良好者の割合の増加	D C
3．定期的に歯科検診または歯科医療を受けることが困難な者に対する歯科口腔保健		目標全体の評価：B*
（1）障害者・障害児 （2）要介護高齢者	① 障害者支援施設および障害児入所施設での定期的な歯科検診実施率の増加 ① 介護老人福祉施設および介護老人保健施設での定期的な歯科検診実施率の増加	B* B*
4．歯科口腔保健を推進するために必要な社会環境の整備		目標全体の評価：B
	① 過去 1 年間に歯科検診を受診した者の割合の増加[※2] ② 3 歳児でう蝕がない者の割合が 80％以上である都道府県の増加[※2] ③ 12 歳児の一人平均う歯数が 1.0 歯未満である都道府県の増加[※2] ④ 歯科口腔保健の推進に関する条例を制定している都道府県の増加	E[※1] B B B

A：目標値に達した，B：現時点で目標値に達していないが，改善傾向にある，
B*：B のなかで，目標設定年度までに達成が危ぶまれるもの，C：変わらない，D：悪化している，E：評価困難
参考：E 評価の項目のうち，中間評価以降の参考値等が得られ，統計分析が可能であったものについて分析を行い，その結果を参考
　　　指標として記載
※ 1：新型コロナウイルス感染症の影響でデータソースとなる調査が中止となった項目
※ 2：中間評価時点で目標を達成したため，目標値を再設定した項目
　（厚生科学審議会地域保健健康増進栄養部会，歯科口腔保健の推進に関する専門委員会：歯・口腔の健康づくりプラン推進のための説明資料より）

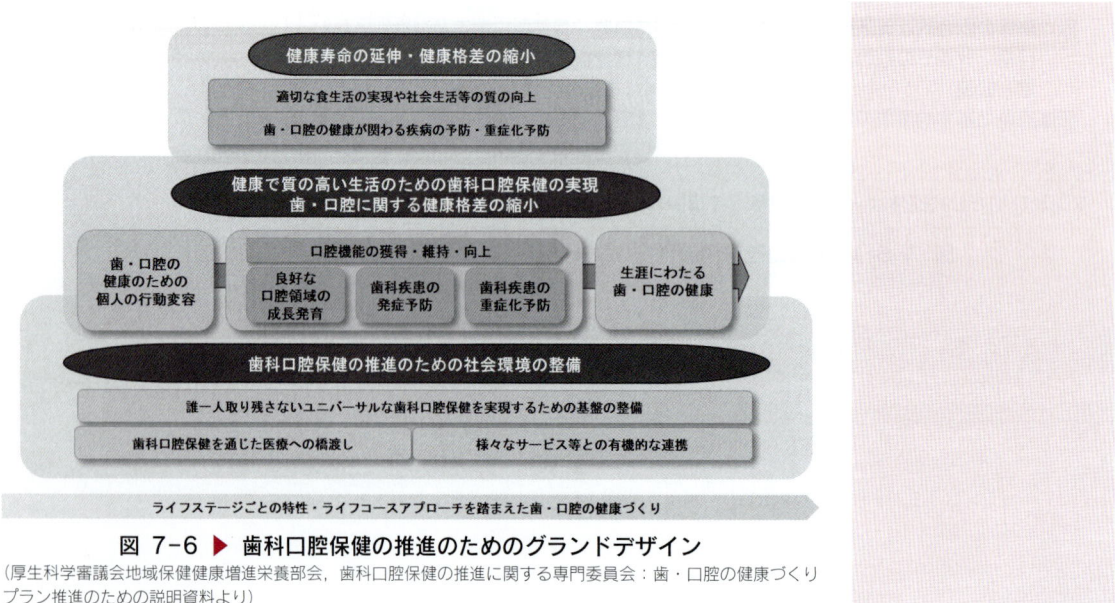

図 7-6 ▶ 歯科口腔保健の推進のためのグランドデザイン
（厚生科学審議会地域保健健康増進栄養部会，歯科口腔保健の推進に関する専門委員会：歯・口腔の健康づくり
プラン推進のための説明資料より）

表 7-6 ▶ 歯・口腔の健康づくりプランにおける目標・指標の一覧

目 標	指 標	目標値
第1．歯・口腔に関する健康格差の縮小		
一 歯・口腔に関する健康格差の縮小によるすべての国民の生涯を通じた歯科口腔保健の達成		
① 歯・口腔に関する健康格差の縮小	ア 3歳児で4本以上のう蝕のある歯を有する者の割合 イ 12歳児でう蝕のない者の割合が90%以上の都道府県数 ウ 40歳以上における自分の歯が19歯以下の者の割合 （年齢調整値）	0% 25都道府県 5%
第2．歯科疾患の予防		
一 う蝕の予防による健全な歯・口腔の育成・保持の達成		
① う蝕を有する乳幼児の減少 ② う蝕を有する児童生徒の減少 ③ 治療していないう蝕を有する者の減少 ④ 根面う蝕を有する者の減少	3歳児で4本以上のう蝕のある歯を有する者の割合（再掲） 12歳児でう蝕のない者の割合が90%以上の都道府県数（再掲） 20歳以上における未処置歯を有する者の割合（年齢調整値） 60歳以上における未処置の根面う蝕を有する者の割合 （年齢調整値）	0% 25都道府県 20% 5%
二 歯周病の予防による健全な歯・口腔の保持の達成		
① 歯肉に炎症所見を有する者の減少 ② 歯周病を有する者の減少	ア 10代における歯肉に炎症所見を有する者の割合 イ 20代～30代における歯肉に炎症所見を有する者の割合 40歳以上における歯肉に炎症を有する者の割合（年齢調整値）	10% 15% 40%
三 歯の喪失防止による健全な歯・口腔の育成・保持の達成		
① 歯の喪失の防止 ② より多くの自分の歯を有する高齢者の増加	40歳以上における自分の歯が19歯以下の者の割合 （年齢調整値，再掲） 80歳で20歯以上の自分の歯を有する者の割合	5% 85%
第3．生活の質の向上に向けた口腔機能の獲得・維持・向上		
一 生涯を通じた口腔機能の獲得・維持・向上の達成		
① よく噛んで食べることができる者の増加 ② より多くの自分の歯を有する者の増加	50歳以上における咀嚼良好者の割合（年齢調整値） 40歳以上における自分の歯が19歯以下の者の割合 （年齢調整値，再掲）	80% 5%
第4．定期的な歯科検診または歯科医療を受けることが困難な者に対する歯科口腔保健		
一 定期的な歯科検診または歯科医療を受けることが困難な者に対する歯科口腔保健の推進		
① 障害者・障害児の歯科口腔保健の推進 ② 要介護高齢者の歯科口腔保健の推進	障害者・障害児が利用する施設での過去1年間の歯科検診実施率 要介護高齢者が利用する施設での過去1年間の歯科検診実施率	90% 50%
第5．歯科口腔保健を推進するために必要な社会環境の整備		
一 地方公共団体における歯科口腔保健の推進体制の整備		
① 歯科口腔保健の推進に関する条例の制定 ② PDCAサイクルに沿った歯科口腔保健に関する取り組みの実施	歯科口腔保健の推進に関する条例を制定している保健所設置市・特別区の割合 歯科口腔保健に関する事業の効果検証を実施している市町村の割合	60% 100%
二 歯科検診の受診の機会および歯科検診の実施体制等の整備		
① 歯科検診の受診者の増加 ② 歯科検診の実施体制の整備	過去1年間に歯科検診を受診した者の割合 法令で定められている歯科検診を除く歯科検診を実施している市町村の割合	95% 100%
三 歯科口腔保健の推進等のために必要な地方公共団体の取り組みの推進		
① う蝕予防の推進体制の整備	15歳未満でフッ化物応用の経験がある者	80%

色文字：「健康日本21（第三次）」と重複するもの

（厚生科学審議会地域保健健康増進栄養部会，歯科口腔保健の推進に関する専門委員会：歯・口腔の健康づくりプラン推進のための説明資料より）

3　母子歯科保健

A　母子歯科保健の意義

母子保健は母性保健と乳幼児保健の2つの枠組みからなる．母性はすべての児童が健やかに生まれ，かつ育てられる基盤となるため，母性保健と乳幼児保健の両者を母子保健という1つの体系として考える．わが国の母子保健活動は母子保健法，児童福祉法，地域保健法，障害者総合支援法などに基づいて行われ，近年，母子保健は世界トップレベルの水準にある．

口腔の健康は母子の健康そのものに大きく影響するため，母子歯科保健は母子保健の一環として行われる．

母子保健における用語の定義は次のとおりである．

- ・妊産婦：妊娠中または出産後1年以内の女子．
- ・乳児：1歳に満たない児．
- ・幼児：満1歳から小学校就学までの児．
- ・保護者：親権を行う者，未成年後見人その他の者で，乳児または幼児を現に監護する者．
- ・新生児：出生後28日を経過しない乳児．
- ・未熟児：身体の発育が未熟のまま出生した乳児であって，正常児が出生時に有する諸機能を得るに至るまでの児．

1　母子保健事業

a　妊娠の届け出および母子健康手帳の交付

妊娠した者はすみやかに市町村に届け出を行い，市町村から母子健康手帳の交付を受ける．母子健康手帳には行政や保健・育児に関する情報が掲載されている．さらに妊娠・出産の経過，健康診査，予防接種など育児に関する健康記録が記載される．

b　健康診査

母子保健法で1歳6か月児（1歳6か月～2歳児），3歳児（3～4歳児）の健康診査が市町村に義務づけられている．そのほかの健康診査は厚生労働省が定めている要項に基づいて，市町村が実施しており，妊産婦や乳児（3～4か月児・9～10か月児）などの健康診査がある．

c　保健指導

市町村は妊産婦またはその配偶者，乳児・幼児の保護者に対して，妊娠，出産または育児に関して必要な保健指導を行う．

d　知識の普及

都道府県および市町村は，母性または乳児・幼児の健康の保持および増進のため，妊娠，出産または育児に関し，相談に応じ，個別または集団的に，必要な指導および助言を行い，地域住民の活動を支援することにより，母子保健に

関する知識の普及に努めなければならない

e 訪問指導

市町村は健康状態に応じ，保健指導を要する妊産婦や育児上必要が認められる新生児について訪問指導を行う．また，市町村は未熟児について養育上必要な訪問指導を行う（未熟児訪問指導）．

出生時の体重が 2,500 g 未満の新生児（低出生体重児）は，市町村に届け出ることが定められている．

f 医療援護

市町村は入院して治療を受ける必要がある妊産婦に対して，低所得者層についての援助を行う．また，出生時の体重が 2,000 g 以下の未熟児や薄弱な乳児について，養育のため入院することを必要とする場合，その養育に必要な医療（養育医療）の給付を行う．

g 母子保健施設

母子保健法では市町村における母子保健活動の拠点として，母性，乳幼児の保健指導および相談，助産を行う目的で母子保健センターを設置するように努力を促している．

h その他の保健事業

妊産婦検診の一環として B 型肝炎母子感染防止対策，先天性代謝異常検査などが行われている．

未熟児訪問指導
出生児体重 2,000 g 以下のほか，運動不安，けいれん，体温 34℃ 以下，強度のチアノーゼなど，生活力がとくに薄弱な児に対する養育医療の対象児には，とくに重点対象として未熟児訪問指導を行う．

B 妊産婦・乳幼児の歯科健康診査と保健指導

妊娠した女性および乳児は，市町村が定めた方法で健康診査を受けることができる．

母子健康手帳には「妊娠中と産後の歯の状態」についての記入欄がある．（図7-7）

1 妊産婦の歯科健康診査

問診で自覚症状（歯肉の発赤，腫れ，出血，口臭，歯痛など）や歯科保健行動（歯みがきの回数，間食回数など）を質問し，歯科保健指導の参考にする．

歯科健康診査は妊婦にとって無理のない座位で行うことを原則とする．診査内容は次の項目について行う．

① 現在歯の状況
② う蝕（処置歯，未処置歯）
③ 歯周病（なし，歯肉炎，歯周炎）
④ 歯石（あり，なし）
⑤ その他（軟組織疾患，不正咬合）

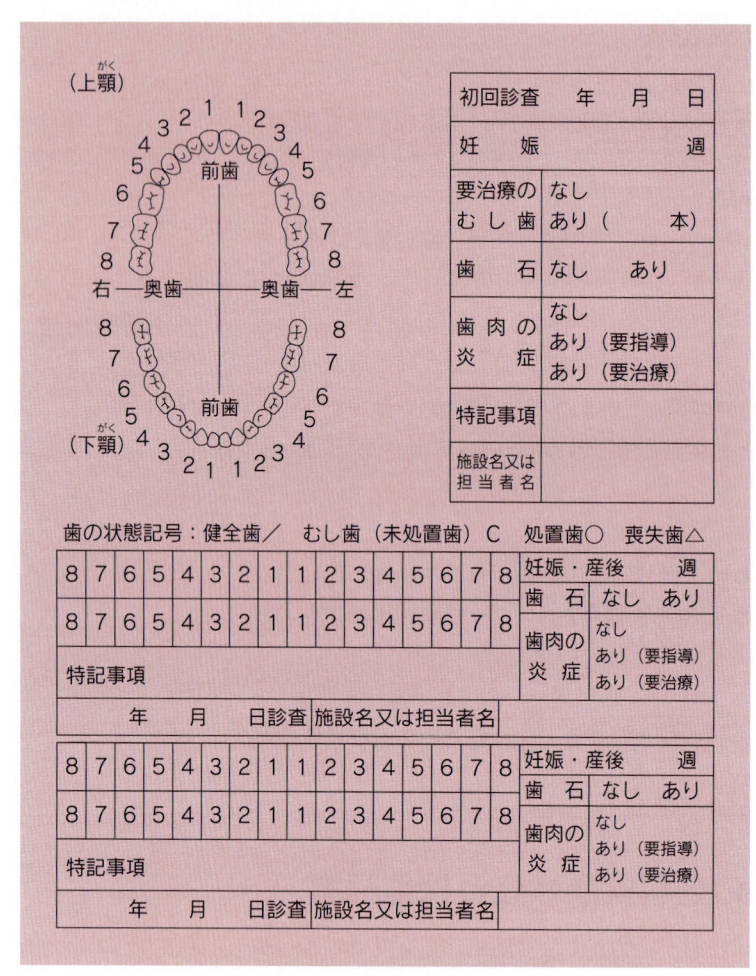

図 7-7 ▶ 妊娠中と産後の歯の状態（母子健康手帳）

2 妊産婦の口腔保健

a う 蝕

妊娠中はう蝕が発生しやすく，また増悪しやすい．その原因としては次のような要因があげられる．

① 食生活の変化（間食回数の増加，嗜好の変化による偏食）．

② つわりなどによる口腔清掃状態の悪化．

③ 唾液 pH の低下．

b 歯周病

妊娠中は口腔内環境や全身的な影響から歯肉炎や歯周炎が悪化しやすい．

（1）妊娠関連歯肉炎

妊娠によって女性ホルモンが増加し，歯肉炎の原因菌が増加するため，妊娠初期から歯肉の出血や歯肉炎が起こりやすくなる．分娩後には軽減することが多い．

（2）妊娠性エプーリス

　無痛性で良性の腫瘍で分晩後は消失する．上顎前歯部への発生が多い．

3 妊産婦の歯科保健指導

a 口腔清掃指導

　妊娠初期はつわりのため，口腔清掃が困難になることがある．その際はなるべくヘッドの小さい歯ブラシを用いたり，歯磨剤の使用量を控えたり，歯磨剤を変えるなどして，嘔吐反射を助長しないような対策をとる．

b 歯科治療

　出産後は授乳，育児のため歯科治療を受けることが困難となるため，妊娠前にできるだけ済ませておくことが望ましい．また妊娠中に治療を受ける場合は5〜7か月の安定期に受けるようにする．その際，投薬とエックス線の被曝には注意が必要となる．

4 乳幼児の口腔保健

a 乳幼児の歯と口腔の疾病と異常

（1）先天（性）歯

　出生時または出生後1か月以内に萌出した乳歯．下顎乳中切歯に多い．

（2）リガフェーデ病

　先天性歯や早期に萌出した下顎乳前歯により舌小帯部が摩擦され生じた潰瘍．

（3）上皮真珠

　乳児の歯槽頂部にみられる白色光沢のある腫瘤．歯槽上皮が残留したもので自然に消失する．

（4）ヘルペス性口内炎

　単純ヘルペスウイルスの感染によるもので38〜40℃の発熱に口腔内の水疱，潰瘍を伴う．歯肉の腫れと痛みも伴うため症状が改善するまでの数日間はブラッシングを控える．約10日程度で治癒する．

単純ヘルペスウイルス
Herpes simplex virus
(HSV)

（5）歯数の異常

　過剰歯，癒合歯，欠如歯など．

（6）上唇小帯の異常

　上唇小帯の異常は正中離開，発音障害，清掃困難，歯肉炎などの原因となる．しかし，乳歯咬合完成前の低年齢児を対象とした場合，原則として切除は行わず，定期的に観察を行うようにする．

（7）舌小帯強直症

　言葉を話しはじめる1歳半ころに発見されることが多い．舌の自由な運動が障害されるために起こる．処置としては舌小帯の伸展術が施されるが，精神的発達を考慮して通常は3歳過ぎに行い，それまでは経過観察することが多い．

5 乳幼児の歯科保健指導

乳幼児期の歯科保健指導は生涯にわたる口腔の健康に影響を与えるため大切である.

a 幼児期の栄養と食生活

授乳法には母乳，育児用ミルク，両者の混合がある．母乳栄養は最適な成分組成で少ない代謝負担，免疫力の増強，母子のスキンシップの形成などを兼ね備えており，最適な栄養法といえる．また顎口腔系の発育成長を促す利点もある．

生後5～6か月ころからは離乳食が開始される．離乳とは乳汁栄養から幼児食へ移行する過程をいう．この時期から摂食機能は乳汁を吸うことから，食物を噛み潰して飲み込むように発達する．離乳は通常12～18か月で完了する．離乳が終了したら1日3回の食事と1～2回の間食を目安とする．

う蝕の予防として注意が必要なのは，哺乳ビンでジュース，スポーツ飲料などのう蝕誘発性の高い飲料を摂取することによって生じる上顎前歯部の哺乳ビンう蝕である．また1歳6か月を過ぎた長期にわたる夜間の授乳はう蝕のリスクを高めることがある．ミルクの成分である乳糖は本来，う蝕誘発性は高くはないが，就寝中は唾液の分泌量が減少するため，自浄作用や再石灰化作用が期待できないことに起因する．夜間の授乳が長期にわたる場合は仕上げみがきの回数を増やすなどの対策が必要である．

b 乳幼児期の歯の清掃

歯の萌出前は歯みがきの準備段階として，子どもの口のまわりに優しく触れて，触れられることに慣れさせることからはじめる．次の段階として歯ブラシを口の中に入れることに慣れさせる．本人の歯ブラシと保護者が行う仕上げみがきは異なる歯ブラシを用いる．

う蝕の原因菌である *S. mutans* は母や父から子へと垂直感染するため，保護者の口腔内環境を良好にすることも重要である．

C 1歳6か月児歯科健康診査と保健指導

1歳6か月児健康診査は母子保健法に基づき市町村により行われる．1歳6か月になると歩行や言語などの精神運動発達の標識が得られるため，運動障害や精神発達の遅延，視聴覚障害の早期発見と適切な指導，また，う蝕の予防，生活習慣の自立，栄養指導など育児全般にわたる指導を行い，幼児の健康保持・増進を図ることを目的とする．

歯は第二乳臼歯または乳犬歯を除く12～16本が萌出している．この時期は上顎乳切歯部のう蝕の急増期であり，食生活の指導や保護者の仕上げみがきを定着させる時期となる．

離乳完了の目安
1歳6か月（18か月）.

幼児食
離乳を完了して5歳くらいまで.

哺乳ビンう蝕
bottle caries

S. mutans
Streptococcus mutans

1 問　診

表 7-7 に一例を示したように危険因子のスクリーニングを行う．地域により問診の内容は工夫されている．

表 7-7 ▶ **1 歳 6 か月児歯科健康診査の問診項目**

問診項目	→危険因子	
おもな養育者	父　母	その他（　　　）
母乳の有無	与えていない	与えている
哺乳ビン	使用していない	使用している
よく飲むもの	牛　乳	清涼飲料水など
間食時刻	決めている	決めていない
歯の清掃	行　う	行わない
視診項目	**→危険因子**	
歯垢付着状態	良　好	不　良

（母子歯科健康診査および保健指導に関する実施要領）

2　口腔診査

　保護者が幼児を向かい合わせに抱き，そのまま幼児を仰向けにして頭部が診査者の大腿の上に位置するように寝かせる．保護者が幼児の手と足を固定し，診査者は幼児の頭部を固定する形で診査する．上顎前歯部の口蓋側はう蝕が多く発生するので，必ずミラーを用いて診査する．

3　診査票

　1 歳 6 か月児健康診査票を**図 7-8** に示す．

a　歯の清掃

　上顎切歯部 4 歯の唇面を診査し，およそ半分以上にプラークの付着がみられる場合を清掃不良とする．

b　生　歯

　歯の一部でも萌出していれば生歯とする．この時期の萌出歯数は個人差が大きい．

c　う　歯

　視診によりう蝕を診査する．エナメル質に明瞭な脱灰が認められる歯およびそれ以上に進んだ歯をう歯とする．未処置歯と処置歯に分けて本数を記入する．CO はう歯には数えない．

d　う蝕罹患型（1 歳 6 か月児）

- ・O_1型：う蝕がなく，かつ口腔環境がよい（危険因子が少ない）．
- ・O_2型：う蝕はないが，口腔環境が悪い（危険因子が多い）ので，近い将来，う蝕の発生が予想される．
- ・A 型：上顎前歯部のみ，または臼歯部にう蝕がある．

CO
要観察歯
➡ p.187

1歳6か月児健康診査
（　年　月　日実施・　歳　か月）

体　重	kg	身　長	cm
胸　囲	cm	頭　囲	cm

栄養状態：良・要指導	母乳：飲んでいない・飲んでいる	離乳：完了・未完了

目の異常（眼位異常・視力・その他）	なし・あり・疑（　）	耳の異常（難聴・その他）	なし・あり・疑（　）

予防接種（受けているものに○をつける）	Hib　小児肺炎球菌　ジフテリア　百日せき　破傷風　ポリオ　BCG　麻しん　風しん

健康・要観察

歯の状態	E	D	C	B	A	A	B	C	D	E	むし歯の罹患型：O1, O2, A, B, C, 要治療のむし歯：なし・あり（　本） 歯の汚れ：きれい・少ない・多い
	E	D	C	B	A	A	B	C	D	E	歯肉・粘膜：異常なし・あり（　） かみ合わせ：よい・経過観察 （　年　月　日診査）

特記事項

施設名又は担当者名：

次の健康診査までの記録
（自宅で測定した身長・体重も記入しましょう.）

年　月　日	年　齢	体　重	身　長	特　記　事　項	施設名又は担当者名
		. kg	. cm		

むし歯の罹患型　O1：むし歯なし，歯もきれい　O2：むし歯なし，歯の汚れ多い
A：奥歯または前歯にむし歯　B：奥歯と前歯にむし歯　C：下前歯にもむし歯

図 7-8 ▶ 1 歳 6 か月児健康診査票（母子健康手帳）

・B 型：臼歯部および上顎前歯部にう蝕がある.

・C 型：臼歯部および上下顎前歯部にう蝕がある．下顎前歯部のみにう蝕を認める場合もこれに含める.

口腔環境は**表 7-7** の歯垢付着状態やおもな養育者などの問診による危険因子の数を参考に判定する.

e 歯の異常

う蝕以外の歯の異常（形成不全，着色，癒合歯，欠如歯など）について診査する.

f 歯列咬合（咬合異常）の有無

歯列不正，咬合異常，または将来咬合異常が予測される場合に「有」とする．あわせて指しゃぶり，おしゃぶりの習慣についても問診しておく.

g 軟組織の疾病・異常

歯肉，舌の疾病や異常，上唇小帯の肥厚，舌小帯の短縮などについて診査す

る.

h 総合判定

う蝕の罹患型や問診の結果から,「問題なし,要指導,要観察,要治療」を判定する.

4 口腔保健指導

① う蝕に関する一般的な知識の伝達,間食,口腔清掃などの指導は集団指導やパンフレットで行う.

②「要指導,要観察,要治療」と判定された者については個別に指導を行う.幼児のう蝕リスクを保護者に説明し,歯や口腔の問題だけでなく,育児全般について留意しながら保健指導を行うように心がける.歯科衛生士の姿勢としては従来の指導型よりも,個々の育児状況を理解し,支援型の姿勢で行うことが望ましい.

③ 口腔清掃指導は仕上げみがきを実際に行いながら具体的に指導する.この時期はとくに上顎前歯部の清掃が大事であることを伝える.1歳6か月児では大半の幼児は仕上げみがきを嫌がるが,その場合も短時間でよいので,1日1回は仕上げみがきを続け,歯みがきを習慣化するように理解してもらう.また幼児が自分で行う歯みがきは効果を期待するよりも,歯みがきに興味をもたせるという意味で重要となる.

④ 治療を要する幼児については,歯科医療機関で処置・治療を受けるように勧める.治療後もかかりつけの歯科医をもち,定期的な検診を受けることが大切である.不正咬合については1歳6か月児ですぐに治療が必要になる場合は少ないが,指しゃぶりなどの習慣が原因になっている可能性があれば改善に努める.

⑤ 間食指導は回数と甘味嗜好に重点をおいて行う.この時期は成長のため1日1〜2回の間食が必要となるが,回数を増やさないように気をつけ,糖質を含む甘いものは避ける.水分もお茶や湯冷ましを中心に,ジュース類を増やさないようにすることが大切である.また哺乳ビンやストローではなくコップを用いるように指導する.

D 3歳児歯科健康診査と保健指導

3歳児はう蝕の感受性の個体差が現れてくる時期であり,口腔保健行動の習慣が形成される時期でもある.歯は第二乳臼歯までの20本が生えそろう時期で,この時期は上顎乳切歯部だけでなく乳臼歯部う蝕が急増する.

1 問 診

1歳6か月児の問診に加え,間食の回数,保護者の仕上げみがきに関して質問する.

2 口腔診査

　1歳6か月児と同様かあるいは幼児を立たせ，保護者に頭部を固定してもらい診査する．

3 診 査 票

　3歳児健康診査票を**図 7-9** に示す．

a 歯の清掃

　全歯唇面のプラークを診査し，ほぼ全歯の唇面にプラークが付着し，清掃指導を必要とする場合を清掃不良とする．

b 生 歯

　1歳6か月児健康診査に準ずる．

c う 歯

　1歳6か月児健康診査に準ずる．下顎前歯部の歯石は脱灰性の白斑と間違え

3歳児健康診査
（　年　　月　　日実施・　歳　　か月）

体　重	kg	身　長	cm
頭　囲	cm	栄養状態：ふとり気味・普通・やせ気味	

目の異常（眼位異常・視力・その他）：なし・あり・疑（　　　　　　　）

耳の異常（難聴・その他）：なし・あり・疑（　　　　　　　　）

予防接種（受けているものに○をつける）　Hib　小児肺炎球菌　ジフテリア　百日せき　破傷風　ポリオ
BCG　麻しん　風しん　日本脳炎

健康・要観察

歯の状態	E	D	C	B	A	A	B	C	D	E	むし歯の罹患型：O, A, B, C₁, C₂, 要治療のむし歯：なし・あり（　本） 歯の汚れ：きれい・少ない・多い
	E	D	C	B	A	A	B	C	D	E	歯肉・粘膜：異常なし・あり（　　） かみ合わせ：よい・経過観察 （　年　　月　　日診査）

特記事項

施設名又は
担 当 者 名：

次の健康診査までの記録
（自宅で測定した身長・体重も記入しましょう．）

年　月　日	年　齢	体　重	身　長	特　記　事　項	施設名又は 担 当 者 名
		. kg	. cm		

むし歯の罹患型　O：むし歯なし　A：奥歯または前歯にむし歯
B：奥歯と前歯にむし歯　C₁：下前歯がむし歯　C₂：下前歯やその他にむし歯

図 7-9 ▶ 3歳児健康診査票（母子健康手帳）

やすいので注意を要する.

d　う蝕罹患型（3歳児）

- ・O型：う蝕がない.
- ・A型：上顎前歯部のみ，または臼歯部にう蝕がある.
- ・B型：臼歯部および上顎前歯部にう蝕がある.
- ・C1型：下顎前歯部のみにう蝕がある.
- ・C2型：下顎前歯部を含む他の部位にう蝕がある.

e　歯の異常

1歳6か月児健康診査に準ずる.

f　歯列咬合（咬合異常）の有無

顔貌，ならびに歯列，咬合の状態から明らかな歯列不正や不正咬合が認められる場合に「有」とする.診査に当たっては診査者が手を添えて咬合させるとよい.

g　軟組織の疾病・異常

歯肉，舌，口腔粘膜，小帯など口腔軟組織について診査する.

h　総合判定

う蝕の罹患型や問診の結果から，「問題なし，要指導，要観察，要治療」を判定する.

4　口腔保健指導

① 歯の清掃は自分でみがく習慣を獲得するように指導する.引き続き保護者による仕上げみがき，点検も必要である.ぶくぶくうがいができるようになったらフッ化物配合歯磨剤を用いるとう蝕予防に効果的である.

② 3歳児以降は乳臼歯の隣接面う蝕の発生が多くなるので，就学までに定期歯科検診が必要になることを伝える.同時にフッ化物歯面塗布や小窩裂溝塡塞（シーラント処置）を行うとう蝕予防に有効である.

③ 強度の指しゃぶりの習慣がある幼児には心理的要因に配慮して中止の方向に指導する.

4 学校歯科保健

A 学校保健

学校保健とは，文部科学省設置法により「学校における保健教育および保健管理をいう」と定められており，学校で効果的な教育活動を実施するために両者が連携して健康の保持増進に努める活動である．保健教育は健康に必要な知識の習得と生涯にわたって健康的に過ごせるように生育する教育的側面から，保健管理は現在の健康を管理して維持または向上させる医学的側面から，それぞれ学校保健に寄与している．また，学校現場において保健教育と保健管理が効果的に機能するために組織活動がある．学校保健の対象者は，学校に通学する園児，児童，生徒，学生および教職員であり，その数は国民の約 1/5 に相当する．

B 学校保健の領域

学校保健は保健教育と保健管理からなり，両者が協調して円滑に運用されるために組織活動がある（図 7-10）．

1 保健教育

保健教育の目的は自身や周囲の人の健康課題を自覚して解決できる知識と技能を習得することであり，学校教育法に基づいた教育活動である．従来，保健教育は教科などを中心とした保健学習と特別活動などによる保健指導に分けられていた．しかし，平成 28 年（2016）の中央教育審議会答申を受け，新学習指導要領では教科などを分類するそれらの用語は使用せず，教職員や国民が理解できる教科などの名称で説明することとなり保健教育に整理された．

実際には，学習指導要領に基づき関連教科として小学校では体育，中学・高等学校では保健体育などで学習し，その知識を活用するための思考力，判断力や表現力などを育成することをねらいとしている．総合的な学習の時間では，各科目で習得した知識や技能などを総合的に活用することで，よりよく健康問題を解決する能力を育成することなどが目標である．特別活動は，学級活動，ホームルーム活動や学校行事などを中心に教育活動全体を通して行われ，健康的な生活が実践できることを目指している．さらに，健康問題に対応するための実践的能力の育成を目指した集団を対象とする指導や生徒の実態に応じた個別指導を保健室などで実施している．

2 保健管理

保健管理の目的は，学校教育の円滑な実施と教育活動の成果を確保するために健康の保持増進を図ることである．学校保健安全法に基づく保健管理は，児

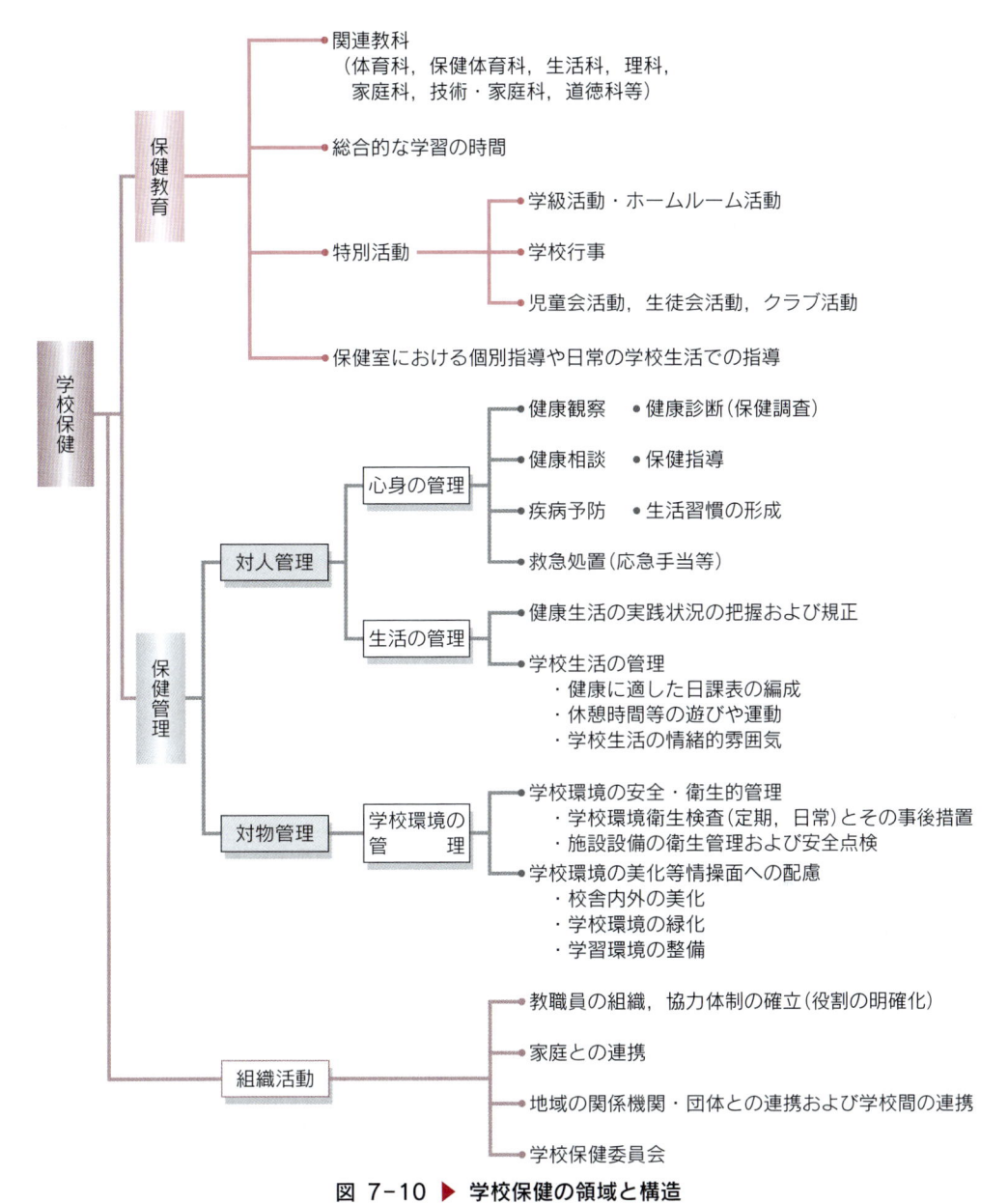

図 7-10 ▶ 学校保健の領域と構造
(平成 29 年度学校保健全国連絡協議会（平成 30 年 2 月 2 日）資料より)

童生徒・職員の健康診断の実施と事後措置，健康相談，感染症の予防などの心身や生活の管理を行う対人管理と，学校環境衛生検査の実施と事後措置など学校環境の管理を行う対物管理がおもな活動である.

（1）学校病

学校保健安全法により「地方公共団体は設置する学校で義務教育を受けている児童生徒が感染性または学習に支障を生ずるおそれのある疾病（学校病）に罹患し学校で治療の指示を受けたときは，必要に応じて治療費の援助を行うものとする」と規定されている.

① トラコーマおよび結膜炎

② 白癬，疥癬および膿痂疹

③ 中耳炎

④ 慢性副鼻腔炎およびアデノイド

⑤ う　歯

⑥ 寄生虫病（虫卵保有を含む）

3 組織活動

　組織活動の目的は，保健教育と保健管理が円滑に実施されるため学校における健康問題を研究協議して健康の保持・増進を推進することであり，学校保健委員会がその中心である．学校保健委員会ではさまざまな健康課題を取り扱うため多業種の委員から構成され運営されている（図 7-11）．

　学校保健委員会で研究協議されるおもな事項は以下のとおりである．

① 学校保健計画の立案，実施と評価

② 健康診断の実施と事後措置

③ 疾病予防対策

④ 学校の環境整備

⑤ 喫煙・飲酒・薬物の乱用防止

⑥ 体や心の健康問題

⑦ 交通安全や災害時の避難や対策など地域社会との連携

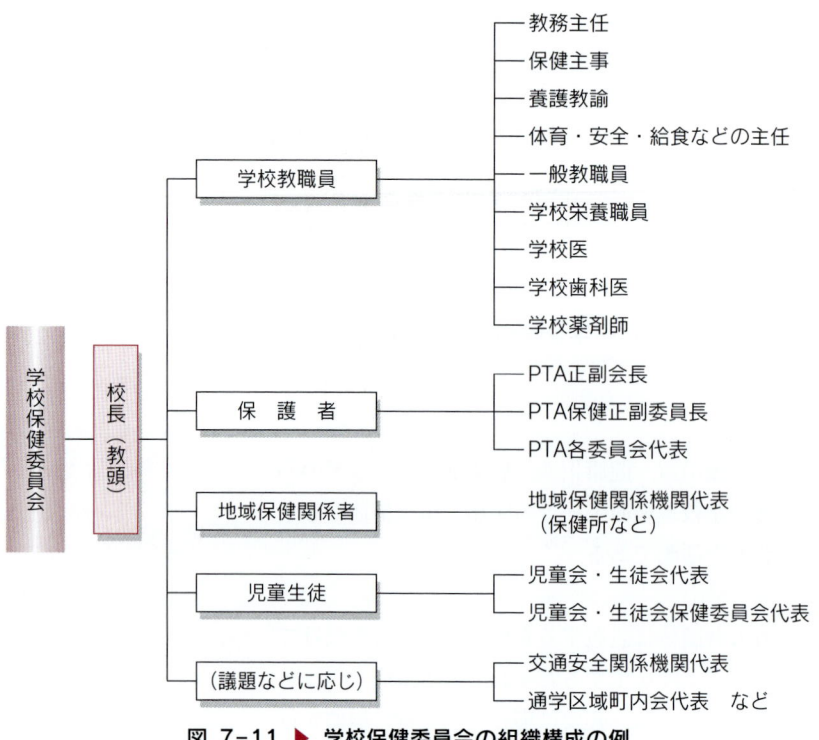

図 7-11 ▶ 学校保健委員会の組織構成の例

（日本学校保健会：保健主事の手引 三訂版，ぎょうせい，2004）

4 学校保健関係者

a 常勤職員

（1）学校長

学校保健活動を推進していくうえでの総括責任者である．

（2）保健主事

学校保健と学校全体の活動に関する調整，学校保健計画の作成・実施や学校保健委員会の運営など，学校保健に関する組織活動の推進を行う教諭または養護教諭である．

（3）養護教諭

学校教育法に基づいて小・中学校ではおかなければならない，高等学校ではおくことができる教育職員である．保健指導，保健学習，健康診断，健康相談，保健室の運営に関することなどがおもな業務である．

（4）学級担任

児童生徒と接する機会が多く継時的な観察ができるため心身の変化に気づきやすく，健康教育や健康相談を担当する．

b 非常勤職員

（1）学校医

学校保健安全法に基づきすべての学校におかれる．学校医の職務は次のとおりである．

① 学校保健計画および学校安全計画の立案に参与すること．

② 学校の環境衛生の維持および改善に関し，学校薬剤師と協力して，必要な指導および助言を行うこと．

③ 法第8条の健康相談に従事すること．

④ 法第9条の保健指導に従事すること．

⑤ 法第13条の健康診断に従事すること．

⑥ 法第14条の疾病の予防処置に従事すること．

⑦ 法第2章第4節の感染症の予防に関し必要な指導および助言を行い，ならびに学校における感染症および食中毒の予防処置に従事すること．

⑧ 校長の求めにより，救急処置に従事すること．

⑨ 市町村の教育委員会または学校の設置者の求めにより，法第11条の健康診断または法第15条第1項の健康診断に従事すること．

⑩ 前各号に掲げるもののほか，必要に応じ，学校における保健管理に関する専門的事項に関する指導に従事すること．

学校医は，前項の職務に従事したときは，その状況の概要を学校医執務記録簿に記入して校長に提出するものとする．

（2）学校歯科医

学校保健安全法に基づき大学以外の学校におかれる．学校歯科医の職務は次のとおりである．

① 学校保健計画および学校安全計画の立案に参与すること．

学校保健安全法第8条（要約）

学校においては，児童生徒等の心身の健康に関し，健康相談を行う．

学校保健安全法第9条（要約）

養護教諭その他の職員は，児童生徒等の心身の状況を把握し，健康上の問題があると認めるときは必要な指導とその保護者に必要な助言を行う．

学校保健安全法第11条（要約）

市町村の教育委員会は，翌学年から学校に就学させるべき者で，当該市町村の区域内に住所を有する場合，その健康診断を行わなければならない．

学校保健安全法第13条（要約）

学校においては，毎学年定期に，児童生徒等の健康診断を行わなければならない．学校において必要があるときは，臨時に児童生徒等の健康診断を行う．

学校保健安全法第14条（要約）

学校においては，前条の健康診断の結果に基づき疾病の予防処置を行い，または治療を指示し，ならびに運動および作業を軽減する等適切な措置をとらなければならない．

学校保健安全法第2章第4節（要約）

感染症予防のために，学校長は感染症の可能性のある児童生徒に対して出席停止，学校の設置者は学校の一部または全部の休業を行うことができる．学校における感染症予防に関する事項は他の法に定める．

学校保健安全法第15条第1項（要約）

学校の設置者は，毎学年定期に学校の職員の健康診断を行わなければならない．

② 法第8条の健康相談に従事すること．

③ 法第9条の保健指導に従事すること．

④ 法第13条の健康診断のうち歯の検査に従事すること．

⑤ 法第14条の疾病の予防処置のうちう歯その他の歯疾の予防処置に従事すること．

⑥ 市町村の教育委員会の求めにより，法第11条の健康診断のうち歯の検査に従事すること．

⑦ 前各号に掲げるもののほか，必要に応じ，学校における保健管理に関する専門的事項に関する指導に従事すること．

学校歯科医は，前項の職務に従事したときは，その状況の概要を学校歯科医執務記録簿に記入して校長に提出するものとする．

（3）学校薬剤師

学校保健安全法に基づき大学以外の学校におかれる．学校薬剤師の職務は次のとおりである．

① 学校保健計画および学校安全計画の立案に参与すること．

② 第1条の環境衛生検査に従事すること．

③ 学校の環境衛生の維持および改善に関し，必要な指導および助言を行うこと．

④ 法第8条の健康相談に従事すること．

⑤ 法第9条の保健指導に従事すること．

⑥ 学校において使用する医薬品，毒物，劇物ならびに保健管理に必要な用具および材料の管理に関し必要な指導および助言を行い，およびこれらのものについて必要に応じ試験，検査または鑑定を行うこと．

⑦ 前各号に掲げるもののほか，必要に応じ，学校における保健管理に関する専門的事項に関する技術および指導に従事すること．

学校薬剤師は，前項の職務に従事したときは，その状況の概要を学校薬剤師執務記録簿に記入して校長に提出するものとする．

C 歯・口腔の保健教育と保健指導

1 歯科保健教育

学習指導要領に基づいて小学校では第3学年から体育科の保健領域，中学校では保健体育科の保健分野，高等学校では保健体育科の科目保健で歯科保健学習が実施されている．各学校で歯科保健学習を実施することで，成長過程に応じて一貫した口腔の健康保持・増進に関する知識と技能を習得し，みずから実践できることが目標である．また，総合的な学習の時間では，歯科医師，歯科衛生士，歯科技工士などが授業にかかわることにより，児童生徒の口腔の健康づくりの意識が向上することが期待されている．特別支援学校においても対象の児童生徒の状況に応じた保健学習が実施されている．

2 特別支援教育での保健指導

特別支援学校の子どもに対する歯・口の保健指導は，食べる，話すという歯・口の基本的機能と形態とを健全に育成し，ひいては生活の自立や社会生活への参加，障害の改善や克服，QOL向上につながる重要な活動である．保健指導においては，一人ひとりの障害の種類や程度，心身の特徴に応じて個別の目標を設定し，個別指導を行う．日本学校歯科医会による特別支援教育の課題には**表7-8**の7つがある．

また学校歯科医は，保護者，主治医，専門機関（保健所や保健センター，医療機関）とも連携をとり，専門の立場から指導や協力を行う体制づくりに努める．指導内容は，歯みがき指導，食生活や生活リズム，食べる（摂食）指導などである．

表 7-8 ▶ 特別支援教育の課題

1. 歯・口の健康の大切さの理解
2. 歯・口の発育と機能の発達の理解
3. 歯・口の健康づくりに必要な生活習慣の確立と実践
4. むし歯や歯周病の原因と予防方法の理解と実践
5. 障害の状態，発育，発達段階をふまえた支援と管理の実践
6. 必要な介助と支援の実践
7. 歯・口の外傷の予防の支援と管理

他の各学校段階等の課題も参考とする．

D 歯・口腔の健康診断と事後措置

学校での健康診断の目的は「健康」「要観察」「要医療」にスクリーニングすることであり医学的な確定診断を行うものではない．診断結果は，成長状態の把握，疾病の早期発見・早期対応や保健教育に利用される．

1 定期健康診断における歯・口腔の診査

毎学年 6月30日までに健康診断を実施して 21日以内に結果を通知することが学校保健安全法に定められている．学校歯科医は，「歯・口腔の疾病および異常の有無」の診査に従事する．児童生徒健康診断票（歯・口腔）には小学校中学校用には9年分，高等学校用には5年分の結果記入欄があり，毎学年診断結果を累積記入して使用する（**図7-12**）．学校歯科医所見には，学校でとるべき事後措置に関連してCO要相談，要注意乳歯，GO，Gなど，その他留意すべき事項を記入する．

平成28年（2016）より，学校保健安全法に基づき小学校，中学校，高等学校および高等専門学校においては全学年において，幼稚園および大学においては必要と認めるときに，あらかじめ児童生徒などの発育，健康状態などに関する調査を行うことが定められた（**図7-13**）．さらに，健康診断を受診したすべて

年齢	年度	顎関節の状態	歯列・咬合の状態	歯垢の状態	歯肉の状態	歯 式			歯の状態							その他の疾病及び異常	学校歯科医所見・月日	事後措置

氏 名　　　　　性別 男 女　生年月日　年　月　日

歯 式
・現在歯（例 A、6）
・う 歯　未処置歯　　C
　　　　　処置歯　　○
・喪失歯（永久歯）　△
・要注意乳歯　　　　×
・要観察歯　　　　　CO

歯の状態
乳歯：現在歯数／未処置歯数／処置歯数
永久歯：現在歯数／未処置歯数／処置歯数／喪失歯数

	0	0	0	0	8 7 6 5 4 3 2 1	1 2 3 4 5 6 7 8								月　日
	1	1	1	1	上 下 右　E D C B A A B C D E	E D C B A A B C D E　左 上 下							
歳	2	2	2	2	8 7 6 5 4 3 2 1	1 2 3 4 5 6 7 8							

図 7-12 ▶ 児童生徒健康診断票（歯・口腔）
（日本学校歯科医会，平成 14 年）

このカードに記入し健康診断の時に持ってきてください.

保 健 調 査 票（歯 科 用）

____年____組　氏名_____

歯，歯肉，歯並び，かみ合わせ，顎関節，歯垢の状態などを検査します.
あてはまる方に○をつけてください.

I　自分の歯，歯肉，顎のチェック項目

1. 口を開け閉めした時に，音がすることがありますか.　（はい ・ いいえ）
2. 口が開きにくかったり，開く時に痛みを感じることがありますか.　（はい ・ いいえ）
3. 歯並びが気になりますか.　（はい ・ いいえ）
4. 歯肉から血が出ますか.　（はい ・ いいえ）
5. 歯が痛んだり，しみたりしますか.　（はい ・ いいえ）
6. 食べ物が飲み込みにくいことがありますか.　（はい ・ いいえ）
7. 口の臭いが気になりますか.　（はい ・ いいえ）
8. CO を知っていますか.　（はい ・ いいえ）
9. GO を知っていますか.　（はい ・ いいえ）

【学校歯医者さんに相談したいこと】

図 7-13 ▶ 保健調査表（歯科）（例）
（文部科学省学校歯科保健参考資料「生きる力」をはぐくむ学校での歯・口の健康づくりより作成）

令和　　年　　月　　日

保 護 者 様

○○市立＿＿＿＿＿＿＿＿＿学校・幼稚園

校（園）長名＿＿＿＿＿＿＿＿＿＿

歯・口腔の健康診断結果のお知らせ

＿＿＿年＿＿＿組　　　氏名＿＿＿＿＿＿＿＿＿

先日行われた健康診断の結果は，下記の○印のとおりでしたので，お知らせいたします．

	健康診断の時には特に問題は見つかりませんでした．これからも一層家庭での食生活や口腔清掃に気をつけ，健康な状態を保つように努力しましょう．また定期的にかかりつけ歯科医の検診を受けましょう．

経過観察のみに○印のある人は，各家庭で歯みがき・食生活に十分な注意が必要です．
また，かかりつけ歯科医による継続的な指導・管理を受けることをおすすめします．

経過観察		CO（シーオー）	むし歯になりそうな歯があります．学校でも観察・指導していますが，家庭でもおやつの食べ方やCOの歯の清掃に注意しましょう．
		GO（ジーオー）	軽度の歯肉炎があります．歯肉（歯ぐき）に軽度の腫れや出血がみられます．このまま放置すると歯肉炎が進行する可能性が高くなります．
		歯垢（しこう）	歯みがきが不十分です．むし歯や歯肉炎の原因になる歯垢が残っています．学校でも指導しますが，家庭でもていねいにみがくように心掛けましょう．
		顎関節 歯列・咬合	（顎・かみ合わせ・歯並び）のことで経過観察や適切な指導が必要な状態です．特に気になるようでしたら，かかりつけ歯科医や専門医療機関で相談を受けてください． ＊ 矯正治療中の方もこの項目に含まれます．

下の欄に○印のある人は，早めに精密な検査，適切な治療や相談を受けることをおすすめします．
治療および相談が終わりましたら，受診結果を記入していただき，この通知書を学校（園）に提出してください．

受診のおすすめ	治療や検査等が必要な項目	
	むし歯 C があります	（乳歯・永久歯）に治療を必要とするむし歯があります．早めに治療するとともに，食生活や口腔清掃を見直して，新しいむし歯を作らないようにしましょう．
	歯肉の病気があります （歯肉炎・歯周炎）	治療を必要とする歯肉の病気があります．早めに治療を受けてください．
	検査が必要な歯があります （CO要相談，要注意乳歯×）	かかりつけ歯科医に相談してください．
	健康相談が必要です （顎・かみ合わせ・歯並び）	（顎・かみ合わせ・歯並び）のことで相談し，必要ならば検査・治療を受けてください．
	歯石の沈着 ZS があります	歯の表面に歯石の沈着があります．早めに適切な処置や指導を受けてください．
	その他（　　　　　）	（　　　　　　　　　）のため，検査または治療を受けてください．

受 診 結 果

※部　位（　　　　　　　　　　）　　　　　　　　※転　帰（ 治療済・継続中・経過観察 ）

※所　見（　　　）

※令和　　年　　月　　日　　　　　　　医療機関名＿＿＿＿＿＿＿＿＿＿

歯科医師名＿＿＿＿＿＿＿＿＿＿

図 7-14 ▶ 歯・口腔の健康診断結果のお知らせ（例）
（日本学校歯科医会：学校歯科医の活動指針，令和3年 改訂版，2021）

の児童・生徒に「歯・口腔の健康診断結果のお知らせ」を通知・配布することになった（**図 7-14**）．

2 就学時の健康診断における歯・口腔の診査

学校生活や日常生活に支障がある者をスクリーニングし，疾病または異常を有する場合には，就学までに必要な治療をして就学が可能となる心身の状態で入学できるように適切な治療勧告，保健上の就学指導などに結びつけるものである．

学校保健安全法に基づき特別区・市町村の教育委員会が当該市町村内の小学校就学予定者を対象に就学4か月前（11月30日）までに実施する．入学予定の小学校で該当小学校の学校歯科医が行うことが多い．「歯および口腔の疾病および異常の有無」を診査して就学時健康診断票に記入する．

就学時の健康診断の実施時期
就学に関する手続きに支障がなければ3か月前までで可．

3 事後措置

健康診断は，適切な事後措置が行われることによって有意義なものになる．健診結果は全員に通知されるため，保健指導によって各自が自身の健康課題をとらえて，健康の保持増進を推進できるよう支援することが大切である．

歯科健康診断実施後の事後措置を次に示す．
① 歯科疾患治療の受診の指示
② 歯科疾患・異常の精密検査受診の指示
③ 要観察者への指導
④ 口腔清掃，生活習慣改善の指導
⑤ 個別指導
⑥ 健康相談
⑦ 歯科疾患の予防処置の指示
⑧ 健康診断結果および保健調査の統計的まとめと分析後の評価

4 歯科健康相談

学校保健安全法により「学校においては，児童生徒などの心身の健康に関し，健康相談を行うものとする」と規定されている．

学校における健康相談の目的は，心身の健康問題について児童生徒や保護者に対して学校保健関係者が連携して問題を解決することで，学校生活に適応していけるように支援することである．近年，児童生徒などの心身の健康課題が多様化し，深刻化しているため学校として組織的に対応する観点から，その対応には学校医，学校歯科医，学校薬剤師，養護教諭，保健主事，学級担任などの積極的な参画と必要に応じて地域の医療機関などとの連携を図ることが重要である．

健康相談は，児童生徒が希望する場合，保護者が依頼する場合や学校保健関係者が必要と認めた場合などに実施される．

健康相談には健康診断の結果について相談する健康診断相談型と児童生徒が抱えている心身の健康課題について相談する保健相談型がある．

おもな歯科健康相談内容を次に示す．

① CO，GO，C，G など事後措置について
② 顎関節や歯列咬合について
③ 歯・口腔の健康を保持・増進ための生活習慣について
④ 口臭や口腔周辺の不良習癖について
⑤ 児童生徒または保護者が要望する健康課題について

5 口腔保健の現状

学校保健統計調査によるとう蝕のある者の割合（処置完了者を含む）は，幼稚園では昭和45年（1970），小学校，中学校および高等学校では昭和50年代半ばにピークを迎え，その後は減少傾向にある．令和5年（2023）度では「裸眼視力1.0未満の者」の割合が幼稚園，小学校，中学校および高等学校のすべてにおいて「むし歯（う歯）」を上回ったことから「むし歯（う歯）」は「裸眼視力1.0未満の者」の次に多い疾病・異常となった（**表7-9**）．12歳児の永久歯の1人平均う歯数は昭和59年（1984）度の調査開始以降減少し，令和5年（2023）度では過去最低の0.55本であった（**表7-10**）．

学校保健統計調査
学校における幼児，児童および生徒の発育および健康の状態を明らかにすることを目的として統計法に基づき文部科学省が毎年，実施する基幹統計調査である．あらかじめ無作為抽出により選ばれた学校に在籍する幼児児童および生徒の定期健康診査の結果から調査する．
➡ p.149

表 7-9 ▶ 児童・生徒のおもな疾病・異常の被患率（%）

疾病・異常	幼稚園	小学校	中学校	高等学校
むし歯（う歯）	22.55	34.81	27.95	36.38
裸眼視力1.0未満の者	22.92	37.79	60.93	67.80
鼻・副鼻腔疾患	2.99	12.38	10.48	7.60
喘　息	1.15	2.87	2.00	1.50

（文部科学省：令和5年度 学校保健統計調査より）

表 7-10 ▶ 12歳の永久歯の1人当たり平均むし歯（う歯）等数

区 分		昭和63年度	平成10	20	30	令和元	2	3	4	5
むし歯（う歯）	処置歯数	3.09	2.25	0.96	0.47	0.45	0.42	0.39	0.35	0.35
	未処置歯数	1.22	0.81	0.55	0.27	0.24	0.25	0.23	0.20	0.19
	計	4.31	3.06	1.51	0.73	0.69	0.67	0.62	0.55	0.55
喪失歯数		0.04	0.04	0.02	0.01	0.01	0.01	0.01	0.01	0.01
計		4.35	3.10	1.54	0.74	0.70	0.68	0.63	0.56	0.55

（文部科学省：各年度の学校保健統計調査より）

E　歯科衛生士の役割

　学校歯科医は，学校における歯・口の健康づくりとしての「歯科保健教育」「歯科保健管理」「歯科保健に関する組織活動」に従事している．近年，生きる力をはぐくむための歯科保健教育が重視されるようになり，学校歯科医は教師に歯科保健教材や資料を提供するだけでなく教育の場に出向いて児童生徒と接する機会をもつなど，より積極的に教育に関与することが推奨されている．歯科衛生士としては，学校歯科医や教師とともに口腔保健の専門職として学習計画の立案に参画したり，歯科医師とともに教育現場で歯科保健教育を実践したりするなどの活動が期待されている．

　歯科保健管理の主要な職務に歯科健康診断がある．歯科衛生士は，歯科健康診断の計画段階から関与して，実施場所や人数などを把握し，学校歯科医，養護教諭や保健主事などと協力して健康診断の準備をする．健康診断実施日も会場設営，誘導や健診結果の筆記など歯科衛生士が中心として活躍することが多い．また，健康診断後の事後措置でも健康相談，保健指導，予防処置など歯科衛生士が積極的に関与することが望ましい．

　社会環境やライフスタイルの変化などに伴い，多様化・複雑化してきている児童生徒の健康問題に対して学校が適切に対応するためには，学校保健関係者だけでなく，保護者や地域の保健関係機関も構成委員に加わる学校保健委員会が関与する組織活動がきわめて重要である．地域の歯科医療機関，歯科医師会，日本学校歯科医会や歯科衛生士会などが協調して支援する地域ぐるみの健康づくりが推進される．歯科衛生士が行政，歯科衛生士会や歯科医院などを通じて組織活動に貢献することによって学校歯科保健活動の充実が期待できる．

日本学校歯科医会
　昭和7年（1932），幼児や児童生徒の歯科保健の向上を目的に組織され，平成25年（2013），一般社団法人として認可された学校歯科医を中心とした団体である．学校保健行政を管轄する文部科学省と学校保健を推進する日本学校保健会と連携しながら学校歯科に関するさまざまな事業を展開している．

5 産業歯科保健（職域口腔保健）

A 産業保健の概念

1 産業保健のあゆみ

　明治以降，産業経済は発展し，昭和40年代には，欧米に並ぶまでになった．また，公衆衛生の発展も素晴らしく，平均寿命も世界のトップクラスになったが，公害の発生・職業性疾患の発生といった問題が残された．

　昭和47年（1972），労働基準法の安全衛生に関する規定や労働安全衛生規則などを集大成する形で労働安全衛生法が制定された．労働基準法が最低基準を示し，その遵守を強制するという性格が強かったのに対し，労働安全衛生法はさらに進んで業務内容の変化に即応した健康障害防止対策の展開と，より快適な職場環境の形成を目指すことを可能とするものとなった．同法のもとで労働衛生の3管理（作業環境管理，作業管理，健康管理）と安全衛生教育が積極的に進められ，職業性疾病も急激に減少した．

　これらの結果，労働者の健康度は著しく改善され，疾病を早期に発見するための健康診断から，健康を確保するための健康管理体制へと変化してきている．

2 産業保健の目的

　産業保健の対象は，人口の約半数を占める就業者のうち農林業や自営業を除いた雇用者（賃金労働者）で，その数はほぼ5,000万人である．

　産業保健は仕事に基づく事故や疾病(職業性疾病)から労働者を守るために，職場における有害な因子を排除するばかりでなく，労働者が安心して仕事に従事できる快適な職域環境づくりを行うとともに，労働者の健康の保持・増進を図ることが目的である．

　また，職域での歯科保健（産業歯科保健）の目的は，①う蝕，歯周病などの成人期における歯科疾患の予防管理，②歯科領域に関連する職業性疾患の予防管理である．

3 産業保健の特徴

　明治期の「工場法」をスタートとして，雇用者の生活や健康を保護するための施策が進められてきたため，産業保健は母子保健や学校保健とは異なる特徴をもっている．

　① 産業保健対策は，事業者に責任と義務があり，事業者が責任と義務をはたさない場合は，罰則が課せられる．

　② 全国一律に規則を課す必要があるため，地域を監督する行政機関（都道府県単位の労働局および地域の労働基準監督署）は厚生労働省の直轄機関である．

Support

労働基準法
➡ p.194

労働安全衛生法
➡ p.194

作業環境管理
➡ p.199

作業管理
➡ p.199

健康管理
➡ p.200

③ 作業条件や作業環境は，新しい技術の導入などにより変化が著しい．変化に対応し，すみやかに管理体制を整備充実する必要がある．

④ 義務のほか，事業者に努力規定を課している．また，職場での自主的な管理を求めている．

4 労働衛生行政の組織

厚生労働省では労働基準局が労働基準行政を所管している．労働衛生に直接関係の深い部局として，一般的な労働衛生に関する業務は安全衛生部が，労働災害の認定業務関係は補償課が，労働時間・賃金関係は労働条件政策課と賃金課が，それぞれ所管している．

労働基準行政の第一線の実務は，国の直轄機関として各都道府県にある労働局（47 局）と労働基準監督署（321 署および 4 支署）で行われており，労働基準監督官，地方労働衛生専門官，労働衛生指導医，地方じん肺診査医などが，それぞれの分野において監督，指導に携わっている．

5 産業衛生に関する法規

産業衛生に関する法規には多くのものがあるが，おもだったものを示す．

a 労働基準法，同施行規則　昭和 22 年（1947）

労働契約，労働条件（時間，休憩，休日，賃金など），解雇制限など労働者保護の最低基準を制度化している．

b 労働安全衛生法，同施行令，安全衛生規則　昭和 47 年（1972）

労働基準法とあいまって，危険防止基準の確立，責任体制の明確化などのために定められた法律であったが，産業構造の変化や技術革新，高齢化などによる生活習慣病・ストレス対策など，労働者の健康の保持・増進や，自主的活動の促進など総合的・計画的な対策を推進することにより，安全と健康を確保し，快適な環境の形成を促進することを目的とする法律となった．

c 労働者災害補償保険法（労災保険法）　昭和 22 年（1947）

労働者の業務・通勤災害に対し迅速な保護をするため，必要な保険給付を行い，あわせて，被災労働者の社会復帰の促進，被災労働者および家族の援護，適正な労働条件の確保により，労働者の福祉の増進に寄与することを目的としている．

d その他の法規

（1）作業環境測定法　昭和 50 年（1975）

適正な作業環境を確保し，職場における労働者の健康を保持するための法律である．

（2）じん肺法　昭和 42 年（1967）

じん肺に関し，適正な予防および健康管理その他必要な措置を講じることにより，労働者の健康保持その他福祉の増進に寄与するための法律である．

B 職業性歯科疾患

1 職業性疾病

職業性疾病とは，ある特定の職業に従事することによって発生するもので，その職業に従事する者にはすべて発症する可能性がある．要因としては，物理的，化学的な作業環境によるものと，作業方法などの作業条件によるものとに大別される．

a 作業環境によるもの

（1）物理的要因

高気圧障害，職業性難聴，振動障害などがある．

（2）化学的要因

じん肺，有毒ガス中毒，有機溶媒中毒，重金属中毒などがある．

b 作業条件によるもの

頸肩腕障害，職業性腰痛などがある．

これまでの労働衛生の重要な課題として，被災者対策や予防のために法的措置を含む多くの措置がとられてきている．

一方，業務上疾病とは，労働基準法での法律用語であり，労働者が業務上で負傷したり，疾病にかかった場合に，同法により「必要な療養に要する費用と，休業し療養中の者に対する賃金を支払うこと」を使用者に義務づけている．

2 職業性疾病の発生状況

労働災害による死傷者数は昭和36年（1961）をピークとしてその後減少し，昭和52年（1977）前後にやや増加したが，ふたたび減少傾向を示し，平成4年（1992）には20万人を割った．業種別死傷者数は製造業と建設業で半数以上を占めるが，死傷者の発生率は，第一次産業で，また小規模事業場において高く，その対策が遅れている．

労災保険法に基づく保険給付の対象となる業務上疾病の発生件数は，昭和45年（1970）には3万件あったが次第に減少し，平成4年（1992）からは1万件未満となっていたが，近年は新型コロナウイルス感染症のため大幅に変動し，令和5年（2023）は44,133件である．疾病分類別では，新型コロナウイルス感染症の罹患によるものが33,637人（約76％），業務上の負傷に起因する疾病が7,483人（約17％），じん肺症およびじん肺合併症は97人（約0.2％）である．

3 おもな職業性疾病

わが国では，おもな化学物質だけでも5万種類以上が用いられており，さらに年々多くの化学物質が生み出され，産業の発展に大きく貢献をしている．しかし，それらには爆発などの危険性や中毒などの有害性をもつものも多い．塗装や洗浄のため多くの製造業で用いられているトルエンなどの有機溶剤は，揮発性と脂肪を溶かす性質があり，中枢神経系麻痺や皮膚粘膜への刺激などを起

こす.

　また，動的作業から静的・精神的作業に労働態様も変化しており，VDT 作業による頸肩腕症候群や眼精疲労，さらにはストレス関連疾病，腰痛も労働態様に伴う職業性疾病として発生している.

　一方，最近ではサラリーマンの過労死・就労関係による自殺が問題となっている．過労死とは，強度の精神的・身体的負荷や長時間労働などの過重な業務が原因となって高血圧や動脈硬化などの疾病を悪化させ，脳血管疾患や心疾患により突発的に死に至る状態をいい，現在では労災補償の対象となっている.

4 職業性歯科疾患

　口腔領域に現れる職業性疾患のおもなものを**表 7-11** に示す.

　職業性疾患の発症には，①環境から有害物質が口腔に直接作用する場合，②生体内に吸収され中毒の一症状として口腔症状を呈する場合，③吸収された有害物質が血液・唾液を通じて口腔内に分泌されて作用する場合がある.

　ここでは，いくつか代表的なものをあげる.

表 7-11 ▶ 口腔に症状を現す職業性疾病

原　因	原因物質	疾病および口腔症状
金　属	鉛	鉛中毒，顔面蒼白，鉛縁，歯肉炎，味覚の異常
	水　銀	水銀中毒，歯肉炎，口内炎，流涎，金属味
	クロム	粘膜のクロム潰瘍，口蓋および扁桃に潰瘍性口内炎
	蒼　鉛	歯肉に青紫の色素沈着（蒼鉛縁），流涎
	銅	緑色の歯石沈着
	カドミウム	歯頸部に黄色環（カドミウムリング）
ハロゲン	フッ素	カタル性・潰瘍性口内炎，歯の腐食
	塩　素	カタル性・潰瘍性口内炎
	臭　素	カタル性・潰瘍性口内炎，歯肉の着色
	ヨウ素	カタル性・潰瘍性口内炎，歯肉の着色
その他の無機物	ヒ　素	歯肉炎，口内炎，骨疽
	リン（黄リン）	潰瘍性口内炎，骨疽（腐骨の形成）
酸　類	硫酸，硝酸，塩酸，酢酸，蟻酸など	歯の酸蝕症（歯牙酸蝕症）
アルカリ類	苛性ソーダ，苛性カリ，炭酸ソーダなど	口腔粘膜の剥離
ガ　ス	亜硫酸ガス	歯の酸蝕症（歯牙酸蝕症）
有機化合物	アニリン	口唇チアノーゼ，歯肉に青紫の色素沈着
	タール	口内炎，歯肉炎，歯肉癌
	ベンゾール	口内炎，チアノーゼ，唾液分泌異常
ニトロ化合物	ニトロベンゼンなど	粘膜（とくに口唇）のチアノーゼ，歯肉の色素沈着
	PCB	歯肉の色素沈着（青紫色）
粉じん	鉱物性および金属性	じん肺，歯の摩耗症，歯肉炎，歯石沈着
作業と習慣	ガラス吹きなど	歯の摩耗症，前歯部の半月状欠損，歯の転移，歯肉肥大

（日本歯科医師会 編：産業衛生，1982）

a 歯の酸蝕症（歯牙酸蝕症）

産業職場において発生した酸のガス，またはミストが直接歯に作用し，歯の表面の脱灰をきたし，白濁および欠損を生じたものをいう．発生の恐れのある業種は主として酸を製造したり取り扱う職場であるが，近年では酸が含まれる廃液処理現場で起こった例もある．

対策としては，酸の発生を防ぐとともに，空気中の有害物質を許容濃度（塩酸 7 mg/m³，硝酸 5 mg/m³，硫酸 1 mg/m³）以下にするように作業環境管理を行うか，できなければ作業方法を改善もしくは保護具などを使用する．

空気中に浮遊する酸が歯に触れることによって発生するばかりでなく，口唇圧や咬合圧により進行するために，好発部は前歯部の唇面・切縁部であり，上顎より下顎に多い．

歯の酸蝕症は，慢性の経過をたどるため自覚症状は弱く，冷たいものがしみるなど違和感がある程度である．酸による侵蝕の程度により分類されている．

b 黄色環（カドミウムリング）

カドミウムを含む化合物の蒸気・発塵による曝露作業の際の慢性中毒の初期症状として発症する．カドミウムはエナメル質表面によく吸着することから，前歯部のエナメル質歯頸部に特有の黄金色が輪状に取り巻く．

c 摩耗症

（1）粉じんによる歯の摩耗

削岩器を用いるような現場，石切り，砕石，セメント製造や研磨作業などの硬度の高い粉じんの多い環境下で作業する者に発症する．発症部位は前歯部および臼歯部の咬合面が強く摩耗する．これらは上下顎のすべての咬合面・切端部分が平均的に摩耗しているのが特徴である．

（2）器具による歯の摩耗

管楽器演奏家，ガラス吹き工，大工，美容師，漁業などの職業によっては硬いものを常時口にくわえて作業することにより，前歯の切端に器具をくわえる部分と同じ形の摩耗を生じる．

d いわゆる菓子屋う蝕

菓子の製造業においては，製造過程上味見をする機会が多く，菓子類に砂糖その他の糖を含むものが多く，その結果，長年にわたって毎日頻回に甘味飲食物を摂取した結果と同じになり，う蝕が多発するものと考えられる．

C 産業保健活動・産業歯科保健活動

1 産業保健対策および産業歯科保健対策

産業現場における労働衛生対策の基本は，作業環境管理，作業管理，健康管理の3つであり，これらの対策が企業のなかで相互に円滑かつ，効果的に推進されるためには，3管理に加え，「健康教育」と「健康管理体制」を加えた5項目の重要性が指摘されている．

労働安全衛生法では，事業者は，事業場の規模に応じて必要な安全衛生管理体制の整備を図ることが義務づけられている．**図 7-15** は，標準的な安全衛生管理体制を例示したものである．

b 産業医・産業歯科医

産業医の専門性を確保するため，産業医として備えるべき要件が定められており，常時 50 人以上の労働者を使用する事業者は，これらの要件を備えた医師のうちから産業医を選任し，労働者の健康管理を行わせなければならない．50人未満の小規模事業場においても，これらの医師などに労働者の健康管理を行わせるよう努めることとされている．また，常時 1,000 人以上の労働者を使用する事業場や特定の業務に常時 500 人以上の労働者を従事させる事業場では専属の産業医をおくことが規定されている．

産業医の職務については，法定の健康管理のほか，労働安全衛生規則 15 条で，少なくとも毎月 1 回作業場を巡視し，衛生状態などに有害の恐れがあるときは，ただちに労働者の健康障害を防止するため必要な措置を講じなければならないとされ，毎月 1 回以上開催される衛生委員会の法定構成員として出席することが求められている．

産業歯科医は，産業医のような法的に規定された業務はないが，歯科領域に発生する可能性のある職業性疾患の健診やその他の業務には大きな役割をもっている．

c 衛生委員会

常時 50 人以上の労働者を使用する事業場は，労働者の健康障害の防止，労働災害の発生防止などについて調査審議させ，事業者に対して意見を述べさせるため衛生委員会を設け，毎月 1 回以上開催するようにしなければならない．議長を除く委員のうち半数は労働者の代表が選ばれることになっている．

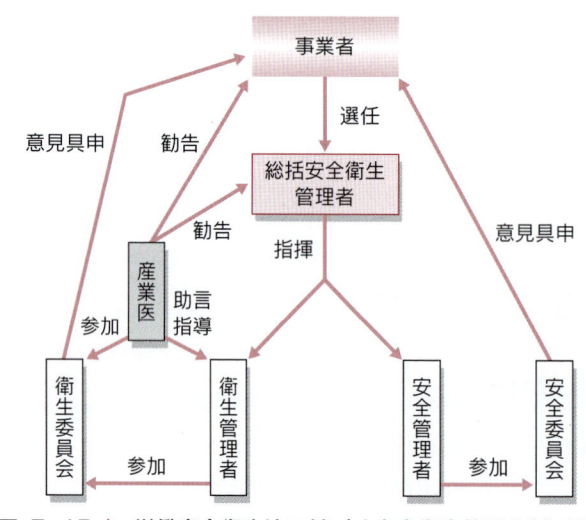

図 7-15 ▶ 労働安全衛生法に基づく安全衛生管理体制（例）
（厚生労働統計協会 編：国民衛生の動向 2021/2022，厚生労働統計協会，2021）

d 総括安全衛生管理者・衛生管理者

常時 50 人以上の労働者を使用する事業者は，衛生に関する技術的事項を管理させるため，事業場の規模に応じて衛生管理者を選任しなければならない．

林業，鉱業などでは 100 人以上，製造業などでは 300 人以上，その他の業種では 1,000 人以上の労働者を使用する事業場においては，総括安全衛生管理者を選任しなければならない．

また，高圧室内作業，ボイラー，放射線，特定化学物質などを扱う有害作業場では，一定の技能を有する作業主任者を選任する必要がある．

2 産業保健管理 (表 7-12)

a 作業環境管理

作業環境中のさまざまな有害要因を取り除き適正な作業環境を確保することである．具体的には，設備などの改善措置などのほかに，適正な整備，作業前および定期の点検の励行，環境を汚さない作業方法，局所排気・全体換気，清掃の励行などを行う．

b 作業管理

有害な要因を適切に管理して，作業環境の悪化を防止し，労働者への影響を少なくすることである．作業自体を管理することで，作業環境管理や健康管理と一体をなす．具体的には，作業に伴う有害因の発生を防止し，曝露量を減

表 7-12 ▶ 労働衛生管理の対象と予防措置の関連

		使用から影響までの経路	管理の内容	管理の目的	指 標	判断基準
労働衛生管理	作業環境管理	有害物使用量 ↓ 発生量	代 替 使用形態，条件 生産工程の変更 設備，装置の負荷	発生の抑制	環境気中濃度	管理濃度
			遠隔操作，自動化，密 閉	隔 離		
		気中濃度	局所排気 全体換気 建物の構造	除 去		
	作業管理	ばく露濃度 体内侵入量	作業場所 作業方法 作業姿勢 ばく露時間 呼吸保護具 教 育	侵入の抑制	ばく露濃度	ばく露限界
	健康管理	反応の程度 ↓ 健康影響	生活指導 休 養 治 療 適正配置	障害の予防	生物学的指標 健康診断結果	生物学的ばく露指標（BEI）

(厚生労働統計協会 編：国民衛生の動向 2024/2025，厚生労働統計協会，2024)

少させるような適切な作業方法や手順を定めて徹底させる．また作業の負荷や姿勢などによる身体への悪影響を作業方法や作業機器で改善する．さらに，保護具を適正に用い，曝露量を減少させることなどがある．

c 健康管理

健康診断およびその結果に基づく事後措置，健康測定結果に基づく健康指導まで含めた生活全般わたる幅広い内容も含む．

従来の健康管理は，疾病の早期発見と治療に重点を置いて組み立てられてきた傾向があるが，これからの健康管理は，健康診断を通じて，人の健康と環境や作業とのかかわり合いを見いだし，作業環境管理と作業管理とをあわせて，労働者の健康障害を未然に防止する積極的な内容に変えていく必要がある．

最近では，さらに健康を保持増進して労働適応能力の向上することまで含めたものが，職場における健康管理の目標になってきた．

3 健康診断および歯科健康診断

職域での健康管理の基本は，健康診断と健康度測定である．職域における健康診断の種類には，一般健康診断，特殊健康診断，臨時の健康診断がある．

a 一般健康診断

労働者の一般的な健康状態を調べる健康診断を一般健康診断と称し，雇入時，定期，配置替え，海外派遣労働者などの種類がある．

一般健康診断の目的は，職場における諸因子による健康影響の早期発見および総体的な健康状況の把握であり，保健指導・作業管理あるいは作業環境管理へのフィードバックを行うことにより，労働者がつねに健康で働けるようにすることである．

健康診断業務は，健康管理全体と同様に，健康診断にとどまらず，企画から事後措置までを実施して完成する．

定期健康診断は1年に1回は必ず実施するが，ほかの健康診断についてはその事由が生じたときに行うことになっている．

b 特殊健康診断

労働衛生上，健康に有害な業務に従事する労働者を業務上疾病から予防するために行う健康診断であって，その数は70種類以上に及ぶ．特殊健康診断の目的は，一般健康診断と変わりはないが，ある特定の健康障害を対象としている．健康診断の対象・間隔については，法令によって定められている．

c 臨時の健康診断

都道府県労働局長が労働者の健康を保持するために必要と認めたときに，事業者に対して，指示を出して行わせるものである．

d 歯科医師による特殊健康診断

口腔領域にみられる業務上障害としては，有害物質などによる職業性疾患と業務上の負傷がある．そのため，労働安全衛生法では，特定の有害な業務に従事する労働者に対して，歯科医師による健康診断を義務づけている．その対象となるのは，塩酸，硝酸，硫酸，亜硫酸，フッ化水素，黄リン，そのほかの歯

またはその支持組織に有害なもののガス，蒸気または粉じんを発散する場所での業務で，労働安全衛生規則により，これらの業務への雇入時，配置替え時，それ以降は6か月以内に1回の定期に行うことになっている．なお，この健康診断結果の記入は，健康診断個人票の「歯科医師による健康診断」欄に行う．

歯科医師による法定健康診断は特殊健康診断しかない．しかし，労働者の健康増進を図るうえで，歯科健康診断は必要である．

4 健康診断の事後措置

健康診断の実施だけでは，何の価値も生じない．事後措置を行ってはじめて価値が生じるもので，法令によっても義務づけられている．

健康診断の結果は無所見と有所見に区分され，有所見のものは，さらに病名と症度によって診断を確定し，健康管理区分を判断する．この際に機械的に判定するのではなく，その所見の経時的変化やほかの健診項目，既往歴，業務歴などを勘案して総合的に判定する．その結果は，本人および職制に通知し，医療・就労・指導の各区分に従って措置を行い，健診結果と作業環境測定の結果や作業分析結果との照合も必要である．さらに，健康保持増進への展開のため役立てていく．

5 健康保持増進対策

わが国の高齢化に伴い，労働力人口に占める高齢者の割合が増加し，技術革新や就業形態の多様化によって，労働者の仕事の内容や働き方が大きく変わってきている．産業保健においても有害業務での有病者率が著しく低下している反面，一般健康診断で把握される健康障害（おもに生活習慣病）が著しく増加している．また，仕事のストレスなどからくるメンタル面での健康問題も課題となり，メンタルヘルスケアを含めた「事業場における労働者の健康保持増進のための指針」（THP指針）が策定され，「トータル・ヘルスプロモーション・プラン（THP）」として心身両面にわたる健康保持増進対策が進められてきた．その後，昨今の産業構造の変化や高齢化の一層の進展，働き方の変化をふまえて，数回のTHP指針の見直しが行われ，令和3年（2021）4月より改正THP指針が適用されることとなった（**図7-16**）．

① ポピュレーションアプローチ：健康保持増進対策の対象には，生活習慣などの課題がある個人に対する「ハイリスクアプローチ」と，課題の有無にかかわらず部署や課などの集団に対する「ポピュレーションアプローチ」があり，昨今は，ポピュレーションアプローチに比重が置かれている．対象者，具体的な活動内容，期待される効果等の特徴を理解して，両方のアプローチを効果的に組み合わせて取り組むことが求められる．

② 健康増進無関心層の取り込みや事業場の風土醸成：労働者のなかには，健康増進に無関心な者が一定数存在すると考えられるので，企業や事業場は取り組みやすい方法等を検討し，労働者の意識を高めていくことが望まれる．

THP
Total Health Promotion

ハイリスクアプローチ
生活習慣上の課題を有する労働者個人を対象とし，個々の健康状態の改善を目指すもの．

ポピュレーションアプローチ
課題の有無にかかわらず労働者を集団ととらえ，事業場全体の健康状態の改善を目指すもの．

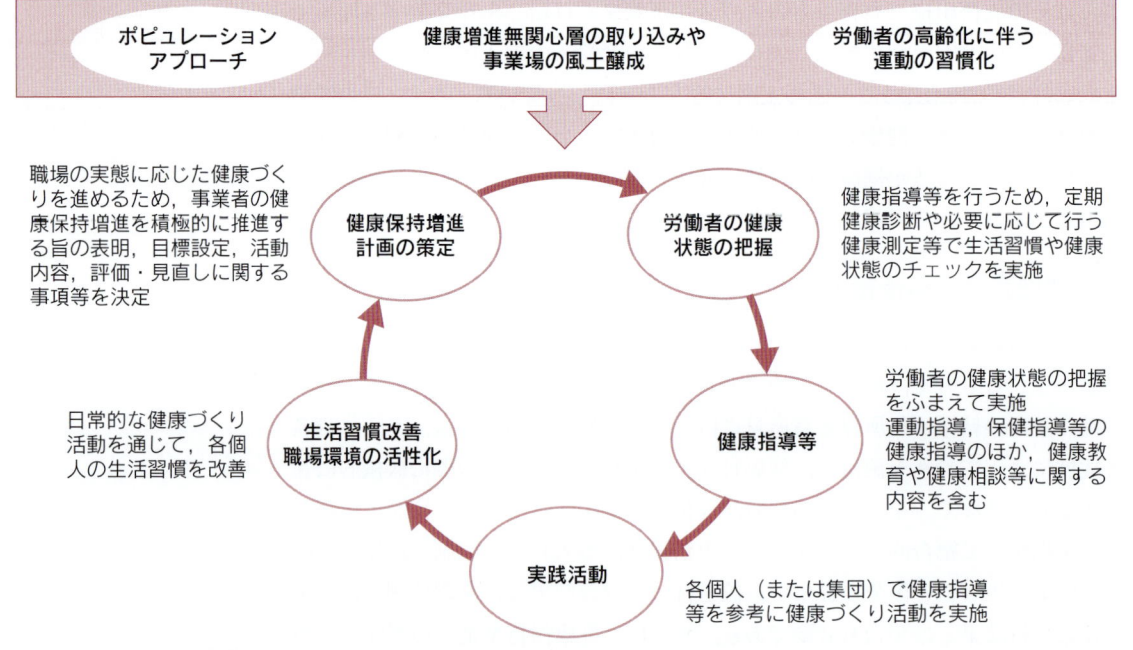

ポピュレーション
アプローチ

健康増進無関心層の取り込みや
事業場の風土醸成

労働者の高齢化に伴う
運動の習慣化

職場の実態に応じた健康づく
りを進めるため，事業者の健
康保持増進を積極的に推進す
る旨の表明，目標設定，活動
内容，評価・見直しに関する
事項等を決定

**健康保持増進
計画の策定**

**労働者の健康
状態の把握**

健康指導等を行うため，定期
健康診断や必要に応じて行う
健康測定等で生活習慣や健康
状態のチェックを実施

日常的な健康づくり
活動を通じて，各個
人の生活習慣を改善

**生活習慣改善
職場環境の活性化**

健康指導等

労働者の健康状態の把握
をふまえて実施
運動指導，保健指導等の
健康指導のほか，健康教
育や健康相談等に関する
内容を含む

実践活動

各個人（または集団）で健康指導
等を参考に健康づくり活動を実施

参考資料：第128回労働政策審議会安全衛生分科会（資料）https://www.mhlw.go.jp/content/11201250/000614985.pdf

図 7-16 ▶ 健康保持増進対策の進め方

（中央労働災害防止協会ホームページより，https://www.jisha.or.jp/health/thp/index.html）

③ 労働者の高齢化に伴う運動の習慣化：高齢期を迎えても働き続けるには，
心身ともに健康が維持されていることが必要である．高齢期の健康悪化を
防ぐ中長期的・予防的な観点から，若年期からの運動習慣，歯・口腔の健
康維持等の健康保持増進に自発的に取り組めるような働きかけを推進する．
また，THP 指針は事業場規模，業務内容，年齢構成等の事業場の特性・実情
に合った健康保持増進措置を検討し，P（計画）D（実行）C（評価）A（改善）
サイクルに沿って，進めていくことが重要である．

D 職域での口腔保健管理

職域での歯科保健の目的は，う蝕，歯周病などの成人期における歯科疾患の
予防管理と歯科領域に関連する職業性疾患の予防管理である．わが国では，高
等学校卒業以降，歯科保健管理が義務づけられている対象は，口腔領域に現れ
る職業性疾患の恐れのあるごく一部に限られており，ほとんど系統的に行われ
ていない．職域での年長者は歯の喪失の年齢期に相当し，成人・老人期の口腔
管理が口腔保健のため大きなポイントとなってくる．また，事業所内に歯科診
療施設を整え，従業員の歯科診療・予防管理を実施している事業所もあるが，
口腔保健管理体制の確立にはまだ多くの課題がある．

平成 7 年（1995）度から老人保健法の総合健康診査に歯周疾患検診が導入さ
れ，平成 8 年（1996）の労働安全衛生法の改正で，「…歯周疾患に関する健康診

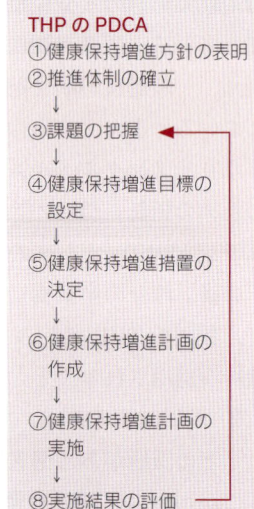

THP の PDCA

①健康保持増進方針の表明
↓
②推進体制の確立
↓
③課題の把握 ◀
↓
④健康保持増進目標の
　設定
↓
⑤健康保持増進措置の
　決定
↓
⑥健康保持増進計画の
　作成
↓
⑦健康保持増進計画の
　実施
↓
⑧実施結果の評価

断の機会が事業場において提供されることが望ましい旨の啓発指導に努めること」という通達が，労働基準局長から都道府県労働局長に出され，職域における成人口腔健康管理が一歩進んだ．さらに，平成12年（2000）度に老人保健法で歯周疾患検診が単独検診となったが，現在では健康増進法に基づく事業となっている．そして，平成28年（2016）度以降は，平成27年（2015）に出された「歯周病検診マニュアル2015」に従って歯周疾患検診が行われているが，地域との連携を考慮し，職場などにおいても，この検査基準について留意すべきであろう．

職域など成人を対象とした歯周病対策では，歯周病の日常の手入れとして，適切なブラッシング（フロッシングなどの歯間清掃を含む）や，歯科衛生士などによる定期的な専門的口腔清掃（スケーリング，PMTCなど）および歯周病の初期治療（ルートプレーニングなど）を実施して，予防効果が上がっている．したがって，職場で歯科衛生士による専門的口腔清掃を歯科保健活動に組み込めば，歯周病の予防効果は大きくなると考えられる．

一方，6か月以上の海外派遣労働者への一般の健康診断は労働安全衛生法で義務づけられてはいるが，義務のない歯科健康診断はあまり実施されていない．また，海外派遣労働者は，国内と同様の歯科保健サービスを受けることができない．そのため，数多くの労働者が歯や口のことで，痛みもさることながら，金銭面でも苦い経験をしている．出国前に歯科健診を実施し，その結果に基づいてある程度の処置を受け，さらに予防管理方法を修得していくことが必要であろう．

口腔保健は，「健康づくり」の「保健指導」項目のなかに位置づけされているが，歯科だけの独立事業となっている傾向がある．しかし，全身と口腔の関連が，糖尿病など生活習慣病を中心にいくつかの知見が得られるようになってきており，さらに，喫煙による影響が，全身症状より比較的早く歯周組織の症状として現れるなど，全身症状より早期に口腔内に症状が顕在することも多く，労働者一人ひとりのTHPにあわせた健康支援を他の領域とともに実施していく必要があろう．

平成15年（2003）からは健康増進法により，健康の増進は国民一人ひとりの主体的努力によってなされるべきであり，国・地方公共団体・企業などはその取り組みの努力を支援することとなった．そのため関係者は推進と連携を図り，協力していくことになったが，健康増進事業実施者としての保険者，事業者の責務をはじめ医療機関その他の関係者の連携および協力が目的と明記されている．また，平成20年（2008）度から，高齢者の医療の確保に関する法律に基づき医療保険の保険者による特定健康診査・保健指導が義務づけられた．そして，平成30年（2018）度からは，問診票の一部が改正され歯科的な項目が入った（**表7-13**）．このため，食とのかかわりが深く，生活習慣病との関連性が高い口腔領域からの保健指導等の重要性が増し，保健師・管理栄養士が特定保健指導で歯科的な問題を扱うとともに，特定保健指導の一部を歯科診療所等で研修を修了した歯科医師・歯科衛生士が行うことができるようになった．今

歯周疾患検診
令和8年度（2026）からは，改訂された「歯周病検診マニュアル2023」を参考に行われる．

PMTC
Professional Mechanical Tooth Cleaning

203

表 7-13 ▶ 問診項目

食事をかんで食べる時の状態はどれにあてはまりますか.
　① 何でもかんで食べることができる
　② 歯や歯ぐき，かみあわせなど気になる部分があり，かみにくいことがある
　③ ほとんどかめない

後，特定健康診査・特定保健指導の意義を理解したうえで，歯科からも積極的に参画していく必要があろう.

6　成人・高齢者・要介護者・障害者歯科保健

令和5年（2023）の簡易生命表によれば，わが国の平均寿命は，男性が81.09年，女性が87.14年であった．少子高齢化がますます進み，令和5年（2023）の老年化指数は255.6へと上昇している．WHOは老年人口割合が7%以上を高齢化社会，14%以上を高齢社会，21%以上を超高齢社会と呼んでいるが，わが国はすでに超高齢社会（令和5年：29.1%）に達している.

昭和58年（1983）から施行された老人保健法は，国民の老後における健康の保持と適切な医療の確保を図るため，疾病の予防，治療，機能訓練などの保健事業を総合的に実施することを目的として，老人医療費の給付や老人保健施設について規定していた．しかし，超高齢社会になった近年では，介護保険制度により「医療」から「介護」を切り離しても老人医療費の高騰を抑えることができず，医療制度の抜本的な改革が必要となった．そこで，「老人保健法」は平成20年（2008）3月に廃止され，4月1日に高齢者の医療の確保に関する法律（高齢者医療確保法）に改められた．この法律の目的は，「国民の高齢期における適切な医療の確保を図るため，医療費の適正化を推進するための計画の作成及び保険者による健康診査等の実施に関する措置を講ずるとともに，高齢者の医療について，国民の共同連帯の理念等に基づき，前期高齢者に係る保険者間の費用負担の調整，後期高齢者に対する適切な医療の給付等を行うために必要な制度を設け，もつて国民保健の向上及び高齢者の福祉の増進を図る」ことであると第1条に示されている.

従来の「老人保健法」に基づく老人保健事業（健康手帳の交付，健康教育，健康相談，健康診査，機能訓練および訪問指導）は，「高齢者の医療の確保に関する法律」に基づき，生活習慣病予防の観点から医療保険者が実施する特定健康診査と特定保健指導，および「健康増進法」に基づき市町村が実施する健康増進事業（健康手帳の交付，健康教育，健康相談，健康診査，機能訓練および訪問指導）に移行した.

令和4年（2022）の歯科疾患実態調査の結果によると，80歳で20本以上の歯を有する高齢者の割合は51.6%と，前回平成28年(2016)の調査結果(51.2%)と同程度であった．しかしまだ多くの高齢者は多くの歯を喪失しており，食生活に支障をきたすだけでなく，口腔機能を十分に発揮することができず，全身

Support

の健康にも影響を及ぼしている．歯の喪失を防止するとともに，歯が喪失し失われた口腔機能をいかに取り戻し，十分に食べる，しゃべることのできる豊かで文化的な生活を送るためには，高齢者，要介護者に対する専門的な口腔保健のアプローチの意義は大きい．

A 成人・高齢者の歯科保健に関連する法律等に基づく保健事業

1 高齢者の医療の確保に関する法律等に基づく保健事業

40歳から74歳までのすべてを対象とした生活習慣病（高血圧，脂質異常症，糖尿病）対策として，平成20年（2008）4月から特定健康診査と特定保健指導が開始された．

a 歯科関連の特定保健指導

歯科関連では，「行動変容〜何をどうすれば改善できるか〜」として「歯周病・噛む・歯の健康」が指導され，歯科衛生士も担当スタッフとなっている．

学習教材は，歯の健康とメタボリックシンドロームの関連および歯の健康を保つために必要な基本的知識（歯周病の基礎知識，セルフチェック・セルフケアの重要性）について理解することを目的に作成されている．

具体的には次のような教材資料がある．

（1）糖尿病の有所見者に対する歯周病の教育・指導

糖尿病によって歯周病が発症・増悪しやすいこと，あるいはこの逆の関係があることを理解させ，歯周病のセルフチェックを行う．その後に，歯周病予防にはセルフケアとプロフェッショナルケアが不可欠であることを教育・指導する．対象はHbA1c 5.6%（空腹時血糖100 mg/dL）以上の者を中心に，「肥満と咀嚼の関係」，「歯の健康」についても，必要に応じて指導する．

（2）よく噛んで食べる教育・指導

肥満につながる食習慣として「早食い」があることを認識させ，しっかりと噛んで食べる習慣を身につけることを理解させる．あわせて，きちんと噛むためには自分の歯を保つことが重要であることを資料を用いて説明し指導する．対象はBMI 25以上を中心に，問診において「早食い・ドカ食い・ながら食いが多い」に「はい」と回答した者に対しても資料を用いて行い，必要に応じて「歯の健康」についても説明する．

（3）歯の健康についての教育・指導

歯を失う原因の多くがう蝕と歯周病である．多数の歯を失うと咀嚼機能は低下する．あまり噛まなくてよい軟らかい食品を摂取すると，ブドウ糖やショ糖などの吸収がはやい糖質が多く含まれているため，う蝕と歯周病になり歯の健康が損なわれる．よい歯でよく噛んでゆっくり食事をすることが食べ過ぎを防止することを説明し，歯の健康の大切さを指導する．また，歯の健康を保つためのセルフケアとプロフェショナルケアについて資料を参考に指導を行う．

メタボリックシンドローム
metabolic syndrome
内臓脂肪症候群

糖尿病
➡ p.83

HbA1c
ヘモグロビンA1c
赤血球中のヘモグロビンのうち，どれくらいの割合が糖と結合しているかを示す検査値．
過去1〜2か月の血糖の状態を反映するので，検査前の食事や飲酒にほとんど影響を受けない．
正常値：4.6〜6.2%

BMI
Body Mass Index
体重（kg）/身長（m）²で求める．22を標準とし，18.5未満：やせ
18.5〜25未満：標準
25〜30未満：肥満
30以上：高度肥満
としている．

（4）喫煙と歯周病

　喫煙は歯周病のリスクファクターであり，ヘビースモーカーは5倍以上歯周病になりやすいことが確認されていること，親の喫煙によって子どもの歯肉にメラニン色素沈着が早期に高率に現れること，喫煙者は歯周炎が進行し，歯周炎の治療への反応や歯周外科手術の経過が不良になることなどを資料を用いて指導する.

喫　煙
→ p.82, 132

2 健康増進法に基づく歯周疾患検診

　健康増進法によって市町村が努力義務として実施する健康増進事業として，20歳，30歳，40歳，50歳，60歳，70歳の節目に歯周疾患検診が行われる.地域の実情に応じて，集団検診か個別検診のいずれかが採用されている.歯周疾患検診は平成27年（2015）の「歯周病検診マニュアル2015」に従って行われてきたが，「歯周病検診マニュアル2023」に改訂されたため，令和8年度（2026）からは改訂版を参考に行われる.

歯周病検診マニュアル2015
　平成27年（2015）厚生労働省が発信，28年（2016）から実施される.新たなCPIの診断基準（WHO，2013）に基づいて行われる.
→ p.114

3 介護保険法に基づく基本チェックリストと総合事業

　基本チェックリスト（**表 7-14**）は，日常生活の様子や身体機能の状態，栄養状態，外出頻度などを確認する25項目の質問で構成されており，介護予防が

表 7-14 ▶ 基本チェックリスト

分　類	質問項目
日常生活関連動作	①バスや電車で1人で外出していますか ②日用品の買い物をしていますか ③預貯金の出し入れをしていますか ④友人の家を訪ねていますか ⑤家族や友人の相談にのっていますか
運動器の機能	①階段を手すりや壁をつたわらずに昇っていますか ②椅子に座った状態から何もつかまらずに立ち上がっていますか ③15分位続けて歩いていますか ④この1年間に転んだことがありますか ⑤転倒に対する不安は大きいですか
栄　養	①6ヶ月間で2～3kg以上の体重減少がありましたか ②身長　　cm　体重　　kg（BMI＝　　　） （注）BMIが18.5未満の場合に該当とする
口腔機能	①半年前に比べて固いものが食べにくくなりましたか ②お茶や汁物等でむせることがありますか ③口の渇きが気になりますか
閉じこもり	①週に1回以上は外出していますか ②昨年と比べて外出の回数が減っていますか
認知症	①周りの人から「いつも同じ事を聞く」などの物忘れがあるといわれますか ②自分で電話番号を調べて，電話をかけることをしていますか ③今日が何月何日かわからない時がありますか
うつ・こころ	①（ここ2週間）毎日の生活に充実感がない ②（ここ2週間）これまで楽しんでやれていたことが楽しめなくなった ③（ここ2週間）以前は楽にできていたことが今はおっくうに感じられる ④（ここ2週間）自分が役に立つ人間だと思えない ⑤（ここ2週間）わけもなく疲れたような感じがする

※栄養のBMI以外の24項目については，各質問に「はい」か「いいえ」で回答してもらい，その数によって二次予防事業対象者を選定する.

必要な高齢者を早期に発見するために用いられている。従来は要支援・要介護状態になるリスクの高い高齢者を二次予防事業対象者（さらに以前は特定高齢者）とする目的で用いられていたが、この用語は廃止された。平成29年（2017）4月に、すべての自治体で「介護予防・日常生活支援総合事業（総合事業）」が開始されたことによって扱いが変わった。65歳以上のすべての高齢者に対し、要介護認定の申請が必要か、あるいは一般介護予防事業に該当するかどうかを見極めるとともに、高齢者一人ひとりに見合った支援内容を検討していくために利用されることになった。総合事業のサービスを利用しようとする際に、市町村あるいは地域包括支援センターでは基本チェックリストを用いながら相談を進めている。

総合事業は、「介護予防・生活支援サービス事業（第1号事業）」と「一般介護予防事業」の2事業で構成されている。このうち、介護予防・生活支援サービス事業は、要介護認定で「要支援1・2」の認定を受けた高齢者と、新たに導入された「基本チェックリスト」による判定で、要介護・要支援となるリスクが高いと判定された高齢者を対象としている。

a 口腔機能の向上

口腔機能向上プログラムは介護予防プログラムのうち、①運動器の機能の向上、②栄養改善、③口腔機能の向上の1つとして行われている。介護予防通所介護（デイサービス）で歯科衛生士が行う口腔機能向上サービスの例を表7-15に示す。

表 7-15 ▶ 予防給付における口腔機能向上サービスの内容（例）

	基本的サービス	専門的サービス
実施期間の目安	3か月ごとに口腔機能の状態を評価し、口腔機能向上が期待できると認められる者について継続的にサービスを提供する。	
提供の頻度	毎回	月1～2回程度
サービス内容	①口腔清掃の実施 ・口腔清掃自立支援（習慣性・巧緻性の獲得） ・単なる日常的な口腔清掃（セルフケア）の介助 ②日常的にできる口腔機能の向上のための訓練（「健口体操」など）の実施 ③セルフケアプログラム・介護職員などによるプログラムの実施	①口腔機能の向上の教育 ・口腔清掃の必要性について ・摂食・嚥下機能の維持・増進の重要性について ・味覚障害の予防法について ・口腔乾燥の予防法について ・気道感染予防について ・低栄養予防について ②口腔清掃の指導 ・口腔、義歯清掃法の習得 ・歯ブラシ、舌ブラシなどの使用方法について ・口腔粘膜清掃法について ・洗口剤、義歯洗浄剤、歯垢染色液、清掃器具（歯間ブラシ、電動歯ブラシなど）の使用法について ③口腔清掃の実施 ・口腔清掃自立支援（習慣性・巧緻性の獲得） ・単なる日常的な口腔清掃（セルフケア）の介助 ④摂食・嚥下機能に関する機能訓練の指導・実施 ・咀嚼筋、口腔周囲筋、咽頭筋、摂食・嚥下器官などの運動などの訓練・実施 ・日常的にできる口腔機能の向上のための訓練（「健口体操」など）の指導・実施 ⑤セルフケアプログラム、介護職員などによるプログラムの策定 ・個々の特性をふまえた日常的に行う居宅や施設でのプログラムの策定 ・プログラムの本人や介護職員などへの指導と管理

（厚生労働省「口腔機能向上マニュアル」分担研究班：口腔機能向上マニュアル、2009より）

4 介護保険法に基づく高齢者訪問口腔衛生指導

介護保険法改正によって老人保健事業が見直され，訪問口腔衛生指導の対象は原則 40 歳以上 64 歳以下となり，65 歳以上は，地域支援事業の枠組みのなかでサービスが提供されている．保健所，保健センター，あるいは受託事業者の歯科衛生士が訪問し，口腔内のう蝕や義歯の使用状況を観察し，ブラッシング指導や義歯の取り扱いなどの指導を行う（**表 7-16**）．

表 7-16 ▶ 在宅訪問歯科保健指導

種　類	規定法律名	内　容
①訪問口腔衛生指導	健康増進法	寝たきり高齢者をつくらない介護予防のための訪問指導（市町村で実施）
②訪問歯科衛生指導	医療保険	上記以外の人への訪問指導および施設への訪問指導
③居宅療養管理指導	介護保険法	介護保険で要介護認定を受けた居宅への訪問指導（要支援，要介護 1～5）

B 要介護者・障害者への歯科保健

1 介護保険法における歯科保健指導

介護保険制度で歯科が提供できる保健サービスは，「居宅療養管理指導」と「口腔機能の向上」である．

a 要介護者への指導

居宅要介護者などを対象とした居宅療養管理指導は，介護支援専門員がケアプランにおいて，口腔内の情報を得ることを必要と認めた場合に，要介護者の同意を得て行われる．口腔保健指導・管理は訪問歯科診療後に歯科医師，あるいは歯科衛生士によって行われる．歯科の訪問歯科診療における訪問指導は居宅および社会福祉施設などで療養する人に対して実施される．その内容は次の 2 つである．

① 居宅介護支援事業者などに対して，介護サービス計画の策定に必要な情報を提供する．

② 要介護者とその家族などに対して，介護サービスを利用するうえでの留意事項や口腔衛生に関する留意事項などについて，指導，助言，管理（口腔ケア）を行う．

また，歯科が関与する対象には次 6 つのケースがある．

① 全身疾患と関連があるケース．

② 脳卒中などの後遺症により，手，口などに麻痺があるケース．

③ 義歯の取り外しなどがむずかしいケース．

④ 誤嚥性肺炎の予防が必要なケース．

⑤ 介護者に対する清掃法などの指導が必要なケース．

⑥ 摂食・嚥下指導が必要なケース.

2 予防給付

介護保険制度の見直しにより，平成17年（2005）から「新予防給付」の制度が設けられた．予防給付の対象は，①要介護認定で「要支援1・要支援2」と認定されていた人，②要介護認定で「要介護1」と認定された人であった．しかし，制度開始から5年間で軽度者（要支援・要介護1）の増加が著しいため新たな予防給付へと再編が行われ，その対象者は「要支援1・要支援2」に認定された人となった．要支援1と要支援2の者には予防給付が支給される．なお，平成26年（2014）の「介護保険法」の一部改正により，予防給付のうち「介護予防訪問介護と介護予防通所介護」は，平成30年（2018）度末までに市町村が取り組む介護予防・日常生活支援総合事業（総合事業）に移行されている．要介護または要支援の状態の判断を行う要介護認定および介護サービスの利用手続きの流れは**図7-17**のとおりである．

新予防給付
平成18年（2006）4月から実施.

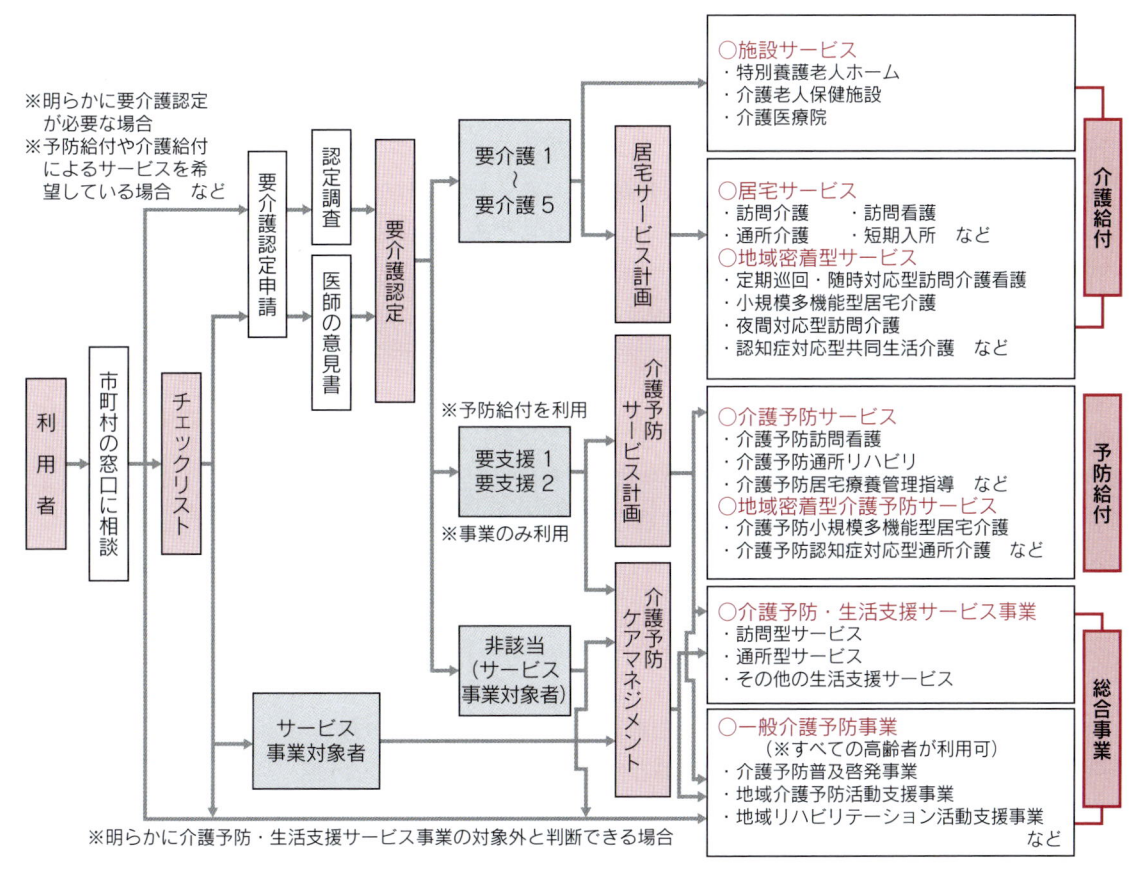

資料　厚生労働省ホームページ（「公的介護保険制度の現状と今後の役割（平成30年度）」）を一部改変

図 7-17 ▶ 介護サービスの利用の手続き
（厚生労働統計協会 編：国民衛生の動向 2024/2025，厚生労働統計協会，2024）

予防給付におけるサービスには次のものがある.

① 運動器の機能の向上サービス：運動習慣をつけ，トレーニングによって筋力などをアップする.

② 栄養改善のサービス：適切な栄養バランスのとれた食生活を送れるよう食習慣の指導を行う.

③ 口腔機能の向上サービス：口腔の清潔を保ち，感染症を予防するとともに食べる機能をはじめとした口腔機能の向上を目指したトレーニングを行う．口腔機能の向上サービスについて介護予防と同様に専門的サービスを歯科衛生士が担っている.

3 障害者総合支援法，発達障害者支援法に基づく歯科保健

障害者総合支援法は「障害者の日常生活及び社会生活を総合的に支援するための法律」の略称である．平成 17 年 (2005) 制定の「障害者自立支援法」が前身であり，平成 25 年 (2013) 4 月に改正され，その名称が「障害者総合支援法」に変更された.

この法律は，障害の種類（身体障害，知的障害，発達障害を含む精神障害）により差のあった福祉サービスをまとめて共通の制度とし，障害者・障害児が地域で自立して生活できるよう支援事業を充実することが目的である．また，障害者の範囲に難病患者等も含まれることとなった.

発達障害者支援法は平成 17 年 (2005) 4 月に施行された．長年にわたり障害者福祉制度の谷間におかれ，その気づきや対応が遅れがちであった自閉症・アスペルガー症候群，LD（学習障害），ADHD（注意欠陥多動性障害）などを「発達障害」と定義して，それぞれの障害特性やライフステージに応じた支援を国・自治体・国民の責務として定めた法律である．平成 28 年 (2016) 5 月に改正された.

歯科保健においては，これらの法律に基づき，障害者（児）歯科診療や知的障害者の「歯みがきの自立」促進など，歯科医師・歯科衛生士が周囲の生活援助者と連携して口腔のセルフケアの自立を体系的に支援することが求められている.

C 歯科衛生士の役割

令和 5 年 (2023) の主要死因別死亡率（全年齢）では肺炎が 4.8%（第 5 位），誤嚥性肺炎が 3.8%（第 6 位）となった．高齢者の誤嚥性肺炎の発症は摂食・嚥下障害に起因することが多いが（**図 7-18**），口腔ケアは誤嚥性肺炎の予防に効果的であることが報告されている．歯科衛生士としては，専門的な口腔ケアを担当するとともに，他職種や介護する家族の方に指導する立場にある.

広い意味での口腔ケアは，口腔のあらゆる働きを健全に維持する，あるいは介護することと定義づけられ，おいしく，楽しく，安全な食生活を営むことを目的としている.

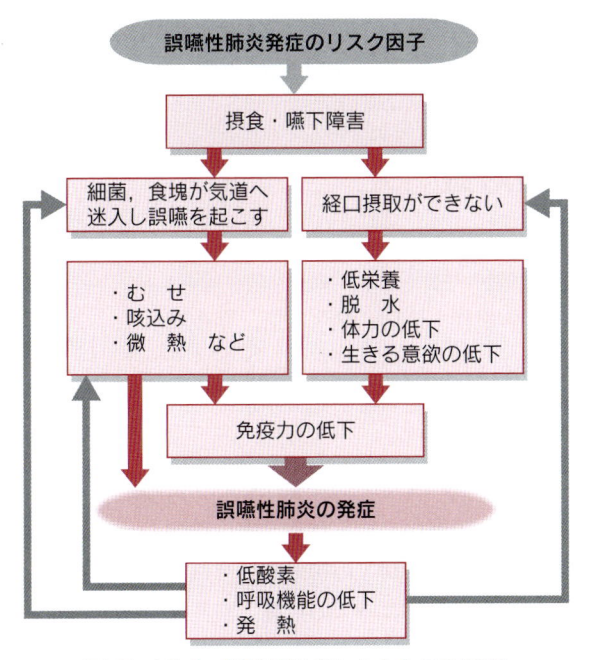

図 7-18 ▶ 誤嚥性肺炎にかかわる悪循環
(向井美惠ほか：スタンダード口腔保健学，学建書院，2014 より)

口腔ケアは次の2つに分類できる.

① 口腔清掃（器質的口腔ケア）

　口腔の清掃により口腔内の衛生状態の維持・改善を図る.

② 口腔機能のケア（機能的口腔ケア）

　口腔周囲筋や舌を動かしたり，口腔周囲のマッサージをしたりなどの口腔リハビリにより摂食嚥下などの口腔機能の維持・改善を図る.

　高齢者，要介護者，障害者に対する歯科衛生士の役割は，専門的口腔ケアを行って口腔内を清潔にして誤嚥性肺炎の原因となるバイオフィルムを減少させることと，咀嚼嚥下機能を維持・向上させ，誤嚥・窒息などの機能不全が原因となる疾病や事故を防止することである. また歯科衛生士は，歯科医師の指示のもとに高齢者などの要介護者の口腔内を管理し，とくに訪問口腔衛生指導や看護職員，言語聴覚士など他職種との有効的な連携が今後大いに期待される.

7 災害時の歯科保健

A 大規模災害時の保健医療対策

1 災害における保健医療対策と対応

　災害における保健医療対策と対応は，災害の規模，形態，発生場所，発生時期によって大きく異なる．公衆衛生上の課題は，発災後の時間経過とともに変化していくことであり，それぞれの段階の特性に応じた対応と対策が求められる．

　超急性期（発災後〜3日）においては，指導体制の構築が重要で，そのうえ被災状況の初期評価，避難・運搬搬送および救急医療が求められる．亜急性期（3日〜1週間）においては，被災状況の全体評価，廃棄物・汚物処理，避難所の保健衛生ならびに巡回診療（救護活動）の状況およびニーズの把握，慢性期（発災後1週間〜1か月）においては，被災住民の健康状態の把握と疾病予防およびメンタルヘルスを中心とした保健サービスの維持が求められ，歯科医療へのニーズが拡大してくる時期である．一方，すべての段階に共通する課題として，情報・通信の確保，救援物質（医薬品，医療資材等）の供給，医療救護（巡回診療）および水の供給と安全管理があげられる（**表 7-17**）．

発災後 72 時間の壁
　一般的に 72 時間を過ぎると生存率が著しく低下する．今までの被災の教訓として，生きるためには水分摂取が欠かせないことがわかっている．

表 7-17 ▶ 災害の各段階における公衆衛生対応

時　期		公衆衛生対応					
平　時		地域狭義の構築 災害時に向けた保健医療支援計画の構築					
〜3日	超急性期	指導体制の確立 被災状況の初期評価 避難・救出搬送 救急医療	情報・通信の確保	救援物質の供給	適切な遺体の処理	医療救援	水の供給
〜1週間	亜急性期	被災状況の全体評価 避難所の医療・公衆衛生 小児保護 廃棄物・汚物処理				巡回診療	水の供給安全管理
〜3か月	慢性期	保健サービスの維持 疾患サーベランス メンタルサポート 媒介生物除去					
〜1年	復興期	医療サービスの復旧・復興支援 災害対策の見直し					

（日本災害時公衆衛生歯科研究会 編，金谷泰宏 著：災害時の歯科保健医療対策，第 1 版，p.21，一世出版，2015）

2 災害時の医療救護と連携

　大規模災害への体系的な対応に必要な概念として CSCATTT _{スキャット}があげられる．災害医療に携わるすべての職種がこの概念を理解しておくことによって，災害時の医療救護における管理と支援が効果的に行われ，より多くの救命が可能になると考えられる．

　DMAT（災害医療派遣チーム）は災害急性期（おおむね48時間以内）に活動できる機動性をもった，専門的な研修・訓練を受けた災害派遣医療チームであり，広域医療搬送，病院支援，域内搬送，現場活動，応急処置，救急医療等をおもな活動とする組織である．支援先での効率的かつ円滑な活動のためには，DMAT のように災害対策関係各所や他職種と連携して災害医療を実施することを念頭におかなければならない．

　歯科医療においても，自治体（行政），消防，警察，歯科医師，歯科衛生士，歯科技工士，医師，薬剤師，看護師などとの連携は不可欠である．これらの連携機関に歯科衛生士が行える活動はどのようなものかを理解してもらうことが必要である．そのためには日頃から災害に対して高い意識をもち，歯科衛生士の役割を確認し，防災訓練や研修会への参加など知識・技術の習得に努め，また災害支援活動に関する情報収集や最新情報を整理することによって災害時の保健医療対策を整えておくことが重要である．

B　被災地での歯科保健活動

　災害後の保健活動は，時系列に変化する地域の情報収集と状況の把握，健康問題や実施結果をモニタリングし，関係機関と連絡調整をつねに密にしながら継続的かつ予防対策を含め総合的に推進することが求められる．

　歯科保健医療でも同様に災害時の役割は時間軸によって要求される歯科保健活動が異なる．

① 発災直後：生存被害者相互による救出，脱出，応急手当
② 48時間以内：口腔顎顔面外傷の応急処置と後方支援病院への搬送
③ 2週間以内（〜数週間）：応急歯科診療（定点診療；歯科医療救護所，巡回診療；避難所巡回診療），巡回口腔ケア・口腔清掃指導・啓発活動（避難所，福祉施設等）
④ 数か月〜：中長期的な避難者支援（災害関連疾病の予防，口腔ケアと地域歯科保健活動）

a 歯科衛生士における災害支援対応と歯科保健活動

　災害時行動前の準備として，災害時歯科衛生士活動の確認，被災地での状況確認，移動手段や生活の確保，災害活動中の身分保障の確保，支援に伴う必要物品の確認などが必要である．

　発災直後では，状況の把握・支援，関係者との連絡調整，歯科医療救護における緊急対応にはじまり，避難等における健康相談と健康維持，生活支援とし

CSCATTT
Command & Control：指揮と統制
Safety：安全
Communication：情報伝達
Assessment：評価
Triage：トリアージ，ふるい分け，限られた医療機能を有効に使うための傷病者の選別
Treatment：応急処置
Transport：搬送

DMAT
Disaster Medical Assistance Team

トリアージ
　災害時などで多数の傷病者が発生した際に，救助や治療の優先順位を決定するためのもの．
　日本では歩行，呼吸，脈，意識の4段階で判定され，4色のトリアージタッグをつけて管理される．最も優先度が高いのは「緊急」の赤色，呼吸や脈に異常がなく呼びかけに反応できる場合は「準緊急」の黄色，自力で歩ける状態なら緑色，救命の可能性がないかすでに死亡と思われる場合は黒色になる．

表 7-18 ▶ 被災後の時系列による歯科衛生士保健活動

区 分	フェーズ（時相）	時 期（目安）	歯科的問題点	歯科衛生士支援活動（例）対 応
第1期	0 救助が来るまで	発災〜24時間	・口腔衛生用品不足	連絡調整／支援準備／状況の把握／情報収集／口腔衛生用品の配布／歯科相談の実施／口腔ケアの実施／地域歯科診療所・医療施設・福祉施設等との情報および他職種とのミーティング／歯科健康教育の実施
第1期	1 救出・救助・救急	24時間〜72時間以内	・歯科救援 ・義歯喪失 ・外傷等による歯牙損傷	
第2期	2 保健医療福祉	4日目〜1か月	・口腔衛生状態悪化 ・義歯清掃管理不良 ・口腔機能低下 ・食事形態による食べ方支援の必要 ・感染予防 ・口腔ケア啓発	
第3期	3 復旧	1か月〜6か月	・口腔ケア ・口腔機能向上支援の継続	
第4期	4 復興	6か月〜	・継続した歯科健康相談 ・健康教育等	

（日本歯科衛生士会：災害支援活動 歯科衛生士実践マニュアル, 改訂版, p.5-6, 日本歯科衛生士会, 2015, 一部改変）

ての口腔ケアが求められる．次の段階として，仮設住宅や福祉施設等での口腔衛生や口腔機能向上を支援する専門的口腔ケアの展開など，つねに情報収集に努めながら被災地のステージの応じた継続的な活動を行うことが重要となる（**表 7-18**）．

8 国際歯科保健

　健康問題は国際的な広がりをもち，国や地域ごとの健康格差の是正が重要である．これらに対応するために，各国のグローバルな視点における協力と貢献が求められている．

　国際保健とは，国際的な協力のもとに，グローバルな観点で健康問題の解決策を研究する学問や活動をさす．近年の交通や移動手段の発展に伴い，ある国で発生した感染症が人や物の移動とともに他国に侵入し，伝播，拡大する事例がみられる．そのため，1つの国における感染症対策や保健医療施策の不備や欠陥が，世界規模での健康問題に進展するケースもあることから，先進国から開発途上国への保健医療協力も国際保健の重要な課題となっている．

A 国際協力と関連機関

1 国際協力

　広義の国際協力は，国際交流と国際協力（狭義）の2つに大別される．国際交流は，行政における調整，技術や情報の交換，人的な交流により自国と相手国の向上を図ることを主眼とする．狭義の国際協力は，先進国が開発途上国に対して自国の有する人的・物的・技術的な資源を提供することにより，相手国の向上を図ることを主眼とする．国際交流と国際協力ともに，相手国の数により，多国間（交流/協力）と2国間（交流/協力）に細分される（**図 7-19**）．

　なお，国際協力は協力資金によって，政府開発援助（ODA），その他の政府資金の流れ（OOF），民間資金の流れ（PF），非営利団体による贈与といった経済協力にも分類される．

Support

ODA
Official Development Assistance

OOF
Other Official Flows

PF
Private Flows

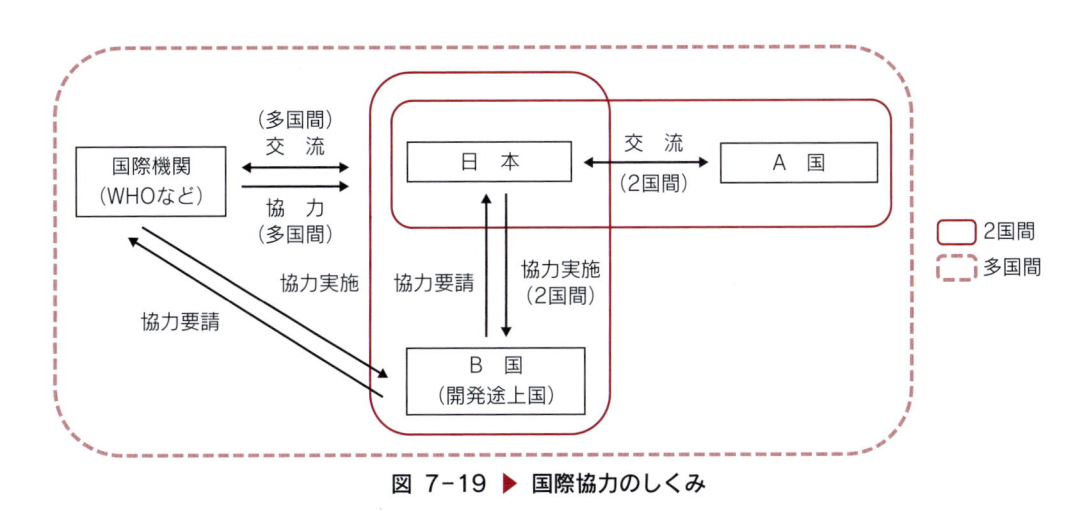

図 7-19 ▶ 国際協力のしくみ

2 関連機関

a 政府開発援助機関

政府開発援助機関としては，外務省，財務省，厚生労働省，JICA（国際協力機構）などがあげられる．これらの機関では，2国間での無償資金協力，有償資金協力および技術協力を行っている．また，多国間協力では，国が，WHO（世界保健機関），世界銀行，アジア開発銀行，経済協力開発機構（OECD），国連開発計画（UNDP）などの国際機関に，拠出金ないし出資することにより協力が行われている．

政府ベースによる国際保健協力における技術協力は，主としてJICAにより行われており，専門家派遣，開発途上国からの研修員の受け入れ，機材供与の3つの分野での技術協力があげられる．具体的には，一定の成果をある期間内に達成することを目的として，その成果と投入・活動の関係を整理した協力事業として技術協力プロジェクトが開発，実施されている．これらに加えて，青年海外協力隊（海外ボランティア派遣制度）やシニア海外ボランティア，国際緊急援助隊（大自然災害発生時に，医師・看護師を迅速に派遣する）による事業などが行われている．

b 非政府機関

民間ベースによる国際保健協力は，民間企業における海外投資，民間国際医療協力団体（NGO）により行われている．歯科保健医療におけるNGOには，歯科保健医療国際協力協議会（JAICOH），南太平洋医療隊，NPOカムカムクメール，ネパール歯科医療協力会など20以上の団体がある．NGOの活動は，政府ベースによる活動よりも地域住民に根差した草の根レベルの活動の展開が行いやすい利点がある．

c 世界保健機関（WHO）

保健医療分野の国際機関として，WHOは重要な役割を担っている．

WHOは，国連の専門機関の1つとして，「すべての人々が可能な最高の健康水準に到達すること」を目的として1948年に設立された．加盟国は194か国に及ぶ（2024年5月現在）．WHOの活動は，加盟国の分担金，寄付金で予算が賄われている．WHOは創立以来，憲章に規定された目的，任務を達成するため，伝染病対策，衛生統計，水質などの基準作成，技術協力，研究開発など保健分野の幅広い活動を実施している．1978年には，人々が必要としている保健医療を住民みずからの技術で総合的に平等に解決していくプロセスであるプライマリヘルスケアに関する宣言がなされ，1986年にオタワにおいて，健康増進を政策課題（ヘルスプロモーション）として進めるオタワ憲章を出した．以降，貧困，飢餓，疾病，雇用などの健康を規定している要因の解明，要因対処として健康の社会的要因という概念を導入し，2013年のヘルシンキでは，すべての政策において健康を考慮することによる国際，国内における社会的格差の是正と健康公正の実現を目指すアプローチが提言されている．

加盟国は財政上の義務と技術上の協力の義務を担っている．わが国では，

JICA
Japan International Cooperation Agency

OECD
Organization for Economic Co-operation and Development

UNDP
United Nations Development Programme

NGO
Non-Governmental Organization
日本キリスト教海外医療協力会，公益社団法人ジョイセフ（家族計画国際協力財団），笹川記念保健協力財団など多数存在する．

JAICOH
Japan Association of International Cooperation for Oral Health

WHO
World Health Organization
本部はジュネーブ（スイス）にあり，世界を6つの地域に分け，各6地域に事務局がおかれている．日本は，中国，韓国，オーストラリアなどとともに西太平洋地域に属する．

プライマリヘルスケア
Primary Health Care

ヘルスプロモーション
Health Promotion

WHOの要請に基づく専門家の派遣や研修生の受け入れのほか，国内のWHO研究協力センターを介して協力を行っている．口腔保健分野において，国際的な口腔保健推進をコンセプトとして，新潟大学大学院に口腔保健協力センターが設置されている．

B 世界の口腔保健の現状

a う　蝕

　乳歯う蝕は，東南アジア，東地中海，西太平洋地域において多く，アフリカやアメリカ地域では少ない傾向にある．また，アフリカ，東南アジア，東地中海地域では未処置歯の割合が高く，アメリカやヨーロッパでは他の地域と比較して処置歯の割合が高い．12歳児のDMFT指数は，世界平均で1.86本（209か国）であり，DMFT指数3本以下の国が73％（153か国/209か国）（2015年WHO報告）であった．東南アジアを除く地域でう蝕の減少傾向が認められる（図7-20）．とくにう蝕が少なかったのはアフリカ地域およびアジア西太平洋地域であった．著しい経済発展を示す国々でのう蝕有病状況は高く，一部の開発途上国，口腔保健先進国では低い傾向であるもののリスクの高い人々に発症する傾向があり，社会や経済状況とう蝕の関係が示唆される．

b 歯周病

　歯周病においては，明らかな地域差は認められず，各国で同様な有病状況である．加齢による歯肉への影響が開発途上国では先進国に比べ緩い．無歯顎者率は，アフリカや東南アジアで低い傾向にある．国民所得による比較では，高所得国の無歯顎者率は35％，低所得国は10％（65〜74歳，2010年WHO報告）であり，低所得国のほうが良好な状態である．

世界の口腔保健
　WHOのOral Healthのホームページには，WHO協力センター（マルメ大学，新潟大学）により，世界各国の口腔保健状況に関するデータが掲載されている．世界が6つの地域に分類され，まとめられている．

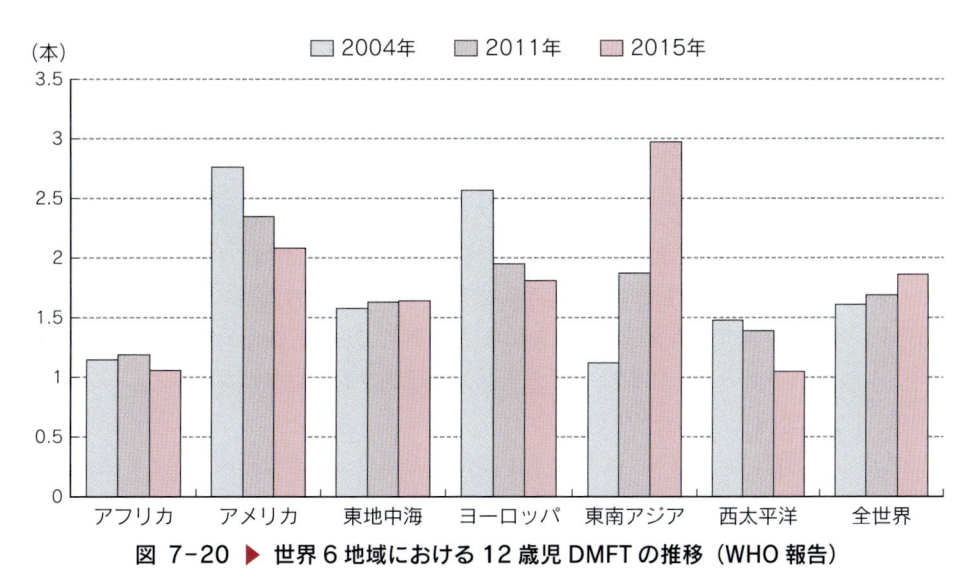

図 7-20 ▶ 世界6地域における12歳児DMFTの推移（WHO報告）
（http://www.mah.se/CAPP/Country-Oral-Health-Profiles/According-to-Alphabetical/Global-DMFT-for-12-year-olds-2011/）

c 口腔癌

口腔癌は，南・中央アジアで高い有病率であり，WHO の IARC（国際がん研究機関）による 5 年間の推定において東南アジア地域は 181,000 人（25.8%，6 地域の総数に占める割合，2017 年報告）とされている．その原因としては，無煙たばこ（嚙みたばこ，嗅ぎたばこなど）の習慣によると考えられている．

IARC
International Agency for Research on Cancer

d その他

口腔疾患もその 1 つとされる NCDs（非感染性疾患）が，人口の高齢化や生活習慣により，先進国ならびに発展途上国で世界的にも増加傾向にあり，早急に取り組まねばならない大きな課題となっている．現在，WHO の取り組みで禁煙指導，砂糖の摂取量のコントロールが進められており，歯科における役割も重要になっている．

NCDs
Non-Communicable Diseases

C 開発途上国への歯科保健医療協力

保健医療分野における国際協力は，開発途上国への国際援助が主流となっている．途上国の開発度により違いがあるものの，基盤となるのは，保健，給水，食糧，教育，住居，環境衛生，労働雇用など，国民の健康，生活に直結するものであり，プライマリヘルスケアにおける保健活動である．

わが国（厚生労働省）が実施している開発途上国における国際協力について図 7-21 に示す．歯科保健医療協力においてもプライマリヘルスケアを主とした保健活動が展開されており，現地の人々の自立の支援となる健康教育，予防活動の実施，適正な技術移転が行われている．具体的には，現地で日本人が歯科治療を行う協力活動が多いが，フッ化物洗口など学校歯科保健にかかわる活動も行われ，成果があげられている．また，現地の歯科医師研修や大学での講義などの教育支援，医療保健器材の供与などもある．加えて，学生主体の活動，歯科保健関係者に限定しない相手国との親善や交流，一般住民を対象としたヘルスワーカー育成，母子保健手帳の普及や全身的な健康にかかわる支援活動などが行われている．

1998 年，WHO は開発途上国での口腔保健戦略として，IPBOC を提案している．そのなかで 4 つの重要な点として，救急医療，フッ化物の応用，口腔保健教育，非侵襲的な修復治療があげられる．IPBOC では，歯科関係者を含め，プライマリヘルスケア従事者が基本的な口腔保健活動を実施すること，およびプライマリヘルスケアに口腔保健教育を統合させることを提案しており，少ない経済資源，不適切な地域基盤などの困難な問題を克服して達成されなければならない．

IPBOC
Integrated Package of Basic Oral Care

国際保健の大きな課題は，貧困に基づく健康格差の是正である．多くの開発途上国において，歯科疾患は今なお増加する傾向にある．歯科保健医療の取り組みにより，その国の生活の質（QOL）を向上させる活動へとつなげる必要がある．

QOL
Quality of Life

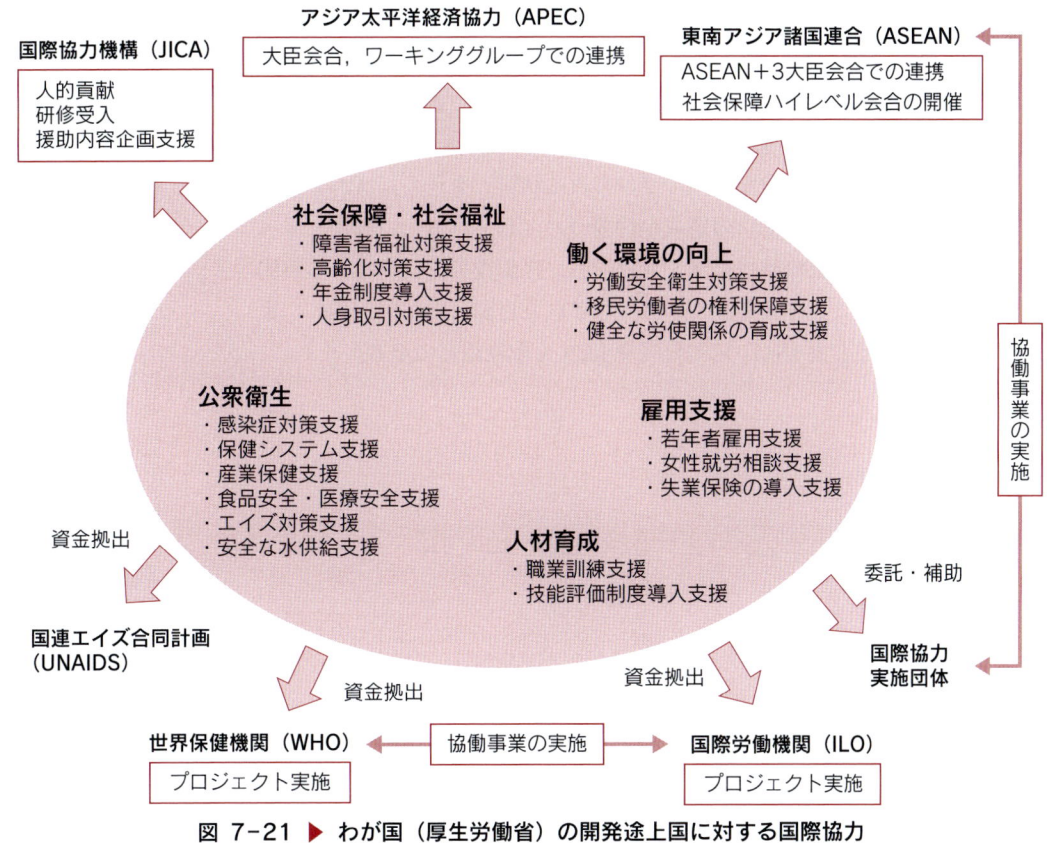

図 7-21 ▶ わが国（厚生労働省）の開発途上国に対する国際協力
(https://www.mhlw.go.jp/bunya/kokusaigyomu/asean/asean/pamphlets/jpn_pamph.pdf)

D 国際保健目標

　国連は，2000 年の国連ミレニアム・サミットにおいて，2015 年までに貧困や飢餓，環境の持続可能性の確保などを目標とする国連ミレニアム開発目標（MDGs）を作成した．MDGs に引き続き，2016 年から 2030 年までの新たな開発目標として，持続可能な開発目標（SDGs）が採択された．SDGs は，先進国を含むすべての国に適用される普遍性のあるもので，誰も取り残さないという

SDGs
Sustainable Development Goals

表 7-19 ▶ 持続可能な開発目標

SDGs 17 のゴール	
① 貧困をなくす	⑩ 格差の是正
② 飢餓をなくす	⑪ 持続可能な都市とコミュニティづくり
③ 健康と福祉	⑫ 責任ある生産と消費
④ 質の高い教育	⑬ 気候変動への緊急対応
⑤ ジェンダー平等	⑭ 海洋資源の保全
⑥ きれいな水と衛生	⑮ 陸上資源の保全
⑦ 誰もが使えるクリーンエネルギー	⑯ 平和，法の正義，有効な制度
⑧ 人間らしい仕事と経済成長	⑰ 目標達成にむけたパートナシップ
⑨ 産業，技術革新，社会基盤	

理念のもと，社会的弱者に配慮した取り組みである．17 分野の目標が掲げられており（**表 7-19**），保健の目標（ゴール 3）健康と福祉では，「あらゆる年齢のすべての人々の健康的な生活を確保し，福祉を促進する」ことが明記され，さらに具体的な目標として，「すべての人が適切な予防，治療，機能回復等の保健医療サービスを，支払い可能な費用で受けられる状態」をさす，ユニバーサル・ヘルス・カバレッジ（UHC）の達成が位置づけられている．これは，すべての人々が基本的な保健医療サービスを受けられ，医療費の支払いによる貧困のリスクを未然に防ぐことを目指している．示された目標に向かい，WHO，世界銀行，ユニセフなどとともに，日本政府や JICA も取り組んでいる．

UHC
　Universal Health Coverage

参考文献

1 ） 荒川浩久ほか編：スタンダード口腔保健学—健康科学として考える—，学建書院，2014
2 ） 飯塚喜一ほか編：新歯科衛生士テキスト口腔衛生学，学建書院，2007
3 ） 内山　茂，波多野映子：PMTC 2，医歯薬出版，2003
4 ） 小川祐司 監訳，眞木吉信・宮﨑秀夫・山本龍生 訳：口腔診査法 第 5 版，口腔保健協会，2016
5 ） 奥田克爾：口腔内バイオフィルム，デンタルプラーク細菌との戦い，医歯薬出版，2004
6 ） 上條英之，森田　学，川戸貴行ほか：永久歯の主原因別抜歯状況の推計に関する研究　第 2 回永久歯の抜歯原因調査，NDB オープンデータによる，日本歯科医療管理学会雑誌 54，268-274，2020
7 ） 口腔保健協会：歯科保健関係統計資料 口腔保健・歯科医療の統計，口腔保健協会，2007
8 ） 厚生科学審議会地域保健健康増進栄養部会，次期国民健康づくり運動プラン（令和 6 年度開始）策定専門委員会，歯科口腔保健の推進に関する専門委員会：健康日本 21（第三次）推進のための説明資料，令和 5 年 5 月，厚生労働省
https://www.mhlw.go.jp/content/001234702.pdf，（参照 2024-11-15）
9 ） 厚生統計協会 編：厚生統計テキストブック 第 4 版，2003
10） 厚生労働省医政局歯科保健課：令和 4 年歯科疾患実態調査結果の概要
https://www.mhlw.go.jp/toukei/list/dl/62-17b_r04.pdf，（参照 2024-9-24）
11） 厚生労働省医政局長：歯科口腔保健の推進に関する基本的事項の全部改正について（医政発 1005 第 2 号，令和 5 年 10 月 5 日）／別添 2…厚生科学審議会地域保健健康増進栄養部会，歯科口腔保健の推進に関する専門委員会：歯・口腔の健康づくりプラン推進のための説明資料，令和 5 年 10 月，厚生労働省
https://www.mhlw.go.jp/content/001154214.pdf，（参照 2024-11-15）
12） 厚生労働省大臣官房国際課国際協力室：厚生労働省の国際協力“ひと，くらし，みらいのために”
https://www.mhlw.go.jp/bunya/kokusaigyomu/asean/asean/pamphlets/jpn_pamph.pdf，（参照 2017-8-1）
13） 厚生労働統計協会 編：国民衛生の動向 2024/2025，厚生労働統計協会，2024
14） 全国歯科衛生士教育協議会 監修：保健生態学，医歯薬出版，2007
15） 高野尚子ほか：高齢者の根面う蝕の有病状況と歯冠う蝕との関連，口腔衛生会誌，53：592-599，2003
16） 中央労働災害防止協会 編：労働衛生のしおり 平成 19 年度，中央労働災害防止協会，2007
17） 寺田春水，藤田恒夫：解剖実習の手びき 第 8 版，南山堂，1978
18） 日本学校保健会 編：保健主事の手引 三訂版，日本学校保健会，2007
19） 日本口腔衛生学会 編：歯科衛生の動向 2007 年版，医歯薬出版，2007
20） 日本災害時公衆衛生歯科研究会（中久木康一，北原稔，安藤雄一）編：災害時の歯科保健医療対策—連携と標準化に向けて—，第 1 版，一世出版，2015
21） 日本歯科医師会 編：産業衛生，1982
22） 日本歯科医師会：日本歯科医師会の災害対策，公益社団法人日本歯科医師会，2015
23） 日本歯科衛生士会：災害支援活動　歯科衛生士実践マニュアル，改訂版，公益社団法人日本歯科衛生士会，2015
24） 野村義男，花田信弘：高齢者のオーラルセルフケア　口腔環境の改善（口腔粘膜清掃）による感染予防，口臭予防，口腔衛生会誌，67：116-117，2017
25） 福井次矢：EBM・臨床疫学キーワード 150，医学書院，2006
26） 松久保隆，八重垣健，前野正夫，那須郁夫，小松崎明，杉原直樹 監修：口腔衛生学 2016，一世出版，2016
27） 宮﨑秀夫 編：口臭診療マニュアル EBM に基づく診断と治療，第一歯科出版，2007
28） 安井利一，西連寺愛憲：学校歯科保健の基礎と応用，医歯薬出版，2001
29） 米満正美ほか編：新予防歯科学 第 4 版，医歯薬出版，2014
30） Backer Dirks O：Posterutive changes in dental enamel. J Dent Res. 45：503-511, 1966

31）Danser MM, Gomez SM, Van der Weijden GA：Tongue coating and tongue brushing：a literature review, Int J Dent Hygiene 1, 2003；151-158, 2003

32）Hakke SK, Meyer DH, Fives-Taylor PM, Schenkein H：Periodontal Disease, Oral microbiology and immunology, Washington DC, ASM Press, 2006

33）Renvert S, Persson GR：Supportive periodontal therapy, periodontol 2000, 36；179-795, 2004

34）WHO：Oral health databases
http://www.who.int/oral_health/databases/en/,（参照 2017-8-1）

35）WHO KOBE CENTER：GLOBAL REVIEW ON ORAL HEALTH IN AGEING SOCIETIES, WHO, 2002

36）Wilkins EM：calculus, Clinical practice of the dental hygienist 9th ed, Lippincott Williams and Wilkins, Philadelphia 2004

索 引

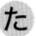
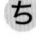

歯科衛生士テキスト 口腔衛生学 第4版
— 口腔保健統計を含む —

2008 年 4 月 10 日	第 1 版第 1 刷発行
2009 年 3 月 30 日	第 1 版第 2 刷発行
2011 年 3 月 20 日	第 1 版第 3 刷発行
2012 年 4 月 20 日	第 1 版第 4 刷発行
2014 年 3 月 1 日	第 2 版第 1 刷発行
2016 年 3 月 1 日	第 3 版第 1 刷発行
2018 年 3 月 1 日	第 4 版第 1 刷発行
2020 年 3 月 1 日	第 4 版第 2 刷発行
2022 年 3 月 1 日	第 4 版第 3 刷発行
2023 年 3 月 1 日	第 4 版第 4 刷発行
2025 年 3 月 1 日	第 4 版第 5 刷発行

編　者　荒川　浩久
　　　　尾﨑　哲則
　　　　三宅　達郎
発 行 者　百瀬　卓雄
発 行 所　株式会社 学建書院
〒112-0004　東京都文京区後楽 1-1-15-3F
TEL(03)3816-3888
FAX(03)3814-6679
http://www.gakkenshoin.co.jp
印刷製本　三報社印刷㈱

JCOPY 〈(一社)出版者著作権管理機構 委託出版物〉
本書の無断複写は著作権法上での例外を除き禁じられています．複写される場合は，その
つど事前に，(一社)出版者著作権管理機構（電話 03-5244-5088，FAX 03-5244-5089）の
許諾を得てください．
ISBN978-4-7624-5177-5